现代医院管理

及信息化应用

XIANDAI YIYUAN GUANLI JI XINXIHUA YINGYONG

主编 王晓静 邵 杉 李 峰

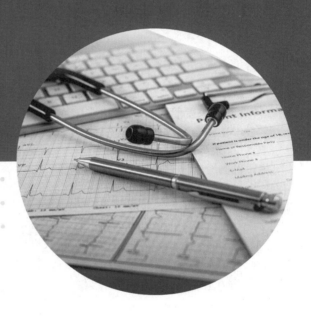

 中国出版集团有限公司

 世界图出出版公司
广州·上海·西安·北京

图书在版编目（CIP）数据

现代医院管理及信息化应用 / 王晓静，邵杉，李峰
主编. — 广州：世界图书出版广东有限公司，2023.12
ISBN 978-7-5232-1014-7

Ⅰ.①现… Ⅱ.①王… ②邵… ③李… Ⅲ.①医院—
管理—信息化建设—研究 Ⅳ.①R197.32-39

中国国家版本馆CIP数据核字(2024)第010856号

书　　名	现代医院管理及信息化应用
	XIANDAI YIYUAN GUANLI JI XINXIHUA YINGYONG
主　　编	王晓静　邵　杉　李　峰
责任编辑	刘　旭
责任技编	刘上锦
装帧设计	品雅传媒
出版发行	世界图书出版有限公司　世界图书出版广东有限公司
地　　址	广州市海珠区新港西路大江冲25号
邮　　编	510300
电　　话	（020）84460408
网　　址	http://www.gdst.com.cn/
邮　　箱	wpc_gdst@163.com
经　　销	新华书店
印　　刷	深圳市福圣印刷有限公司
开　　本	889 mm × 1 194 mm　1/16
印　　张	14
字　　数	449千字
版　　次	2023年12月第1版　2023年12月第1次印刷
国际书号	ISBN 978-7-5232-1014-7
定　　价	138.00元

编 委 会

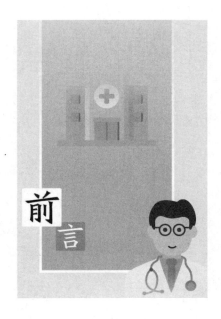

医院具有复杂企业的特性，也经常是一个矛盾的舞台。医院管理是综合了科学和艺术、技术和人文、医疗和服务的特殊学科。要推动我国医院管理迈向职业化、科学化和现代化，必然要求教育先行，关注职业化医院管理教材。基于此，我们组织编写了这部专业的医院管理书籍，力求向读者提供一本能全面系统展示医院管理发展前沿与方向的有用、能用、好用的参考书。

本书不同于传统的以阐述理论为主的医院管理教材，全书绝大部分编者来自医院管理一线，内容丰富、实用，主要涉及医院战略管理、医院运营管理、医疗质量管理、医疗安全管理、医院感染管理、病案信息管理等内容。本书编写力求理论与实践相结合，以适应我国卫生管理专业的学员、医院管理者、卫生行政管理者和信息化建设与运营的相关人员学习和参考的需求。

在编写过程中，由于知识的复杂性和广泛性，以及个人理解、资料来源等因素的限制，难免存在疏漏和不足之处，望广大读者提出宝贵的意见和建议，以便再版时修订，谢谢。

编　者

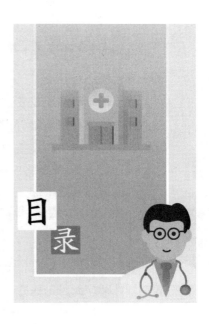

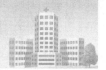

第一章　管理学与医院管理学

第一节　管理学概述

管理是人类社会活动的重要组成部分之一，是一切有组织的社会劳动必不可少的活动过程。解决有限资源与相互竞争的多种目标之间的矛盾是管理的基本任务，如何将有限的资源在相互竞争的多种目标之间合理分配，如何有效组织、控制和协调资源，如何领导和激励生产实践活动中最重要的人力资源，这些都是管理者面对的重要问题。

一、管理的概念

从字面上讲，管理就是管辖和处理的意思。管理作为一个科学概念，到目前为止还没有一个统一的为大多数人所接受的定义。国内外专家学者由于研究管理时的出发点不同，他们对管理所下的定义也就不同，但都从某个侧面反映了管理的不同内涵。强调工作任务的人认为，管理是由一个或多个人来协调其他人的活动，以便收到个人单独活动所不能收到的效果。强调管理者个人领导艺术的人认为，管理就是领导，基于组织中的一切有目的的活动都是在不同层次的领导者的领导下进行的，组织活动是否有效，取决于这些领导者个人领导活动的有效性。强调决策作用的人认为，管理就是决策。

还有许多专家学者对管理下了很多定义，如哈罗德·孔茨在其《管理学》一书中指出，管理就是设计和保持一种良好环境，使人在群体里高效率地完成既定目标；斯蒂芬·P·罗宾斯认为，管理是指同别人一起，或通过别人使活动完成得更有效的过程；丹尼尔·A·雷恩认为，管理是指管理者为有效地达到组织目标，对组织资源和组织活动有意识、有组织、不断地进行的协调活动。

管理要解决的本质问题是有限资源与组织目标之间的矛盾。管理通常是指在特定环境下，通过计划、组织、控制、激励和领导等活动，协调人力、物力、财力和信息等资源，以期更好地实现组织目标的过程。这包含以下四层含义：管理采取的措施是计划、组织、控制、激励和领导这五项基本活动，又称之为管理的五大基本职能；通过五项基本活动，对人、财、物、信息、时间等组织资源进行有效的协调与整合；管理作为一种有目的的活动，必须为有效实现组织目标服务，以使整个组织活动更加富有成效，这也是管理活动的根本目的；管理活动是在一定的环境中进行的，环境既给管理创造了一定的条件和机会，同时也对管理形成一定的约束和威胁，有效的管理必须充分考虑组织内外的特定条件。

管理具有必然性。管理是共同劳动的产物，在社会化大生产条件下得到强化和发展，广泛适用于社会的一切领域，已成为现代社会极为重要的社会功能。随着生产力的发展和人类社会的进步，资源与目标之间的矛盾越来越复杂，管理的重要性也更加突出，管理越来越成为经济社会发展的关键因素。当今世界，各国经济社会发展水平的高低很大程度上取决于其管理水平的高低。

管理具有两重性。一种是与生产力相联系的管理的自然属性，另一种是与生产关系相联系的管理的社会属性。管理的自然属性是指通过组织生产力、协作劳动，使生产过程联系为一个统一整体所必需的活动，并取决于生产力发展水平和劳动社会化程度。同时管理又是管理者维护和巩固生产关系，实现特定生产或业务活动目的的一种职能，这是管理的社会属性，取决于社会关系的性质和社会制度。

管理具有不确定性。影响管理效果的因素往往很多，而许多因素是无法完全预知的。其中最难以精确把握的就是人的因素，包括人的思想、个性和人际关系等，都是管理的主要对象，但同时又都是不确定和模糊的。所以类似这种无法预知的因素造成管理结果的不确定性。

管理具有系统性。组织作为一个整体是由各要素的有机结合而构成的。在进行管理时，经常需要考虑各要素之间的关系，以及单个要素变化对其他要素和整个组织的影响，以全局和联系的方式来思考和解决问题。

管理既是科学又是艺术。管理是一门科学，它具有科学的特点，即客观性、实践性、理论系统性、真理性和发展性，管理的科学性在于其强调客观规律，研究对象和管理规律均客观存在。管理也是一门艺术，能够像艺术一样，熟练地运用知识并且通过巧妙的技能来达到某种效果，具有实践、创新、原则性和灵活性等特点，符合艺术的特点。

二、管理学理论

管理的观念与实践已经存在了数千年，但管理形成一门学科才有一百多年的历史，以19世纪末20世纪初泰勒的科学管理理论的产生为标志，可简单划分为古典管理理论、中期管理理论和现代管理理论等阶段。

（一）古典管理理论

自从有了人类历史就有了管理，管理思想是，随着生产力的发展而发展起来的。在古典管理理论出现之前，管理者完全凭自己的经验进行管理，没有管理规范与系统制度，被称为经验管理或传统管理。在19世纪末至20世纪初，随着生产力的发展，管理理论开始创立与发展，以泰勒的科学管理和法约尔一般管理为代表。

科学管理理论。其创始人泰勒1856年出生在美国费城一个富裕家庭，主要代表著作有1895年的《计件工资制》、1903年的《车间管理》和1911年的《科学管理原理》。《科学管理原理》奠定了科学管理理论的基础，标志着科学管理思想的正式形成，泰勒也因此被西方管理学界称为"科学管理之父"。泰勒的主要思想和贡献是：管理的中心问题是提高劳动生产率，工时研究与劳动方法的标准化，科学的挑选与培训工人，实行差别计件工资制，管理职能与业职能分离，强调科学管理的核心是"一场彻底的心理革命"。

一般管理理论。在以泰勒为代表的一些人在美国倡导科学管理的时候，欧洲也出现了一些古典的管理理论及其代表人物，其中影响最大的要数法约尔及其一般管理理论。法约尔将企业的全部活动概括为六种：技术性工作，商业性工作，财务性工作，会计性工作，安全性工作，管理性工作。法约尔在1916年出版了《工业管理与一般管理》一书，提出了一般管理理论。法约尔的主要管理思想与贡献是：对企业经营活动的概括，最早提出管理的职能，系统地总结管理的一般原则，对等级制度与沟通的研究，重视管理者的素质与训练。

（二）中期管理理论

人际关系理论。尽管泰勒的科学管理理论与法约尔的一般管理理论在20世纪初对提高企业的劳动生产率产生了很大作用，但是仅通过此种理论和方法解决提高生产率的问题是有难度的。一个以专门研究人的因素来达到调动人的积极性的学派——人际关系学派应运而生，为以后的行为科学学派奠定了基础，也是由科学管理过渡到现代管理的跳板。该学派的代表人物是美国哈佛大学的心理学教授梅奥，代表作为《工业文明的人类问题》。人际关系理论是从著名的霍桑试验开始的，试验结果表明，生产率提高的原因不在于工作条件的变化，而在于人的因素；生产不仅受物理、生理因素的影响，更受社会环境、社会心理因素的影响。梅奥认为企业中的人首先是"社会人"，即人是社会动物，而不是早期科学管理理论所描述的"经济人"；生产效率主要取决于职工的工作态度和人们的相互关系；重视"非正式组织"的存在与作用。

系统组织理论。巴纳德1886年出生，1906年进入哈佛大学经济系学习，是对中期管理思想有卓越贡献的学者之一，是社会系统学派的创始人。该理论认为，社会的各个组织都是一个合作的系统，都是社会这个大协作系统的某个部分或方面；组织不论大小，其存在和发展都必须具备三个条件：即明确的目标、协作的意愿和良好的沟通；同时必须符合组织效力和组织效率这两个基本原则，所谓组织效力是指组织实现其、目标的能力或实现目标的程度，所谓组织效率是指组织在实现其目标的过程中满足其成员个人目标的能力或程度。

（三）现代管理理论

现代管理理论产生与发展的时期为20世纪40年代末到70年代，这是管理思想最活跃、管理理论发展最快的时期，也是管理理论步入成熟的时期。第二次世界大战以后，世界政治趋于稳定，生产社会化程度的日益提高，现代科学技术日新月异的发展，人们对管理理论普遍重视，出现许多新的管理理论和学说，并形成众多学派，称为"管理理论丛林"，其代表性学派如下：

管理过程学派。以亨利、厄威克、古利克、孔茨、奥唐奈等为代表，该学派认为，无论是什么性质的组织，管理人员的职能是共同的。法约尔认为管理有五种职能，包括计划、组织、人员配备、指挥和控制，它们构成一个完整的管理过程。管理职能具有普遍性，即各级管理人员都执行着管理职能，但侧重点不同。

行为科学学派。是在人际关系理论的基础上发展起来的，代表人物和代表作有：马斯洛及《激励与个人》，赫兹伯格及《工作的推动力》，麦格雷戈及《企业的人性方面》，该学派认为管理是经由他人达到组织目标，管理中最重要的因素是对人的管理，所以要研究如何调动人的积极性，并创造一种能使下级充分发挥力量的工作环境，在此基础上指导他们的工作。

决策理论学派。从社会系统学派发展而来，主要代表人物是曾获诺贝尔经济学奖的赫伯特·西蒙，其代表作为《管理决策新科学》。该学派认为，管理就是决策。管理活动全部过程都是决策的过程，管理是以决策为特征的；决策是管理人员的主要任务，管理人员应该集中研究决策问题。

除上述代表性学派外，现代管理科学理论还包括伯法的数理学派、伍德沃德的权变理论学派、德鲁克和戴尔的经验主义学派、卡斯特和卢森特的系统管理学派等。20世纪80年代后，随着社会经济的迅速发展，特别是信息技术的发展与知识经济的出现，世界形势发生了极为深刻的变化。面对信息化、全球化、经济一体化等新的形势，管理出现了一些全新的发展，这些理论代表了管理理论的新趋势，包括有企业文化、战略管理思想、企业流程再造、学习型组织和虚拟企业等。同时，现代管理也出现了战略化、信息化、人性化和弹性化等趋势。

（王晓静）

第二节　医院管理学概述

一、医院管理及医院管理学的概念

（一）医院管理的概念

医院管理是指根据医院的环境和特点，运用现代管理理论和方法，通过计划、组织、控制、激励和领导等活动，使医院的人力、物力、财力、信息、时间等资源得到有效配置，以期更好地实现医院整体目标的过程。医院管理活动的目的是要在有限的医疗卫生资源条件下，以充分实现医院的最佳社会效益和经济效益，发挥医院的整体效能并创造出最大的健康效益。医院管理的主要任务是认真贯彻执行国家的卫生方针政策，增进医院发展活力，充分调动医院及医务人员的积极性，不断提高医院服务质量和效率，更好地为人民健康服务，为构建社会主义和谐社会服务。

（二）医院管理学的概念

医院管理学是运用现代管理科学的理论和方法，研究并阐明医院管理活动的规律及其影响因素的应用学科。医院管理学是管理学的一个分支和理论性、实践性、综合性较强的学科，既与医学科学相联系，又与其他社会科学及自然科学紧密相连，是医学和社会科学的交叉学科。医院管理学与管理学、组织行为学、社会学、公共政策学、经济学、卫生事业管理学、卫生经济学、卫生法学、卫生统计学、流行病学等许多学科有着十分密切的关系。

二、医院管理研究的主要任务与研究对象

（一）医院管理研究的主要任务

医院管理研究的目的是发现医院管理活动的客观规律，完善和发展医院管理科学理论，指导医院管理活动实践。医院管理研究的主要任务是研究医院系统的管理现象和运行规律，医院系统在社会系统中的地位、功能和制约条件，医院管理体制，监督、补偿、治理和运行等机制，医院内部组织领导、经营管理、质量控制和资金、人力、物流、信息等要素的组织协调等。

医院管理研究是卫生政策与管理研究的重要领域，是研究医院管理现象及其发展规律的科学，综合运用政策学、经济学、管理学的原理和方法，研究影响医院发展的宏观管理体制、运行机制和提高医院内部管理水平、运营效率的理论和方法，其目的是要促进医院实现组织目标、提高医院工作效率和效果。

（二）医院管理学的研究对象

医院管理学的研究对象主要是医院涉及的要素、医院系统及各子系统的管理现象和规律，系统之间的关系、定位、作用和制约机制，医院运行的过程以及影响其运行的内外环境，同时也要研究医院系统在社会大系统中的地位、作用和制约条件。

三、医院管理学的研究内容和学科体系

（一）医院管理学的研究内容

医院管理学的研究内容主要包括，医院管理的基本理论和方法，与医院管理紧密相关的卫生发展战略与卫生政策、卫生服务体系、卫生资源及筹资体系等卫生管理内容，医院人力资源管理、质量管理、信息管理、财务管理、经营管理、后勤保障管理、绩效管理等内部运行管理内容。

也有将医院管理研究分为理论研究、宏观政策研究、服务体系研究、微观运行管理研究等内容。理论研究包括医院管理思想、管理原则、医院管理研究方法论、研究对象、学科体系、医院管理职能等。宏观政策研究包括运用系统论思想，研究医院在卫生体系中的地位、作用及运行规律，管理体制、运行机制、监管机制，以探索医院整体发展思路和战略目标等宏观战略研究；法律法规、政策、税收、支付等政策环境，群众卫生服务需要、需求等社会环境，经济环境，竞争环境等环境研究。服务体系研究包括医疗服务体系、区域医疗规划及资源配置、城乡医疗服务网、医院分级管理等。微观运行管理研究主要包括，运用管理学基本理论，研究医院管理的各个环节，领导，计划，决策，控制，效率（人员、设备的利用），医院业务流程管理等；组织人事管理，经营管理，质量管理，财务管理，信息管理，后勤管理等。

（二）医院管理学的学科体系

医院管理学的研究内容非常广泛，有必要对其学科体系进行划分，明确该学科的研究对象、研究范畴及其之间的有机联系，促进医院管理学的学科建设和发展。关于医院管理学的学科体系目前国内外还没有形成完全一致的看法，有以医院科室和部门设置为基础进行分类的，如医疗科室管理、医技科室管理、护理管理、病案管理等；也有划分为业务管理、行政管理、经济管理等；这些分类方法概念不够清晰，难以形成理论体系。为了突出医院管理的理论性、整体性、层次性、实践性及实用性等特点，多数医院管理研究者将其分为综合理论和应用管理两大部分。

1. 综合理论部分　也称之为医院管理学总论，主要研究医院管理的基本原理与医院概论等基本理论问题，包括医院管理学的概念、研究对象、学科体系与发展，医院管理职能和方法、医院管理的政策等。

医院概论主要从社会角度来研究医院这个特定系统的一般规律，主要包括医院的发展历史、定义和类型、性质、地位、工作特点、任务和功能、医院管理的方针政策、医院发展趋势、医疗法规等。

此外，还要研究医院体系的管理，包括医院管理体制、治理机制、补偿机制、运行机制和监管机制一，医院服务体系的布局与发展规划、医院资源的筹集与使用（如医疗保障制度、医院支付方式改革等）、城乡医疗服务网建设和医院之间协作等。

2. 应用管理部分　也可以称为医院管理学各论，主要研究医院管理这个系统中既相互联系又有区别的各个要素及其之间的关系等。这些要素管理主要有组织及人力资源管理、质量管理（医疗管理、技术管理、质量改进、安全管理）、信息管理、财务与经营管理（即经济管理）、科教管理、后勤管理（包括物资设备、后勤保障）等。由这些要素形成各个专业的管理，有些专业管理又可以分为若干子系统。

（1）组织管理：为了实现医院目标，将医院的人员群体按照一定的功能分工划分成相应的组织机构并有机结合，使其按一定的方式与规则进行活动的集合体。医院组织机构设置是医院进行各项活动的

基本条件，医院组织管理也是整个医院管理的基础。

（2）人力资源管理：人力资源是任何组织中的第一资源，在医院中则更为重要。医院人力资源管理包括人员的录用、培养、使用等相关的体制和激励约束机制、人员的编配、职权的划分、医德医风建设等。

（3）质量管理：对医院活动全过程进行组织、计划、协调和控制，从而提高技术水平、医疗质量和技术经济效果，包括医疗服务的及时性、有效性、安全性，患者的满意度，医疗工作效率，医疗技术经济效果等内容，可以具体划分为医疗管理、技术管理、质量改进和安全管理。

（4）信息管理：信息处理、信息系统的建立和情报资料的管理，例如医院统计、病案管理、资料管理等。它作为一项专业管理，贯穿在各项专业及其相互联系中。

（5）财务管理：进行经济核算和成本核算，降低医疗成本，避免浪费。管好用好资金，合理地组织收入和支出，以较少的财力和物力发挥较大的医疗技术经济效果，保证医疗业务的开展以及发展业务的需要。

（6）经营管理：从医院经济实体性的角度，将医院经济活动与医疗服务活动相结合，社会效益与经济效益相统一基础上的经济管理过程。医院经营主业是医疗业务，同时有科研、教学、预防保健服务、医药器材物品生产与加工，以及其他生产经营活动。

（7）科教管理：将现代管理学原理、方法应用于医院的科技活动以及教学中，调动临床科技人员和医院有关部门的积极性，实现在科技活动中各要素的最佳组合并发挥最大效能。内容包括医院科研规划及实施管理、科研制度管理、科研人才管理、科研经费管理、临床医学、教育管理、住院医师规范化培训、继续医学教育管理等。

（8）后勤管理：围绕医院的中心任务，对医院的能源供给、环境卫生、保养维修、车辆调度、生活服务、药品器材、医疗设备等进行计划、组织、协调和控制，以保障医院工作的顺利进行，可以划分为总务保障管理、物资管理和设备管理。

医院管理系统各部分可以有各自的目标，但医院作为一个整体系统则有一个总的目标，医院各个子系统的运行和各项专业的管理都必须围绕医院总体目标的实现而进行。医院各项专业管理各有特点，但又密切联系，在实际管理工作中相互交叉、难以分割。不同历史时期，医院管理学研究的内容也各有侧重。在新的形势下，"以人为本"的服务观与"以患者为中心"，的医疗观已成为医院管理研究的主旋律。如何完善医疗服务体系，改革医院管理体制和治理、运行、补偿和监管机制，转变医院发展模式，加强医院内部管理，减轻患者负担等已经成为当前医院管理研究的重要内容。而关于医院质量管理、医院经营管理、医学科技与教育、职业道德建设、医院管理理论等的研究，则是医院管理学研究的长久课题。

四、医院管理学的研究方法

目前我国医院管理正处于从经验管理向科学管理的转变之中，医院管理实践中产生许多新的问题，迫切需要从医院管理学学科发展的角度进一步研究，这就必然需要了解医院管理学的一般研究方法，属于方法论中一般科学方法论和具体科学方法论的范畴。医院管理学是一门交叉学科，其研究方法多为借鉴管理学、社会学、经济学和医学等学科的理论和方法，结合医院管理的特点和规律，研究解决医院管理中的问题。主要方法可以分为定性研究和定量研究。

（一）定性研究方法

定性研究方法是社会学常用的一种探索性研究方法，多运用在关于事物性质的研究。通常是根据研究者的认识和经验确定研究对象是否具有某种性质或某一现象变化的过程及原因。定性研究方法主要是通过特定的技术或方式获得人们的一些主观性信息，对特定问题的研究具有相当深度，通常是定量研究的先前步骤。常用的定性研究方法有：

1. 观察法　是社会学研究的最基本方法之一，它不同于日常生活中的一般观察，而是一种有意识的系统行为。定性观察法是指在自然状态下对研究对象的行为和谈话进行系统、详细的观察，并记录其一言一行。

2. 访谈法　是指研究者在一定的规则下，按照事先确定的目的和内容，面对面地询问被访者并通过与其交谈获取有关信息的方法。可以分为非结构式访谈、半结构式访谈和结构式访谈，通常与观察法结合使用。

3. 专题小组讨论法　也称焦点小组讨论法，是由一个经过训练的主持人以一种无结构的自然形式召集一小组同类人员（通常不超过12人），对某一研究专题在主持人协调下展开讨论，从而获得对讨论问题的深入了解的一种定性研究方法。该方法常用于收集目标人群中较深层次的信息，定性了解人们对某问题的看法和建议等。经常作为定量调查的补充。

4. 选题小组讨论法　是一种程序化的小组讨论过程，召集6～10人来讨论某个特定问题的有关方面及原因，并对其进行收集判断，以确定优先方案，该方法既提供了表达个性和权威的机会，也照顾到了大多数人的意见，常用于社会需求评估。

5. 文献分析方法　是通过查阅有关文献资料或记录，在较短时间内尽快了解某个研究问题相关情况的一种方法，是开展各种研究通常必不可少的一种重要方法。

6. 德尔菲法　是一种预测和决策的方法，通过匿名方式，让专家独立地针对一个问题进行思考，并采用信函方式与研究者建立信息联系。研究者对信函信息汇总整理并将主要，结果反馈给各位专家，供专家再次分析判断，反复多次后，专家意见趋于一致。该方法通常用于预测领域，也可广泛应用于各种评价指标体系的建立和具体指标的确定过程。

7. 新发展的研究方法　主要有头脑风暴法、SWOT分析法、利益相关者分析法、情景分析法等。

（二）定量研究方法

是指运用概率论及统计学原理对社会现象的数量特征、数量关系及变化等方面的关系进行研究，并能用定量数据表示结论的一种研究方法。该方法使人们对社会现象的认识趋向精确化，与定性研究相结合以进一步准确把握事物发展的内在规律。

常用方法有：系统分析法、预测分析法、投入产出分析法、统计分析法和层次分析法等。

（王晓静）

第三节　医院管理学的方法论与基本原则

一、医院管理学的方法论

方法论是指认识世界和改造世界的一般方法，在不同层次上有哲学方法论、一般科学方法论、具体科学方法论之分。关于认识世界、改造世界、探索实现主观世界与客观世界相一致的最一般的方法理论是哲学方法论；研究各门学科，带有一定普遍意义，适用于许多有关领域的方法理论是一般科学方法论；研究某一具体学科，涉及某一具体领域的方法理论是具体科学方法论。三者是互相依存、互相影响、互相补充的对立统一关系。哲学方法论在一定意义上带有决定性作用，它是各门科学方法论的概括和总结，是最为普遍的方法论，对一般科学方法论和具体科学方法论有着指导意义。

每一门学科都有其方法论，也就是总的指导思想和原则。研究我国医院管理，其方法论应该包括，必须从我国的国情和医院发展的实际，出发，掌握有关社会科学、现代管理科学和医学科学等知识，并以此为基础，运用一般科学研究的基本方法，如定性调查的方法、统计和实验等定量的方法、综合分析的方法等。同时要研究现代管理科学在医院管理中的应用，紧密结合国情和实际，借鉴国外一切先进的科学管理理论和经验。重视我国医院管理的实践经验，全面理解医院作为社会事业重要组成部分的性质，坚持社会效益第一的原则和促进人民健康的根本宗旨，合理运用医院管理的相关理论和方法。

二、医院管理学的基本原则

医院管理学作为一门科学，其发展既要遵循哲学层面的普遍客观规律、也要遵循管理科学的一般规律，还要紧密结合本学科领域的特点。医院管理学的发展应坚持以下原则：

（一）遵循医院管理客观规律

马克思主义认为，规律是事物、现象或过程之间的必然关系。规律具有本质性的内部联系，也是现象间的必然关系，是现象中的普遍东西。管理作为一门科学，存在不以人们意志为转移的客观规律。医院管理者的责任就是要正确认识并把握医院管理的客观规律，运用科学管理方法，使医院良好运行并实现其发展目标。切忌脱离客观实际、主观随意。

（二）坚持发展的观点

一切客观事物都处在不断运动、发展、变化之中，因此医院管理必须与不断发展变化着的客观实际相适应。医院管理的对象是发展、运动着的，新情况、新问题不断出现，发展观点强调管理上的动态性、灵活性和创造性。要始终坚持发展的观点，改革创新，切不可满足、现状，墨守成规，停滞不前，思想僵化。

（三）坚持系统的观点

所谓系统，一般是指由相互作用和相互依赖的若干组成部分相结合而成为具有特定功能的有机整体，任何系统都不是孤立的，它总是处在各个层次的系统之中，它在内部和外部都要进行物质、能量、信息的交换。所谓系统的观点，就是把所研究的事物看作一个系统。医院正是这样一个系统，因此研究医院管理必须坚持将医院作为一个整体系统加以研究。医院作为一个系统，由人员、设备、物资、经费、信息等要素组成，并按功能划分为若干子系统及更小的子系统，形成层次结构。

（四）坚持"以人为本"的理念

人是一个系统中最主要、最活跃的要素，也是一切活动的最重要资源。重视人的因素，调动人的积极性，已成为现代管理的一条重要观点。传统管理以管理事务为主体，现代管理则发展到以人为主体的管理，即只有充分调动人的积极性、主动性、创造性，才能实现管理的目标。在医院系统中，服务提供者是医院员工，服务对象是病患中的人，这就要求在医院管理中既要充分调动医院员工的积极性、主动性和创造性，又要切实尊重患者，服务患者，真正做到"以人为本"。

（五）遵循医疗行业特点

医疗行业作为一个服务行业，有其显著特点。医院是一个劳动、知识和资金密集型兼有的组织，对生产诸要素中劳动力素质的依赖更为明显；医疗服务具有明确的区域性、连续性、协调性和可记性等特点，且调节供需矛盾的方法少、效果差、难度大和周期长；医疗服务的产出直接依赖消费者的协作，医疗服务消费者严重依赖提供者；由于医疗服务的需求弹性较小，医疗服务的价格和服务的效用、意愿之间的关系并不紧密。医院提供的服务是直接面对消费者的即时性供给，具有明显的不确定性、专业性、垄断性和不可替代性，同时责任重大、客观上要求无误和完整，还有部分福利性的特点。医疗服务的需求者具有明确的目的性，即以较少的花费治愈疾病；但其寻求服务的过程则是盲目的、被动的和不确定的；同时医疗服务要求公益性和公平性，往往表现为第三方付费。

医疗服务具有其他服务性行业难以比拟的复杂性，医院管理者要认真研究。

（六）坚持一切从实际出发

医院管理研究在我国还是一门新兴学科，其理论体系、研究方法还很不完善，大多是直接学习和借鉴其他一些学科的理论和方法，尚未形成独立的学科体系。在这样一个阶段，我们必须加强医院管理理论的研究，同时又要认真总结我国医院改革发展的经验和教训，紧密结合医药卫生体制改革的实际，坚持理论研究与医院实践相结合。在研究方法上，要坚持定性与定量研究相结合，针对研究问题，采取适宜研究方法。在推进医院改革发展中，要坚持借鉴国际经验与开拓创新相结合，既要从中国国情出发、坚持走中国特色的创新之路，又要学习借鉴国际的先进经验，同时避免其已走过的弯路。

（邵　杉）

第四节　医院管理的职能

所谓职能是指人、机构或事物应有的作用。管理职能是管理系统功能的体现，是管理系统运行过程的表现形式。管理者的管理行为，主要表现为管理职能，每个管理者工作时都在执行这些职能中的一个或几个。医院管理的职能主要是管理职能在医院工作实践中的运用，通常包括计划职能、组织职能、控制与协调职能、激励职能、领导职能等。现结合医院管理的具体内容，逐一做出说明。

一、计划职能

计划是管理的首要职能。计划是对未来方案的一种说明，包括目标、实现目标的方法与途径、实现目标的时间、由谁完成目标等内容，是管理工作中必不可少的重要内容。计划贯穿于整个管理工作中，具有如下特点：目的性，即计划工作为目标服务；第一性，管理过程中的其他职能都只有在计划工作确定了目标后才能进行；普遍性，计划工作在各级管理人员的工作中是普遍存在的；效率性，计划要讲究经济效益；重要性，计划是管理者指挥的依据，进行控制的基础。

计划工作也是医院管理的首要职能，主要包括确定医院目标、实现目标的途径和方法等，而目标又可分为医院的整体目标和部门的分目标。按照计划所涉及的时间分类，可以分为长期计划、中期计划和短期计划。长期计划是战略性计划，它规定医院在较长时期的目标，是对医院发展具有长期指导意义的计划；短期计划通常是指年度计划，它是根据中长期计划规定的目标和当前的实际情况，对计划年度的各项活动所做出的总体安排。中期计划介于长期计划和短期计划之间，是指今后一段时间内，医院的发展步调、重点任务等。

按照计划内容来分，可分为整体计划和部门计划。整体计划是对整个医院都具有指导意义的计划，如医院总体发展规划。部门计划是医院科室和部门的工作计划，如医疗计划、药品计划、财务计划、人员调配计划、物资供应计划、设备购置计划、基建维修计划等。

计划工作是一种特定的管理行为，是医院各级管理者所要完成的一项劳动，是一种预测未来、设计目标、决定政策、选择方案的连续程序。所以在制订计划和目标时，要进行调查研究和预测，并在此分析比较的基础上，做出最优的选择。

二、组织职能

组织是为达到某些特定目标，经由分工和合作及不同层次的权利和责任制度而构成的人的集合。实现计划目标，要建立有效的、连续性的工作系统。这个系统包括体制、机构的建立和设置，工作人员的选择和配备，规定职务、权限和责任，建立工作制度和规范，同时建立有效的指挥系统，使单位的工作有机地组织起来，协调地发展。组织有以下基本含义：目标是组织存在的前提，组织是实现目标的工具，分工合作是组织运转并发挥效率的基本手段，组织必须具有不同层次的权利和责任制度，组织这一工作系统必须是协调的。

医院组织是指为了实现医院目标，以一定的机构形式，将编制的人员群体进行有机的组合，并按一定的方式与规则进行活动的集合体。医院组织是组成医院的基本机构，是医院进行各项活动的基本条件，也是整个医院管理的基础。医院组织设置的原则主要考虑以下几点：管理宽度原则，一个领导者有效指挥下属的人数是有限的；统一指挥原则，一个人只能接受一个上级的命令和指挥；责权一致原则，赋予责任的同时，必须赋予相应的权力；分工协作的原则，按照不同专业和性质进行合理分工，各部门也要协调和配合；机构精简原则，保证机构正常运转情况下配置少而精的管理人员。

医院组织机构的设置，要从医院的工作性质和任务规模出发；适应自身的职能需要。组织工作就是为了实现医院的共同目标，需要建立有效的、连续性的工作系统，而建立这个系统所采取的行动过程。医院组织工作的一般程序为确定医院目标、设置组织结构、合理配置资源、授予相应权责利、协调沟通各方关系等。

三、控制与协调职能

控制是指组织在动态变化过程中，为确保实现既定的目标，而进行的检查、监督、纠偏等管理活动。控制就是检查工作是否按既定的计划、标准和方法进行，若有偏差要分析原因，发出指示，并做出改进，以确保组织目标的实现。它既是一次管理循环过程的重点，又是新一轮管理循环活动的起点。按照控制活动的性质分，可分为预防性控制、更正性控制；按照控制点的位置分，可以分为预先控制、过程控制、事后控制；按照信息的性质分，可以分为反馈控制、前馈控制；按照采用的手段分，可以分为直接控制、间接控制。

医院不论是惯性运作还是各项工作计划的执行，都必须在有控制的条件下进行。医院内的控制通常可以分为三种，一是事前控制，又称前馈控制，是指通过情况观察、规律掌握、信息收集整理、趋势预测等活动，正确预计未来可能出现的问题，在其发生之前采取措施进行防范，将可能发生的偏差消除在萌芽状态，如制定实施各种规章制度，开展医疗安全、药品安全、预防医院感染等活动。二是过程控制，又称事中控制，是指在某项经济活动或者工作过程中，管理者在现场对正在进行的活动或者行为给予指导、监督，以保证活动和行为按照规定的程序和要求进行，如诊疗过程、护理过程等。三是事后控制，又称后馈控制，是指将实行计划的结果与预定计划目标相比较，找出偏差，并分析产生偏差的原因，采取纠正措施，以保证下一周期管理活动的良性循环，如医疗事故处理等。

医院进行控制的方式主要有利用医院信息系统，进行各类绩效考核等。控制，是一种有目的的主动行为。医院的各级管理人员都有控制的职责，不仅对自己的工作负责，而且必须对医院整体计划和目标的实现负责。控制工作离不了信息的反馈，在现代化医院中建立医院信息系统将会成为管理者进行控制工作，保证管理工作沿着医院的目标前进的一种重要手段。

协调就是使组织的一切工作都能和谐地配合，并有利于组织取得成功。协调就是正确处理组织内外各种关系，为组织正常运转创造良好的条件和环境，促进组织目标的实现。包括组织内部的协调、组织与外部环境的协调、对冲突的协调等。协调也可以说是实现控制的一种重要手段，与控制相比有更好的管理弹性。

四、激励职能

激励是指人类活动的一种内心状态，它是具有加强和激发动机，推动并引导行为使之朝向预定目标的作用。激励有助于激发和调动职工的积极性，这种状态可以促使职工的智力和体力能量充分地释放出来，产生一系列积极的行为；有助于将职工的个人目标与组织目标统一起来，使职工把个人目标统一于组织的整体目标，激发职工为完成工作任务做出贡献，从而促使个人目标与组织目标的共同实现；有助于增强组织的凝聚力，促进内部各组成部分的协调统一。

医院管理者要对职工进行培训和教育，充分激励职工的积极性、创造性，不断提高业务。水平，更好地实现目标。正确的激励应遵循以下原则：目标结合的原则，将医院组织目标与个人目标较好的结合，使个人目标的实现离不开实现组织目标所做的努力；物质激励与精神激励相结合的原则，既要做好工资、奖金等基本物质保障的外在激励，也要做好满足职工自尊心和自我实现的内在发展激励；正负激励相结合的原则，即运用好奖励和惩罚两种手段进行激励约束。

目前医院激励职工的手段与方法包括：物质激励。在物质激励中，突出的是职工的工资和奖金，通过金钱的激励作用满足职工的最基本需要。职工参与管理。参与管理是指在不同程度上让职工和下级参与组织决策和各级管理工作的研究和讨论，能使职工体验到自己的利益同组织利益密切相关而产生责任感。职工代表大会是目前医院职工参与管理的主要形式之一。工作成就感。使工作具有挑战性和富有意义，满足职工成就感的内在需求，也是激励的一种有效方法。医院文化建设。通过建设富有特色的医院文化，增强职工的凝聚力和归属感，从精神上激励职工产生自尊和责任感。

五、领导职能

领导是在一定的社会组织或群体内，为实现组织预定目标，领导者运用法定权力和自身影响力影响被领导者的行为，并将其导向组织目标的过程。领导的基本职责，是为一定的社会组织或团体确立目标、制定战略、进行决策、编制规划和组织实施等。

领导职能是领导者依据客观需要开展一切必要的领导活动的职责和功能，医院领导的基本职能包括规划、决策、组织、协调和控制等。有效的领导工作对于确保医院高效运行并实现其目标至关重要。在医院经营管理活动的各个方面都贯穿着一系列的领导和决策活动。例如：办院方针、工作规划、质量控制、人事安排、干部培训、财务预算、设备更新等都要做出合理的决定。从我国医院管理现状来看，领导者在现代医院管理中的作用越来越大，地位也越来越重要。领导的本质是妥善处理好各种人际关系，其目的是形成以主要领导者为核心、团结一致为实现医院发展目标而共同奋斗的一股合力。

我国医院的领导体制也在不断变化之中。自1991年以来，我国公立医院的领导体制多实行院长负责制，也有少部分为党委领导下的院长负责制；而在一些股份制医院、民营医院、合资医院则有不少实行的是董事会领导下的院长负责制。院长负责制是目前我国医院领导体制的主体形式，在该体制下医院院长对医院行政、业务工作全权负责，党委行使保证监督的职能，职工通过职工代表大会参与医院的民主管理与民主监督。公立医院院长受政府或其下属机构委托全权管理医院，对行政、业务工作全面负责，统一领导。当前，新一轮的医药卫生体制改革正在全面深化的过程中，我国医院的领导和管理体制也必将会随之发生相应的改变。

（邵　杉）

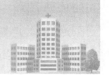

第二章　医疗服务综合管理

第一节　医院服务综合管理概述

　　医院属于服务行业，医院服务是以病人和一定社会人群为主要服务对象，以医学技术为基本服务手段，向社会提供能满足人们医疗保健需要，为人们带来实际利益的医疗产出和非物质形态的服务。医院服务不仅仅是一种活动，而且是一个过程，还是一种结果。医院提供各种各样的服务，包括医疗服务、护理服务、药学服务、后勤保障服务，同时还包括价格服务、环境服务，以及其他非物质形态服务等等。非物质形态的服务主要包括服务态度、承诺、医院形象、公共声誉等等，可以给病人带来附加利益和心理上的满足感及信任感，具有象征性价值，能满足人们精神及心理上的需要。

一、医院服务的内容

　　医院服务是由三个基本层次构成，即核心服务、形式服务、附加服务。

　　1. 核心服务　核心服务是医院服务的最基本层次，也就是病人需求的物质或服务的利益。例如患者来到医院就诊，就是为了解除痛苦，寻求诊断、治疗的有效方法，得到高质量的医疗服务，获得康复。核心服务为病人提供最基本的效用和利益，向人们表明了医院服务的实质。因此，医院在经营的过程中，特别是医务人员在为病人提供医疗服务的时候，最主要的是让病人了解此项医疗服务的实质。

　　2. 形式服务　形式服务是医院服务的第二层次，即医院服务的形式，也就是病人需求的医疗服务实体或外在质量。如医院提供的医疗服务的项目、医疗服务的技术水平、医院的医疗仪器设备、医疗服务的质量与效果。因此，形式服务向人们展示的是核心医疗服务的外在质量，它能满足各种不同患者的不同需求。

　　3. 附加服务　附加服务是医疗服务各种附加利益的总和，也就是病人需求的医疗服务延伸部分与更广泛的医疗服务。例如医院或医务人员对医学知识的介绍、病人对自己病情的咨询、医院医疗服务承诺、医院的就医环境、生活方便舒适程度等等。这是医院对核心服务另外附加上去的内容，但它能给病人带来更多的利益和更大的满足。国内外许多医院服务上的成功，在一定程度上应该归功于他们对附加服务重要地位的认识。正如美国市场经营学专家利维特所言："未来竞争的关键，不在于工厂能生产什么产品，而在于其产品所提供的附加价值，即包装、服务、广告、用户咨询、购买信贷、及时交货和人们用价值来衡量的一切东西。"

上述三个层次，构成了医院服务含义的全部内容。它体现了"以病人为中心"，的现代医院经营思想。随着科学技术的不断进步和病人需求的日益扩展，医院服务含义还有不断扩大的趋势。在现代医院经营中，医院所开展的服务绝不只是特定的使用价值，而必须是反映医院服务含义的一个系统。因为病人的某种需求，实际上是一个整体系统。作为病人，他既要求治好病（医疗产出），还在意他是如何接受医疗的（非物质形态的服务）。经验告诉我们，病人对治病的技术评价并不在行，可对医务人员的服务态度却感知强烈并喜欢与人分享。因此，医院提供的某种医疗服务，也应该是一个整体系统。医院不仅要为病人提供满意的医疗功能，同时还要为病人提供满意的服务功能，这样才能为病人提供更多的附加利益，才能适应病人需求扩展的需要。

传统的医院管理是"以疾病为中心"治病救人，服务的对象主要是10%的非健康人群。随着医学模式的转变，现代医院管理是"以病人为中心"，在医疗服务过程中突出人性化服务，以顾客为关注焦点，将"病"和"人"融合在一起，不断地增进顾客的满意度。同时，医院管理也引入了健康管理的概念，将服务理念转向"以人为中心"。医院在服务病人的同时，也服务其他健康和亚健康人群。现代医院不仅仅是治病救人的场所，医院的服务覆盖了整个人群，是集医疗、教学、科研、预防、保健为一体的新型服务机构。医疗服务不仅要靠医学专业技术，还要融入大量的人文关怀，否则，就得不到顾客的认可。

二、医院的顾客

顾客是指接受产品的组织或个人，如消费者、委托人、最终使用者、受益者等。顾客可以是组织内部的或外部的。那么，医院的顾客包括哪些呢？从医院的服务对象来看，主要是到医院就医的病人、健康人以及客户。因此，我们应将医院的服务对象统称为顾客，而不单指病人。

三、对医院服务的期望

对医院服务的期望来自顾客、社会、医院管理者三个方面。

1. 顾客的期望　医院的顾客都是希望能够花最少的费用和时间得到最好的服务，医务人员提供良好的服务态度，医院服务有安全感、可信赖等。

2. 社会的期望　社会的期望总是希望医院要发扬"救死扶伤"精神，提供社会保障和福利，创造更多的社会价值等。

3. 医院管理者的期望　医院管理者希望吸引更多的顾客，减少医疗风险，降低不必要的成本支出，提高效益，医院经营管理更便利、医院提供的服务更满意等。

只有这三个方面的期望实现有机地结合，才能使医院保持可持续性发展的势头，医院的服务才真正迈入了良性的循环。

四、医院服务包

由于医疗服务的无形性，顾客很难识别医疗服务产品是什么。为了更好地理解医院服务的含义，我们引入医院服务包的概念，它告诉我们医院所提供的服务产品的组成，顾客是从哪些方面感知服务质量的。医院服务包是指医院所提供的服务组合，该组合包括以下四个方面：

1. 支持性设施　支持性设施就是医院在提供医院服务前必须到位的物质产品，如医院的建筑及医疗设备等。具体体现在服务地点是否方便，易于辨认、服务环境是否高雅舒适、科室布局是否合理、医疗设备是否先进，完备、服务设施是否没有障碍等。

2. 辅助物品 辅助物品就是医院顾客需要购买或消费的药品、食物、器具等。具体体现在辅助物品是否准备充足，档次是否齐全等。

3. 显性服务 性服务就是医院顾客用感官察觉到的和构成医疗服务本质特征的利益，主要指医疗服务产出。具体体现在医院医护人员的医疗服务技术水平，提供医疗服务的可靠性、全面性、稳定性和便利性等方面。

4. 隐性服务 隐性服务就是医院顾客能模糊感受到医疗服务带来的精神上的收获，是医疗服务的非本质特性或非物质形态的服务。它具体体现的方面非常复杂，例如，服务态度、医院环境、医院氛围、等候感觉、安全性、方便性、舒适感等。

以上四个方面都要被医院的顾客感知，共同组合成医院顾客所购买的服务产品，并形成他们对医院服务的感知。因此，医院在设计服务产品的时候，一定要注意包括以上四方面的内容，更重要的是医院要为顾客提供与他们所期望的服务包一致的整个经历。医院位置适中，周围环境优美，医院建筑美观，医疗设备应有尽有，名医专家众多，医务人员的服务无微不至等，任何一方面都能达到顾客比较高的期望，如果降低了其中一方面的档次，都不会得到顾客的满意

（李　峰）

第二节　医疗服务项目价格的制订

一、医疗服务价格的演变

我国医疗服务价格政策的发展和演变大致经历了三个阶段：

第一阶段是建国初期到第一个五年计划期间。当时国家处于经济恢复期，财政预算给医疗机构的补助少，医疗服务价格的制订以保本经营为基本原则，与当时医务人员的劳务报酬和医疗物资的消耗基本相适应，再加上政府的补助以及医疗机构享有社会福利机构的优惠待遇，医疗机构基本能够实现保本经营。

第二阶段是20世纪50年代末到80年代初。在此期间，医疗服务价格经历了3次大幅度的降价：第一次降价在1958年，以北京市为例，挂号费降为0.3元，住院费不分医院和病床的等级，统一降为1元，大、中、小手术费分别降为40元、30元和10元。第二次降价在1960年，全国医疗服务价格标准平均降低23%～30%，其中市级医院平均下降25%，县级医院平均下降23%。根据当时可比价格的测算，市级医院的挂号费成本为0.44元，而实际价格为0.1元，床位费成本为4.3元，而实际价格为1元，全肺切除术，包括材料在内的手术费的成本为95元，而实际价格只有35元，阑尾切除术的手术费成本为23元，实际收费价格为10元。第三次降价在60年代末期，挂号费降到0.1元以下，住院费仅上海市和北京市维持在1元，其他省市和地区降为0.4～0.7元，大、中、小手术费分别降到30元、20元和8元。该阶段医疗服务价格的3次降价，在当时工资收入低的情况之下，为保证人们享有基本医疗服务起到积极的作用，但是由于财政补助不足以及医疗补偿机制不健全，严重阻碍卫生事业的发展。表现在房屋和设备陈旧得不到更新，医疗技术的发展受到限制，医务人员工作积极性受挫，造成以后医疗服务价格和实际成本的严重背离，客观上影响了卫生服务条件的改善和消费者的根本利益。

第三阶段是在 20 世纪 80 年代初改革开放以后。由于长期以来对卫生事业性质定性为福利事业，因此医疗服务定价一直遵循低于成本定价的原则并由国家统一指导定价。改革开放以来，各行各业价格政策进行了改革和调整，医疗卫生领域价格政策改革却明显滞后。为了适应卫生事业改革和发展的需要，医疗机构的补偿机制进行了调整，由过去的"差额补助，结余上缴"的预算管理办法，改为"定额定项补助，结余留用"的财务管理办法，同时为了调动医务人员的积极性，规定可以从结余的经费中适当提取一定比例的资金用于发放职工奖金。由于国家财政补助不足，医疗机构经营状况的好坏直接影响到其经济利益和发展，因此卫生部门以医院合理补偿为理论依据，向物价部门提出调整医疗服务收费标准的要求。根据实际情况，以及对卫生事业性质的再认识，在医疗服务定价上进行了调整。基本的医疗收费项目仍按照不含折旧和基本工资的成本进行定价，而对于出现的新技术、新检查和新治疗手段，其价格中可以包含部分折旧等费用，使这些服务的价格基本接近甚至高于成本。

虽然上述医院补偿机制的调整和医疗服务价格的改革，在一定程度上调动了医务人员的积极性，医院的收益得到明显的提高，但是由于医疗服务产品和医疗市场的特点导致了"大检查、大处方"等现象依然存在。医院争相购置和使用高新设备，过度用药，使医疗费用大幅度增长，其增长幅度大于同期国民经济的增长幅度，给国家、集体和患者个人造成严重的负担，同时造成区域医疗设备配置不合理和利用低效，由此也促使医疗服务价格的不断调整和改革。20 世纪 90 年代中期，上海市率先实施"总量控制、结构调整"的政策，有效遏制医疗费用的过度增长，主要通过提高基本医疗服务项目和医务人员劳务收费标准，降低大型仪器设备检查治疗项目的价格，严格控制药品在医疗收入中的比例等方法，在不增加政府和社会经济负担的基础上，促进医疗机构补偿机制走向良性循环的轨道，并在全国推广和实施。近年来，上海对医院开始实施总额包干制，实行医疗费用，药品费用双总控，有效抑制医疗费用的不合理增长。医疗服务价格体系的改革并非一朝一夕可以完成，随着社会经济的发展和人们对医疗服务需求的提高，仍需要不断发展和完善。

二、价格和价格机制

根据马克思主义政治经济学的解释，价格是商品价值的货币表现，由商品的价值确定，是维持市场体系正常运转的经济杠杆。商品的价值是由生产过程中所消耗的物化劳动（C）、劳动者为自己创造的价值（V）和为社会创造的价值（M）三部分构成，其货币表现即为商品的价格。

价格机制，又称为市场机制，是指通过价格来调整市场经济关系和经济活动的方式和规律，以保证市场体系的正常运行。

价格理论是西方经济学的基础理论。市场是由消费者的行为和供给者的行为共同决定的。通过价格的经济杠杆作用，使需求和供给达到均衡。此时，在既定条件下，消费者支付最低的价格可以获得最大的满足，而供给者可以最小的成本：获得最大的利润。需求曲线 D 和供给曲线 S 的交点 E 为均衡点，E 点对应的价格 P1 为商品的均衡价格。

当商品供给大于需求，即供过于求的时候，商品的价格将会下降，反之，当商品供给小于需求，即供不应求的时候，商品的价格将会上升。西方经济学对于市场的分析、价格机制如何运作等问题的研究都是以价格理论为核心的。现代西方经济学理论的重要特点之一是它只谈价格不谈价值，以价格论代替价值论。然而它在关于供求关系、供给需求弹性等方面的分析，可供我们在制定价格政策时参考。

值得注意的是医疗服务市场有自己的特点，其价格机制的作用有一定的局限性。如医疗服务产品的外部性、供给方在医疗服务市场中的垄断性和需求方的被动性、医疗服务价格对医疗需求的弱弹性等，决定了医疗服务市场不能完全由市场调节。因为市场化不能解决卫生资源的筹集和合理配置，不能解决基本医疗服务的公平性，不能有效控制医疗费用的过度增长。但是，医疗服务市场中价格机制仍在一定范围内发挥作用，其作用不容忽视。随着社会主义市场经济体制的建立，研究我国卫生服务领域内价格及价格机制的作用，对于医疗卫生事业的改革和发展具有重要的意义。

三、医疗服务价格的种类

我国医疗服务价格基本上实行的是以服务项目作为计量单位收取费用的"项目收费"方法，服务项目不同制订收费价格的标准也不一样。医疗服务项目可以分为以下几类：

1. 药品价格　根据国家的有关规定，医院通常按照药品的批发价格购买，并以零售价格销售，药品的加成率为15%，政府免收医院药品零售的增值税和利润所得税。医院以此作为弥补其基本医疗服务价格偏低造成的亏空。药品收入长期以来作为医院经济收入的主要来源和医院经济补偿的主要手段，对医院的发展起到一定作用，但是由此带来的副作用是导致医疗费用的上涨，有限卫生资源的浪费等，严重阻碍了卫生事业的发展。目前，国家新医改方案中着力于实施基本药物目录，在社区卫生服务中心普遍使用基本药物，采用零差率的方式，在二、三级医院设计采用处方费等形式，主要目的是降低药品在医院收入中的比例，实施医药分开的政策，合理调整医疗收入的结构，理顺医院经济补偿机制。

2. 医疗用品价格　主要是指医院在提供医疗服务过程中消耗和使用的医用商品。例如，X光摄片、一次性注射器、人工器官、血液制品等。根据卫健委的有关规定，医疗用品的价格应按照进货价格出售，实行保本经营。

（1）常规医疗服务价格：主要是指医院提供的基本医疗服务的价格。包括门诊服务、住院服务等基本的诊断、检查和治疗服务价格。长期以来，卫生事业的福利性主要体现在对这类服务实行低收费甚至免费，使其价格和价值相背离。

（2）高新医疗服务价格：对于新开发的医疗服务项目，如CT、MRI、PET等，其价格的制定基本上接近于成本甚至更高，造成医院争相购买大型设备、做大检查，由此作为经济补偿的途径。

四、医疗服务价格的制订

医疗服务在市场经济的大环境中，必须适应市场经济的发展。但是，医疗服务市场和医疗服务产品有其自身的特点，由此决定了医疗服务价格的制定，要将政府宏观调控和规划与市场机制的作用相结合。根据当前卫生事业的性质，在保证基本医疗服务的前提下，以成本定价为方向，改革医疗服务价格体系，大力控制药品费在医院收入中的比重，逐步完善医疗机构补偿机制。随着国家、集体和个人经济承受能力的提高，应有计划、有步骤地提高医疗服务收费标准，建立适合经济发展水平和满足不同层次人群对医疗服务需求的新型医疗服务价格体系，促进医疗卫生事业的健康发展。

（一）定价的基本原则

1. 社会效益优先的原则　卫生事业的性质决定了医疗服务价格不能完全由市场调节，政府定价仍然起主要作用。医疗服务价格的制订要考虑到当时的社会经济发展水平和人们的经济承受能力，要确保人群能够合理负担，公平享有基本医疗服务。因此要遵循社会效益优先的原则。政府的指导价格根据成本的合理变化和社会承受能力适时调整。

2. 保障基本医疗服务的原则　保障基本医疗服务是我国卫生事业改革的基本原则，同时医疗服务价格的制订也不能偏离这项基本原则。基本医疗服务价格的制订，应当正确估计有支付能力的医疗服务总需求量，根据社会经济发展水平，研究政府、企业和个人的承受能力，根据医疗服务的社会平均成本，并结合市场供求状况及其他因素制定和调整。

3. 合理补偿的原则　医疗服务价格收费是医疗机构经济补偿的一条重要渠道吉在提供医疗服务的过程中，物化劳动和劳务的消耗必须得到合理的补偿才能维持医疗机构的生存和发展。在社会主义市场经济条件下，结合当前医疗卫生事业改革的现状，对不同性质医疗机构提供的医疗服务采用相应的定价方法，使各级各类医疗机构在提供医疗卫生服务过程中能够得到合理的经济补偿，促进医疗机构的发展。

4. 市场调节和宏观调控相结合的原则　随着社会经济的发展和社会主义市场经济体制的建立和完善，根据医疗卫生服务的特点和我国卫生改革深化的需要，特别是当前对医疗机构实施营利性和非营利性的分类管理办法后，在医疗服务价格的制订上，要满足不同层次的医疗需求，体现优质优价的竞争原则，进一步完善医疗卫生机构的经济补偿机制。这就要求应用价值规律进行市场调节，同时由政府进行宏观调控和管理，两者必须有机结合。

（二）医疗服务价格的制订

1. 药品价格　国家基本医疗保险目录中的药品和生产经营具有垄断性的少量特殊药品（包括国家计划生产供应的精神、麻醉、预防免疫、计划生育等药品），由政府定价。在遵循上述定价原则的基础上，依据社会平均成本定价。国家基本医疗保险目录之外的其他西药、中成药、中药饮片、医疗机构自制制剂等处方药品，实行市场调节价。在国家宏观调控下，充分发挥市场的作用，由经营者定价。未列入国家基本医疗保险目录中的非处方药，实行经营者自主定价。

2. 基本医疗服务价格　对于满足社会基本医疗服务需求的服务项目，如挂号费、住院费、常规检查和化验费等，实行国家定价，并由国家统一管理，以保证稳定性，确保广大人民群众能够享有基本医疗服务。

3. 医疗服务新项目的价格　为鼓励和促进医疗技术的发展进步，对利用新技术、新材料开展的新医疗服务项目、其项目名称、试行价格和服务内容由相关卫生行政部门认定，并报相关物价主管部门备案后执行，试行期一年，期满后，由价格主管部门会同卫生行政部门审定正式价格，并报国家计委和卫健委备案。

4. 特需医疗服务价格　特需医疗服务价格的制定可以根据当地社会经济发展、医疗技术水平的发展情况，以及对特需医疗服务的需求情况，遵循市场价值规律，通过测算特需医疗服务的成本，并按照成本加上适当盈余的原则制定。

5. 可选择性医疗服务项目的价格　可选择性医疗服务项目的价格实行级别差价原则，让患者自主选择医院和医生，促进医疗机构和医生提高医疗服务质量和水平。配合医疗保险制度改革，对一、二、三级医院和不同职级的医生提供的服务，合理拉开差价。

6. 非营利性医疗机构医疗服务的价格　对非营利性医疗机构的医疗服务项目定价，在执行政府制定的指导价时可以作上下10%的浮动。医疗费用实行总量控制，结构调整，总量指标和药品增长指标由价格、卫生、财政、医疗保险部门共同会商，报政府批准后执行。在总量控制范围内，根据价格管理权限和制定原则，提高或降低不合理的医疗服务价格。

7. 营利性医疗机构医疗服务的价格　营利性医疗机构提供的医疗服务的价格，按照补偿成本、缴纳税费、合理回报的原则由医疗服务机构自主定价。

对重要的医疗服务价格的制定和调整，相关价格主管部门应根据《中华人民共和国价格法》的规定，举行听证会，广泛听取社会各方面的意见。

五、医疗服务价格管理

当前我国医疗服务价格是由价格主管部门和卫生行政部门统一管理。根据宏观调控和市场调节相结合的原则，医疗服务实行政府指导价和市场调节价相结合的定价方法。非营利性医疗机构提供的医疗服务的价格，在执行政府制定的指导价时可以作上下10%的浮动，并报相关物价、卫生行政主管部门备案。供患者自愿选择的特需医疗服务的价格，可在政府制定的指导价的基础上浮动，但必须报经相关物价、卫生行政主管部门批准后执行。营利性医疗机构提供的医疗服务，其价格实行市场调节价。

1. 价格主管部门和卫生行政部门共同公布统一的医疗服务（包括社区医疗服务）项目名称和内容，并逐步实行国家规定的医疗服务项目名称和内容。医疗机构必须严格按照规定的医疗服务价格项目和服务内容提供服务。

2. 价格主管部门和卫生行政部门按照国家规定的医疗服务成本测算方法组织或委托有关部门或社会组织进行成本调查工作，对医疗服务价格和成本要素构成进行监测，为合理调整医疗服务价格提供依据。医疗机构应建立成本核算制度，努力降低成本，并配合价格主管部门和卫生行政部门进行成本调查。

3. 价格主管部门和卫生行政部门共同建立由医学专家、卫生经济专家和其他有关部门方面的专家组成的医疗服务价格专家咨询委员会。此专家咨询委员会对重要技术服务价格的名称、价格和服务内容以及医学专业技术性问题等提出咨询意见和建议。

4. 医疗机构向社会提供的医疗服务必须实行明码标价，提供费用较大的医疗服务项目要实行事前明示，征求病人或家属的意见。价格主管部门依法制止价格欺诈行为。支持营利性医疗机构对医疗服务价格开展行业自律。

5. 医疗机构有义务接受患者的价格查询。在医疗费用结算时，要通过电脑打印等多种形式向患者提供医疗服务明细账单，对有要求的患者必须无条件提供，以接受社会和患者的监督。

6. 价格主管部门依据《中华人民共和国价格法》和《价格违法行为行政处罚规定》等法律、法规，对医疗机构的服务价格进行监督检查，对违法行为实施行政处罚。

六、医疗服务价格现状与存在的问题

1. 常规医疗服务价格偏低和医疗费用增长过快并存　由于种种的历史和客观原因，医疗服务的价格，特别是常规医疗服务的价格严重背离其价值，而且并未随着社会经济的发展及时调整。同时，与之并存的是医疗费用的高速增长。20世纪90年代以来，医疗费用的增长幅度超过国民经济和财政的增长幅度。以上海市为例，2007年上海市卫生总费用达到485.67亿元，比2006年增长了20.98%，占GDP的3.98%。其增长幅度远远高于同期GDP的增长幅度和财政的增长幅度。这两种现象并存表明，医疗服务价格改革滞后，医疗服务需求增加，医院补偿机制又不健全，导致医院政策性亏损，而医院主要通过销售药品获得的加成收入和高新技术设备检查和治疗收费来弥补，结果造成医疗费用的过度增加，给国家、集体和个人均带来经济负担。

2. 医疗服务价格高低并存　当前我国医院仍然实行项目收费，医疗服务项目众多，尽管随着我国医疗收费价格体制改革，医疗服务价格逐步趋于合理，但是由于种种原因，仍然存在许多问题，其中最为突出的是医疗服务收费标准中的"两高一低"，即高、精、尖的大型仪器设备、新技术、新项目的收费高，药品价格高，医务人员技术劳务项目的收费低。由此造成的结果是，医院争相购买大型仪器设备、鼓励病人用进口药和价格高的药，给患者造成难以承受的经济负担，医疗费用上涨而结构不合理，既不利于区域卫生规划又不利于卫生资源的有效利用。

3. 医院补偿不足与资源浪费并存　我国医院当前的补偿机制是国家财政补助和医院经营补偿相结合的模式，一般医疗服务价格标准低于其成本，医院在经营过程中因此产生的亏损由国家财政和医院业务收入补偿。问题是国家财政预算拨款是按照固定人员的基本工资额计算补助的，并不与医疗服务量挂钩，而且补助额度占医院总收入的比例有限，目前仅占医院总收入的10%左右，换句话说，90%的费用要靠医院经营来补偿。由于国家财政补偿不足，医院为了生存不得不设法增加经营收入，因此出现了不合理收费等不良现象，结果造成卫生资源利用不足和浪费，主要表现在：一是医院超前建设、超前发展，争相购买大型设备，与现有的经济发展水平不相适应；二是医疗保健制度不健全，患者缺乏费用意识，出现超前消费的现象。

（李　峰）

第三节　大型医疗设备服务项目的管理

医学技术的快速发展，各种高新技术纷纷应用到医学领域，越来越多的高科技大型医疗设备不断问世。当一种医疗设备经过技术评估被认为是有临床推广价值时，如何制定合理的大型医疗设备服务项目的收费标准是卫生行政部门要考虑的一个重要问题。过高的价格可能诱导过度消费，进而导致医疗服务费用的过度上涨；过低的价格又会挫伤服务提供方——医院的积极性，影响医院的正常经营活动，因此为了使医疗卫生服务健康有序地发展，制定合理的大型医疗设备服务项目价格和补偿机制是非常必要的。

一、大型医疗设备的购置

大型医疗设备的购置首先必须由申购部门提出申请，然后由医院组织有关专家进行论证，并结合医院的年度计划和年度预算确定是否购置。医院经过论证后需要购置的，要向上级卫生行政主管部门提出申请，由卫生主管部门根据区域卫生发展规划和医院医疗业务情况，经过专家论证和评审确定是否批准购买。有些大型医疗设备，如PET等设备还需要报卫健委，由卫健委组织专家根据各地区的区域卫生发展规划和医院医疗业务情况进行专家论证确定是否批准购买。对于各地区批准购置的CT、MRI等大型医疗设备还需报卫健委备案。医院得到卫生主管部门的批复后，可以开始启动购买程序，有些设备如PET由卫健委启动全国性的政府招标采购，有些设备如CT、MRI各地区可以启动地区政府招标采购。

医院在进行大型设备的论证过程中，需要考虑多方面的因素，其中包括医院收治的病种、病人的需求、教学、科研的需要、设备的档次、价格、保修等多种因素，同时还要进行大型设备的成本效益分析，预测一下投资回收期。经过周密的论证，才能决定是否购置大型设备，购置的档次等等。如果没有进行科学的论证进行盲目购置，可能会造成医院的巨大浪费，大型设备的使用率不足，从而会导致为了提高大型设备的使用率而诱导使用的状况。

二、大型医疗设备服务项目的申报

医院购置了大型医疗设备，其服务项目需要向主管部门进行申报，对于卫生主管部门和物价部门已经备案和审核过的服务项目，申报医院只要得到主管部门的批复就可以开展这项服务项目了。但对于÷些特殊的服务项目，在本地区是首次开展的服务项目，需要经过卫生主管部门进行评估，准入后需经物价部门进行审核，在审核的过程中，医院需要提供大型医疗设备服务项目的成本测算数据，由物价部门最后确定收费的价格。未得到卫生主管部门和物价部门批准的项目是不允许开展的。申报大型医疗设备检查和治疗项目的，应附国家、省或本市卫生局核发的《大型医用设备配置许可证》《大型医用设备应用质量许可证》。

三、大型医疗设备服务项目的管理

大型医疗设备服务项目在实施的过程中，卫生主管部门和物价部门要加强监管，监管是否有过度使用、乱收费等现象的发生。医院在提供服务的过程中也要严格掌握检查指征，合理使用。目前在很多三级医院，大型医疗设备，如 CT，MRI，ECT 等都不止一台，主要是病人的需求较大，病人排队等候检查的时间太长，医务人员加班加点进行检查。门诊病人需要检查，住院病人同样也需要进行检查。这就造成了一定的矛盾。往往临床科室为了缩短平均住院天数，希望医技部门能够尽快进行检查，出具检查报告。医技部门为了配合病房的工作，优先为住院病人进行检查，因此就会造成门诊病人等候检查的时间过长，引起病人的不满。这时候就需要医院合理调配人力资源，合理安排住院病人和门诊病人的检查时间，合理配置大型医疗设备，保证临床工作的正常进行。对于住院病人可以安排早晨门诊开诊前进行检查或者下午门诊结束后，晚上进行检查。

（李乔娟）

第四节　医院流程管理

每个人都有去医院就医的经历，尤其是到大医院，许多人不知道如何就医，进了医院到处东问西问，一会儿要到医技科室去做检查，一会儿要去收费窗口付费，一会儿又要到取药窗口取药。大医院到处还需要排队，往往看一次病要花数小时。许多病人都会抱怨，看病真难。如果医院的导向或指示牌指示不清，患者找不到相应的科室或医生；科室空间位置设置不合理，感染区与非感染区不分开等等。这种因医院流程设置不规范导致管理紊乱的情形，使医院的运营成本和患者的就诊成本大为增加。

一、医院流程

医院流程是指医院实现医院基本功能的过程，其包括为当地人群提供医疗、护理、预防和康复服务；为医学科学进步进行医学科学研究；为培训医学生、进修生而进行医学教育等等。而在具体医疗情境中，则主要体现为医务人员如何为患者提供门诊或住院治疗手续、给予何种治疗、何种护理、由谁去做及什么时候做等等。故医院流程实际上是指医院向患者提供各种医疗卫生服务的前后（或先后）次序。医院流程是否合理，是否便捷将大大影响医院的工作效率和患者的就医感受，直接影响患者的就医满意度。医院流程通常可分为行政管理流程、医疗服务流程和后勤保障流程。其中行政管理流程是战略流程，医疗服务流程是核心流程，而后勤保障流程是支持流程。

现行医院流程的通病有几点：分工过细就诊环节多；常排队和排长队；空间设置不合理，导向指示不实用；医务人员的不确定性使病人来回找人——许多医院门诊医生的排班表与实际上班的人不是同一人，一些医院的医生既在住院部查房，也到门诊坐诊，有的医生还肩负着急诊任务。这种"一人多事"以及随意换人的不确定性，使时下提倡的"病人选择医生"工作流于形式难以实现。

国家新的医改方案提出要方便病人就医，解决病人看病难的实际问题，除了国家政策方面的因素外，其中很大的潜力在医院，即医院的流程优化或者是流程再造。加强医院的流程管理，减少不必要的中间环节，为患者提供最便捷的服务。

二、医院流程管理

什么是医院的流程管理呢？简单地说，医院流程管理就是以规范化的医院服务流程为中心，以不断提高医院经营效绩为目的的一种系统化的医院管理方法。那么，如何进行医院流程管理，优化医院流程呢？可以从以下几方面进行。

（一）以病人为中心，以超越病人期望作为流程优化的导向

以病人为中心，是指医院把病人当"上帝"，医务人员把患者从"求医"对象转变为"服务对象"，具体地说，就是医生围着病人转，护士围着病人和医生转，后勤人员围着医护人员或病人转；病人看不到、想不到、听不到、做不到的，医务人员和后勤人员要替病人看到、想到、听到和做到；要营造一个医务人员与病人零距离接触的人文环境；要加强医务人员的职业道德教育；要学习和借鉴服务行业的服务礼仪，进行规范化的礼仪培训；要大力弘扬医院文化，营造医院文化氛围；要在医院新建、改建或者扩建时，从患者就诊的角度来看医院，使医院各科室之间、科室内部之布局合理，改善医院的就诊环境。

（二）以服务流程为核心，优化医院服务流程的目标和步骤

虽然医院是为患者而运营的，医院所有的工作是为患者做的，但在日常运营中，其发挥作用还需通过一个个"小目标"来达到"大目标"，最后通过达到"大目标"来实现改善服务流程，最终达到"以病人为中心"的目的。故此，医院管理者应把医院服务流程的改善或优化作为一个重要的研究课题来做，并把它提到医院经营管理的议事日程上，详细研究，明确落实。其具体步骤如下：

1. 了解医院目前病人的诊疗流程，并绘制成诊疗流程图，这张流程图还应当包括医院后勤支持系统，如病人的运送、药品等医疗物品的运输等内容。

2. 确定流程优化目标，如提高患者的满意度，缩短非医疗服务时间或周期，降低患者的就诊成本和医院的经营成本。

3. 确定流程优化组织机构的人员和实施整合的方法。

4. 建立目前医疗流程模型，并对其进行分析，找出流程的"瓶颈"，按照轻重缓急的原则进行排序。

5. 明确解决办法，建立新的医院流程管理模式并模拟演练。

6. 模拟演练，如无缺陷，应立即组织实施新的医院流程管理方法。

（三）需寻找关键环节作为突破口

在对医院原有服务流程进行优化与整合时，面对千头万绪的工作往往会感到无从下手，所以需寻找

关键环节作为突破口。这个关键环节就是在整个流程优化中必须优先解决的子流程。这些关键环节主要包括：①与病人关系最密切的流程，如门诊流程、急诊流程、入出院流程等。②不合理的、对整个流程优化阻碍最大的流程，如科室的功.能设置、空间布局等。③最容易成功，最能获得员工支持和参与的流程，如后勤仓储物流支持系统。

（四）以信息网络系统为纽带，高起点地优化和整合医院服务流程

在分析医院服务流程的人流、物流、信息流和资金流时，我们会发现人流和物流是产生有形物体空间变化的主要方面，也是我们进行流程优化的重点方面。而信息流的有效整合可以减少人流、物流和资金流的流量变化，提高人流与物流的效率。基于网络技术"一卡通"的使用，门诊的预检、分诊、挂号、交费等手续可以实现一次性完成，大大缩短了排队等待时间；门诊医生工作站使"病人选择医生"成为现实；PACS及电子病历的应用减少了病历档案存放空间，加快了病历档案的传递；信息系统可以使入出院手续办理时间明显缩短；利用 INTERNET 技术可以实现网上咨询和网上预约挂号等业务。同时，医院经营者的控制能力得到大幅度提升，促进医院的行政管理机构由传统的"金字塔"式向"扁平化"发展。

（五）健全机制，以强有力的组织措施和合理的激励机制保障流程优化的顺利进行

要有健全的管理机制，强调制度的落实，更要强调任务的完成。当然，改善或优化医院流程管理不是一件简单的事，它首先需要医院管理者思想上重视，全体医务人员紧密合作，以及患者及其家属配合和社会各界的认可。除此之外，还需要医院以及有关政府部门从资金上加大投入。虽然如此，随着社会的进步及人们对医疗卫生服务要求的不断提高，人们到医院就诊已不满足于仅能看好病，而迫切希望提高就诊效率，迅速痊愈并获得身心上的愉悦。故改善或优化医院流程管理势在必行。

（李乔娟）

第五节　医院品牌管理

引用 Amazon 公司的创始人及首席执行官 Jeff Bezos 先生的说法："品牌是指你与客户间的关系，其中起作用的不是你在广告或其他的宣传中向客户许诺了什么，而是客户反馈了什么以及你又如何对此做出反应，也就是说是口碑，简而言之，品牌就是客户私下里对你的评价。"医院品牌就像人一样有个性，需要用三维的方式展示出来，必须同客户建立亲密关系才可以生存，就是说医院品牌必须根植于客户的生活里才可以使医院品牌维持和成长。客户是用他们的心和大脑来选择品牌，所以医院必须同时考虑到客户的感性和理性的需求才可以真正满足客户的需求。

一、医院品牌维护和发展的策略和方法

根据 Aaker 的品牌资产概念模型，医院的品牌资产主要是由品牌知名、品牌认知、品牌联想、品牌忠诚几部分组成。因此，在下文中将从这几方面提出关于医院品牌管理维护和发展的策略和方法。

医院的知名度除了品牌历史沉积、医疗技术水平等因素，还有一部分是与医院的品牌形象及对外宣传等因素有关系。由于医疗产品的无形性，患者主要是通过人际交流来获取所要购买的医疗服务信息。这也就是说，在医疗服务市场中，患者更多的是依靠口中说出来的话，而不是物质产品本身。因此医院的工作之重就是提高患者的就医满意度，使患者产生愉快的就医经历，以便他们向其他患者传播医院的

美誉信息。

（一）顾客满意策略

通过医疗质量、服务和价值实现病人满意是现代医院营销所追求的目标，病人对医疗服务是否满意取决于病人实际感受到的医疗效果与期望的差异，是病人主观感受与客观医疗的综合反映。病人满意度的高低是影响病人再次光顾医院，影响其他病人光顾医院的主要因素。提高病人满意度是医院赢得市场、建立病人忠诚、提高效益的关键。

满意理论认为，病人对于医院的满意由理念满意（MI）、行为满意（BI）和视觉满意（VI）三个系统构成。顾客满意营销是指将这三个要素协调，全方位促使病人满意的整合过程。

CS 系统的三个方面不仅有密切的关联性，而且又有很强的层次性，从而形成了一个有序、功能耦合的 CS 系统结构。

1. 理念满意　是指医院理念带给病人的心理满足感。包括：质量经营理念、质量经营信条、医院使命、质量目标、质量精神、质量文化、医院风格等。理念满意是病人满意的核心，它不仅是医院营销的宗旨，也是对外争取病人与社会公众理解、信任、支持的一面旗帜。对内，它是推动广大员工形成共同的目标感、方向感、使命感和责任感的一种崇高的精神力量，医院理念的建设必须征求内外顾客的意见，得到他们的认同。

2. 行为满意　是指医院的全部运行状况带给病人的心理满足状态。包括行为机制满意、行为规则满意和行为模式满意等。由于理念满意的重心是实现病人的价值观，要明确病人希望怎样。它偏向病人的心理满足，落脚点是病患满意。行为满意的操作重点是理念满意付诸计划的行为方式，是组织制度、管理培训、行为规范、公共关系、营销活动、公益活动中对内外传播的医院精神。在行为满意系统中，一是员工对于医院的满意；二是患者对于医院的满意，包括医疗质量满意、医疗水平满意、医疗服务价格满意等；三是病人对医院服务的满意，包括服务质量满意、绩效满意、保证体系满意、服务的完整性和方便性满意以及对环境满意等，这是行为满意的重点。

3. 视觉满意　是指医院所具有的各种可视性的显现形象带给内外顾客的心理满足状态。是医院具体化、视觉化的信息传递形式和内外顾客对医院这种表达信息方式认同之间的一种有效的协调和沟通，是顾客满意中项目最多、层面最广、效果最直接的影响顾客满意度的系统。

医院的品牌竞争力的差距虽然可以体现在硬件方面，但更重要的是体现在医院的软件方面。因为患者满意度的高低在很大程度上是由医院的软件方面决定的，如医院能否按照病人的需求进行服务创新、医务人员的技术水平与服务态度等。

（二）医德形象塑造策略

医务人员的医德形象看起来是医务人员个人医德素质的外在表象，但实际上它与医院的信誉息息相关。医院在医疗活动中的优质服务在病人心中和社会上树立了良好的医德形象，因此到医院前去就医的病人增多，良好的形象可以起到一传十、十传百、百传千的作用；同时良好的医德形象对于病人增强战胜疾病的信心是一剂良药；同时，良好的形象可以扩大医院的社会影响，提高医院的知名度，知名度和社会效益的提高；会吸引更多的病人前来就医，病人多了，不但能提高医务人员的诊疗水平，而且会给医院带来更多的经济效益。

美国俄亥俄州的克里夫兰医院就是这样做的，克里夫兰医院的文化来自医生们的集体合作。一个来到医院就诊的病人，病情复杂，病人有机会接触到从心理治疗、内分泌、消化等方面的专家，对复杂病人的病情进行综合诊治。克里夫兰医院的医生们所倡导的革新已改变了全世界的医药、手术和预防性治疗的状况，他们开创了由冠状动脉造影术来介入心脏病研究和治疗的新时代。他们开展了冠状动脉介入治疗，从而改变了心脏的外科手术治疗。此外电视媒体也是较能吸引患者就医的宣传方式，那么，我们的媒体广告策略是什么呢？

（三）广告策略

利用媒体广告来加强消费者的品牌意识，提高品牌知名度，这是广告主投资广告的目的之一。广告主利用重复迫使"广告品牌名字进入消费者的意识，并使之对该品牌感到舒适"。在受众对广告缺乏兴趣或低卷入情景中，广告往往只能保持或提高消费者的品牌意识。从广告活动的客观效果来说，广告的确是品牌意识迅速提高的重要手段。国外的许多研究也发现广告与品牌知名度的关系。一项对服务类别11 年的追踪研究发现，广告与公司的知名度包括第一提名和无提示知名度有正相关，广告与广告知名度（包括无助广告回忆和广告总回忆）也有正相关。

医疗市场促销中的广告宣传应遵循一些原则，我国卫生主管部门对于医疗机构的广告有明确的规定，医院做广告时应考虑不要违反规定。如果医院资金允许，也可做少量的报纸广告。在广告中注意使用明确的信息，信息要能体现医院所能提供的服务类型、深度、质量水平等，切忌发布虚假信息；同时要强调医疗服务能带来的利益；要慎重做出医疗承诺，只承诺能给病人提供的医疗服务项目，不能因为要说服潜在的消费者，提出让消费者产生过度期望而医院又无法兑现的承诺；最好提供有形线索，如通过电视新闻直播一些成功、难度高且具有代表意义的手术过程等，这种结果非常有效。

（四）公共关系策略

让公众了解自己，通过各种信息传播媒介和渠道，向公众传播关于医院的各种信息，让社会各类公众更快、更好地了解自己。比如说上海五官科医院成功使一位残运会小选手复明，并通过报刊、电视新闻等渠道进行传播，提高了医院的知名度。

此外，医院还可以开展社会公益活动，比如进行义诊宣传。有研究表明，有 14% 的人认为义诊宣传是最能吸引他们的宣传方式。通过义诊宣传，医院不仅能创造良好的社会效益，还能展现良好的医德医风，从而树立医院良好的品牌形象。

二、医院品牌维护和发展中品牌认知的策略和方法

有学者做过有关研究，患者对于上海某二级甲等医院的认知时，询问患者就医的这家医院是否有特色科室，有 2/3 的患者都选择"不知道"，由此可见我们二级甲等医院的科室建设存在同质性的问题，没有形成自己医院的特色科室品牌。事实证明医院的特色科室可以提高患者对于医院的认知水平，进而提高医院的品牌知名度。但对于有些二级医院的调查，有些患者可以非常明确地回答这家二级医院的乳腺专科，这家二级医院的类风湿专科非常有特色，患者具有较高的品牌认知。

（一）建设特色科室策略

由于资金、资源等因素，二级甲等医院不可能做到所有的科室都有较强的医师队伍、所有的科室都配备先进的诊疗设备。这就需要医院对自身做一个 SWOT 分析，即发现我们的强势在哪里、弱势在哪里、机会在哪里、威胁来自哪里，以决定优势科室是否可以获得进一步发展。医院可以通过横向医院之间的比较，医院科室内部统计数据的挖掘，通过统计医院的科室成本、效益并结合对于就医患者疾病种类的统计，我们可以在经济效益与社会效益最大化中找到平衡点，确定重点提高哪几个科室，重点改进

哪几个科室。对于医师资源缺乏的科室，可以视情况而定是派出科室骨干去外院学习，还是引进学科带头人，还是聘请外院专家不定期坐诊。此外，还可以通过医院内部科室的整合来建设特色科室，比如科室的强强联合、强弱联合。发挥综合优势，为临床提供更科学、更有效、更先进的诊断数据，以促进医疗水平的进一步提高。

（二）提高诊疗效果的策略

有研究表明，医院的整体评价与诊疗效果具有高度相关性。患者在接受治疗前是无法知道诊疗效果的，诊疗之后的效果也很难准确地把握，他们将更多地根据医务人员、服务设施和医院环境等有形线索并结合自身的实际感受来判断。

因此，医院的配套设施应尽量做到人性化，不要出现四楼看病，一楼划价，二楼付费，三楼拿药的现象。做好应急措施，在挂号高峰时期，加开临时挂号窗口，减少患者排队等候时间。医院的导医咨询服务要到位。在门诊中应力求做到各种标识明确清晰、安放病人休息座椅，装设 IC 电话卡和自动提款机，使门急诊环境整齐划一，方便患者及其家属。

医疗服务的提供者向顾客提供服务时，也正是顾客消费医疗服务的时刻，二者在时间上不可分离，而且提供者与顾客在医疗服务产生时是相互作用的，二者共同对服务结果产生影响。医疗服务的不可分离性会影响医疗服务品牌。诊疗效果的好坏很大程度上受到医患双方合作意识、指导、接受能力与配合程度的影响。长期以来，由于患者缺乏专门而复杂的医学知识，到医院接受医疗服务后处于对医护人员的依赖状态，从而形成了一种"家长－子女式"的医患关系。然而随着时代的发展，社会的进步，患者逐渐掌握了一定的医药知识，并对自己医疗权利和作用有了进一步的认识，产生了建立"平等、协作"医患关系的愿望。他们希望得到就医环境中所有接触人群的尊重。这就要求医院员工要亲近患者、了解患者、尊重患者。患者由于身体上的异常，容易导致情感上的异常，他们大多焦虑、恐惧，情绪低落，因此他们对自己的病情也尤为关心，比较容易提与疾病有关的各种问题。我们医护人员要理解患者的这一心理，变被动回答为主动讲解。及时告知其诊疗安排。患者心中有数，对医院的信任感就会提高，对医护人员的态度会更谦让和合作。

三、医院品牌维护和发展中品牌联想的策略和方法

医院品牌维护和发展中，提高医疗服务质量是提升医院品牌联想的重中之重。

（一）提高医疗服务质量的策略

医疗服务质量的好坏通过病人及其家属的感知才能评判，医院必须从病人与家属的角度出发制定质量标准。卡诺模型用必须具备的产品与服务、越舒适越快越好的产品与服务、使人高兴的产品与服务三方面的标准来评价服务质量。医院应从技能、支持与实践三方面来提高医疗服务质量。

1. 技能管理　技能不仅指医疗技术水平，而是整体服务的能力与技巧。包括行为、语言与实物等。医院应从五个方面实施技能管理。

技能一：注重基础服务管理。即是顾客认为必须具备的部分。

技能二：注重流程管理。流程的好坏关系到医疗质量与效率。

技能三：贴近病人。贴近病人并非刻意追求病人满意，而是使病人感到关怀和温暖。

技能四：增值服务。找出病人就医中的关键增值环节，挖掘服务增值的潜力。向病人销售感动。

技能五：欢迎病人及家属投诉。

2. 服务支持　要达到为病人服务的最终效果，只靠技能还不够，还必须在领导、组织、信息和文化等方面作出支持。

3. 实践管理　质量管理除了具备先进的管理理念和良好的外在形象外，医院更重要的是必须将所有的管理制度都执行，消费者对医院的行为识别才是评价医疗质量的重要标准。

（二）医院质量管理体系

医院质量体系分为硬体系和软体系两大类。质量作为医院生存、获利和发展的支柱，其影响面极为宽广。医疗质量的内涵涉及医院的各个方面和各个环节，分成四个部分，即内在质量、外在质量、核心质量和形象质量。

医院质量体系是建立在医院质量意识深处的，我们要专注于医院经营活动中质量的持续改进和突破。一所医院对病人质量需求的满足能够达到什么程度，它的与众不同就能达到什么程度，同时病人的忠诚度就能保持到什么程度。不仅如此，持续的质量改进，可以使医院的竞争优势令竞争者难以模仿。因此，医院质量营销作为一种经营理念，应贯穿于整个医院的经营活动中，它是质量营销的灵魂和支柱，它要求医院每一个部门都要以病人满意为宗旨，提供高质量的医疗服务。实施提高医疗质量策略时要把握以下几方面的要点。

1. 建立与实施国际、国内认证的质量管理体系或者符合卫健委颁发的医院等级评审标准。现代医院的重要标志是有一套科学的管理体系。我国一些比较有营销管理理念的医疗机构将 ISO9000、JACHO 国际质量管理体系引入医疗服务领域。它通过严格的过程控制，帮助医院实现质量管理制度的健全化、正规化、合理化。对外，减少了医疗服务差错，全面提高了医疗服务质量；对内，通过医院工作程序的优化，改善了医务人员的工作环境，提高了医院的工作效率和运营效率。

2. 实施全程质量管理　全程质量管理就是根据疾病诊疗程序，从每个环节、每项工作进行质量管理，以达到从阶段至全程，从部分至整体都合乎质量的要求。要达到全程质量管理，必须切实做到环节、项目、层次、横向、终末及综合质量管理。

3. 抓好全员质量管理　员工是对医疗质量影响最大而又最不稳定的因素，因此，在质量管理方面，尤其要重视全员质量管理。要实施岗位责任制，即根据岗位设定衡量质量标准，搞好系列评估，并与人事制度的改革相结合，实行末位淘汰制等。在强调医德医风的同时，更要强调全体职工的职业道德。不仅要加强对临床医务人员的要求，也不能放松对非临床医务人员的要求。要建立首诊、首见、首问负责制，即医院员工应有凡是医院的事都有自己的一份责任，凡是来医院的患者都是服务对象的责任意识。对前来就医的患者，询问要负责到底，自己不能解决的也要有个交代。凡是遇到需要帮助解决问题的人和事决不允许回避，要使患者感到进了医院便置身于热情服务的氛围中，产生宾至如归的感觉。还要建立责任负责制，即奖罚分明历来是奖励先进、鞭策后进的有效措施。谁出问题谁负责，谁服务质量好就应当受到表彰奖励，如此可以形成全院质控网络。要善于发现员工的小小成功、小小贡献，对于这些个"小小"也要采取赞赏态度，给予奖励。而对于不负责任的要及时指出，可采取不满意调查，并对投诉结果及时处理，谁出问题追究谁。

4. 开展特需医疗服务　特许医疗服务包括两方面的内容，一个是特需专家门诊，一个是特需病房。随着国家医疗卫生体制改革的不断深入，城镇居民医疗保险制度的逐步试行，患者在就医方面有了更多的选择，更大的自主权，这也给特需医疗服务带来了更大的契机。有研究表明，近年来特需专家门诊就诊人数逐年增加，内、外、妇、皮肤及内分泌科的就诊人数较多。大城市中的三级医院外地患者较多，自费患者较多。说明这些看特需专家门诊的患者主要是解决疑难病症，费用问题则在其次。这些患者选择特需专家门诊就诊，主要考虑因素是专家的技术水平，其次为服务水平及态度、挂号容易、就诊环境良好、方便快捷等。

在特需病房方面，患者除了要得到较好的诊疗外，更多的是看中医护服务态度及医院的病房环境设施。住特需病房的患者往往是以舒适、清洁、方便、安全、愉快为目的。花钱买满意，买称心，买舒适，买环境。特需病区的管理应该遵循"以人为本"的宗旨，根据患者的需求确定服务方式和手段。人文环境应充分满足病人的心理需要。由于住特需病房的很多患者是商务人士，我们可以根据患者的特殊需要调整工作程序。此外，我们还要努力满足患者的特殊需要。特需患者所有的检查、会诊均由工作人员全程陪同，即使在人员紧缺，工作繁忙的情况下仍由护士或主治医师，甚至护士长、主任医师陪同检查或会诊。对行走不便的患者可以把专家请到病区上门服务。此外可以考虑为商务人士开通国际国内长途，开通电脑上网服务，满足这部分患者的特殊需要。

四、医院品牌维护和发展中品牌忠诚的策略和方法

从品牌健康的角度考虑，我们不仅要维持真正的品牌忠诚者，而且要尽力使这些脆弱的忠诚者发展成为真正的品牌忠诚者。

美国顾客满意指数（ACSI）模型和服务专家贝利（Berry）的服务品牌价值模型的中心思想都是认为顾客满意处于模型的中心，感知质量、感知价值和顾客期望共同决定顾客满意，而顾客满意决定顾客抱怨和顾客忠诚。这三个前提因素相互联系；共同决定了顾客满意，当顾客满意时，会减少抱怨和增加忠诚。

患者感知质量与感知价值存在于患者就医的各个环节。在就医过程中患者与医院各种资源之间相互作用，因此患者与医院发生了各种接触的关键时刻，医疗服务机遇由此产生了。提高患者的情感忠诚，很大程度上取决对这些关键时刻的处理。例如，一般来说患者在医院就医的典型服务机遇过程有：①病人电话询问或当面询问医院诊疗科室、医生、药品、设备、费用等信息。②病人向医院有关科室或医务人员预约就医。③患者进入医院候诊大厅。④导医台、挂号窗口等。总之，医疗服务机遇是患者感知服务质量与获得服务价值的重要时刻，也是医院做到差异化经营的基础。这就需要医院认真研究与患者发生接触的每个关键时刻，抓住每个关键时刻，并赢得每个关键时刻。这里我们引入医疗服务圈的概念，一个医院的服务圈就是一张患者就医时在医院经历关键时刻的图。每当患者光顾医院一次，服务圈就运转一次。

在医院的服务圈中，有些环节是非常重要的，如果管理不当，就会引起患者的强烈不满，他们对于医院的满意度就会下降，从而导致忠诚度的下降。虽然不同的患者的具体要求存在差异性，但关键环节还是可以归纳的，所以，加强对紧要关键时刻的管理是提高患者满意度的有效方法之一。医疗服务的关键时刻有：

1. 就医或不就医的关键时刻　在每位患者犹豫就医或不就医时，病人最后选择何种决定受下列因素影响；医疗技术水平、服务质量、就医环境及大量其他关键时刻留给患者的印象。患者作出选择的过程，是一个心理机制过程。

2. 进行价值评判的关键时刻　所有的就医者在考虑就医前都会作出价值评判。即使你的医疗服务比对手的便宜，如果不是物有所值，患者也不会前来就医。如果患者在医院有过不愉快的就医经历，即使你的知名度再高，患者也不会前来就医。进行价值评判受医疗服务质量与技术质量的双重影响。

3. 决定再就医的时刻　紧接着在价值评判，关键时刻之后的一个特殊时刻就是再次就医的决定。

4. 反馈关键时刻　患者对医院不满意时不一定都会直接告诉医院，大部分患者不会直接抱怨，只

是不与医院再次往来。但这并不意味着他们会保持沉默，他们会将自己的感受和遭遇夸大地告诉别人，对医院造成负面影响，这就是反馈的重要性所在。反馈的关键时刻并不是可以控制的，因为它的发生具有不确定性的特点。

5. 坏消息的关键时刻　这些关键时刻在任何医院的活动中都存在，无论服务多么让人满意，在医院这个特殊的地方，医务人员需要经常告诉患者及其家属一些坏消息。对于患者而言，这的确不幸，但医生不得不把这些坏消息告诉患者，对于医生本身来说这也是一件痛苦的事。所以，医生要尊重患者的知情权，又要同时兼顾患者的实际承受能力，对于患者病情的告知做到随机应变。

6. 永远重复的关键时刻　医院每天都在发生成千上万次关键时刻，对医院仅是重复的工作程序，但对患者来说，医院的每一次简单重复都是非常关键的。护士每天都重复地将针扎进患者的血管中，大多数情况下都是准确、快速的，一次不成功也许就会引起患者的抱怨并使他们产生不信任感。所以医院的全体医护人员都要有这样的意识"自己的一次失败也许就是患者一生的痛苦"。

因此，我们在狠抓医疗服务质量时，就要培养医护人员医疗关键时刻意识，以此提高患者对于医院提供服务的感知质量，从而获得更高的感知价值。同时，在就诊过程中，医护人员应该如实告知患者诊疗效果，避免夸大之词，以免患者产生过高期望而导致满意度下降。

（王程程）

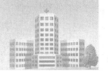

第三章 医院科研管理

第一节　现代医院科研的定位与发展策略

科研管理已经成为现代医院管理的重要组成部分。不断提高医院科研管理水平，促进科技创新，加大医学科研的力度，提升临床转化应用能力，已经成为打造医院核心竞争力，加快医疗服务供给侧结构性改革，实现医院治理体系和管理能力现代化的重要途径。国务院办公厅 2017 年 7 月印发的《关于建立现代医院管理制度的指导意见》（国办发〔2017〕67 号）明确提出，现代医院要健全科研管理制度，要加强临床医学研究，加快诊疗技术创新突破和应用，大力开展适宜技术推广普及，加强和规范药物临床试验研究，提高医疗技术水平。加强基础学科与临床学科、辅助诊疗学科的交叉融合。建立健全科研项目管理、质量管理、科研奖励、知识产权保护、成果转化推广等制度。

20 世纪初，随着近现代研究方法的快速发展，医学科学技术取得了巨大进步，医学事业发展取得辉煌成就，医疗水平明显提高。但是，20 世纪 80 年代以来，以肿瘤、心脑血管疾病、遗传和代谢性疾病等为代表的新的疾病谱的变化，使医学发展面临新的挑战。转化医学理念应运而生，并不断深入人心，科技创新再次成为推动医学学科持续发展的主动力。

一、定位

医院作为患者诊断、治疗、康复的场所，是转化医学研究的核心场所，现代医院科研发展的最终目标，是不断提高诊疗水平，服务患者，保障人民健康，增进人民健康福祉。

现代医院在转化医学研究体系中具有重要的地位。一方面，医院是转化研究的起点和终点。根据转化医学的理念，所有的医学研究均应当着眼于解决临床预防、诊断、治疗或康复中的具体困难和问题，而研究结果的最终验证评价也主要是在医院开展，因此，医院在转化医学研究中实际处于转化医学研究链条的轴心位置。其二，以医生科学家角色为核心的医学研究团队，具有临床能力优势，同时具备很强的科研工作能力，强调基础与临床相结合的科研工作。其三，生命科学和医学研究是当今科学界的研究重点，是人类社会发展最为关切的领域，医院具有凝聚多学科团队的能力。有利于用先进的设计、先进的技术、先进的科研思维来协同解决临床工作中的困难。

因此，现代医院科研发展有明确的定位。

1. 目标导向　现代医院科研以应用性研究为主体，重点是"临床研究"，强调开发临床实用的新产品、新技术、新方法、新手段，促进医院的医疗技术水平提升。基础或理论性研究要以服务于临床为出发点，紧密围绕临床工作中发现的问题开展工作。基础医学研究的探索性和创造性为临床科研提供丰富的前沿知识、方法和现代化研究工具，提供强大的技术储备和发展后劲。临床研究一方面吸收和应用基础医学的研究成果，另一方面又不断提出新问题，促使基础研究不断获取新知识来满足临床需要，转化医学理念的深化正是目标导向的重要手段。

2. 创新引领 "科技创新"是现代医院科学研究的灵魂，要坚持需求和问题导向，持续提升医学科技创新能力，强化科技创新对医学与健康事业发展的引领作用和支撑作用。在资金、人才、科研组织、政策等方面进行制度创新。要做到真正意义上的创新，应处理好自身特色与科技前沿的关系，处理好现有基础与创新的关系，注重在学科的融合交叉和综合中体现创新。

3. 规范管理 医学科研除了涉及项目申报立项、过程管理、经费管理、成果转移转化等事宜，还具有其特殊性，如医学伦理审核、医学科研诚信监督、科研绩效评价等诸多方面，需要注重引导和规范管理。

二、发展策略

现代医院应根据国家和区域发展规划及实际情况，确定具有前瞻性的、适宜的科研发展策略，促进医院学科水平整体发展。

1. 建章立制，加强政策引导 管理部门必须强化科技意识，加强组织机构建设，科研管理者也需要加强管理知识的学习和培训，努力提高科研管理的素质和水平。另外，在管理上应当建立健全各种科研制度，让管理更加规范化、科学化。

2. 注重规划，突出优势和特色 准确把握医学科技发展趋势，紧密结合国家和区域发展规划，密切结合精准医学、大数据、人工智能、3D生物打印、重大疾病诊治新技术、新方法等医学科技前沿和应用重点，制订能发挥自身优势，突出特色的近、中、远期发展规划。

3. 加强科研人才队伍建设 建立专职、兼职科研人才队伍，开展学术活动、专题讲座，提升科研人员的热情和能力。同时，配置科研辅助人员，做好科研服务保障。

4. 以转化医学为契机，构建新型科研支撑平台 以开放共享为导向，加强医学科研平台的建设，促进基础与临床结合，加强学科交叉融合。

5. 加强转化应用，全面提升科技成果转化能力 入实施科技成果转化行动计划，积极推进科技成果处置权、所有权和收益权"三权"改革试点，探索建立有利于加快医学科技成果转化的体制机制，全面提升医院科技成果转化能力。

6. 建立科学合理的科研绩效评估体系 根据医院科研发展的规划要求，结合现阶段医院的实际科研水平，制订科学、合理的科研绩效评估体系，能够有效引导和促进医院科研的发展。

（于 斌）

第二节 现代医院科研条件平台建设

科研平台作为医院科研、教学工作的重要组成部分，具有学生培养、医学研究、学术交流合作等复合性功能，是医学科学创新的有效载体，是带动学科建设的硬件支撑。医学科研平台建设通常以"一流"为目标，以"辐射""引领"为方向，建成后能够激发学术交流、服务应用推广，对促进医学进步具有举足轻重的作用。

一、医学科研平台建设概述

在《国家中长期科学和技术发展规划纲要》《国家创新驱动发展战略纲要》《"十三五"国家科技创新基地与条件保障能力建设专项规划》《关于国家重大科研基础设施和大型科研仪器向社会开放的意见》等文件指导下，现代医院以共享机制为核心、资源整合为主线、以人为本、遵循市场经济规律、充分运用现代信息技术、利用国际资源，搭建具有公益性、基础性、战略性的医学科研平台，为大项目的承接、大成果的实现、创新的突破提供大规模的基础设施条件。医学科研平台建设的主要任务是整合、重组和优化现有大型科学仪器、科技文献、科学数据和实验动物等科技资源，有效改善科技创新环境，增强持续发展能力，使平台拥有的设备设施达到一定规模，使集中、优化配置科研资源成为可能。

现代医学科研平台为开展高水平医学科研提供科学仪器设备和信息资源，其核心主要包括实验平台和条件平台。实验平台根据建设投入不同主体，分为各级各类实验室，如国家实验室、国家重点实验室等。条件平台为探索重大、热点科学问题提供集成式的智力帮助、可追踪的信息资源和大型科研设施硬件支撑；其核心在于构建完整的技术链，通过建立生命医学基础研究和临床医学、预防医学实践的有效联系，把临床实践中发现的问题凝练成基础生物医学课题，组织多学科合作研究与攻关，从而建立"B2B（bench tobedside – 从实验台到病床；bedside to bench – 从病床到试验台）"以及"B2C（bench/bedside to community，从实验室/病床到社区）"的快速转化通道，及时把生物医学基础研究获得的知识成果转化为临床疾病诊疗实用技术及公共卫生预防技术，从根本上转变基础研究与临床研究之间的脱节状况，加强基础科学研究成果的转化应用。

二、现代医院科研基地建设及运行管理

（一）医学科研实验平台概述

国外医学科研实验平台大多由各个相对独立的实验室构成，以美国为例，多数医院都设置了人员众多、设备先进的科研机构，其机构下设有实验室，实验室一般采用课题负责人（PI）负责制，PI负责管理自己的实验室，承担实验室租金，招聘研究人员及支付其工资和实验试剂、日常运行的费用、公共仪器费用的分担及实验室环境安全管理等，是实验室技术、管理及安全的第一责任人。

（二）现代医院科研基地建设策略

现代医院科研基地的建设策略可概括为四点：一是应突出共享，制度先行。以资源共享为核心，打破资源分散、封闭和垄断的状况，积极探索新的管理体制和运行机制。加快推进制定和修改有关法律、法规、规章和标准，理顺各种关系。二是统筹规划，分步实施。强化顶层设计和统一规划。按照不同类型科技基础条件资源的特点和发展规律，结合东、中、西部地区的发展需求，突出重点，试点先行，分阶段积极稳妥地推进平台建设。三是综合集成，优化配置。按照整合、共享、完善、提高的要求，有效调控增量资源，激活存量资源，最大限度发挥现有资源的潜能。四是政府主导，多方共建。中央和地方政府在公共科技资源供给中发挥主导作用的同时，充分调动高等院校、科研院所、中介机构、行业协会、企业等各方面的积极性，参与资源整合与建设。

其建设要素包含四点：一是学科带头人，现代医院科研基地是由多个实验室构成的学科交叉融合基地，这就要求其建设能够吸引、培养、聚集一批优秀的学术人才，引领学科卓越发展。二是队伍建设，

实验室资源主要包括仪器设备及技术人才资源，其中仪器设备是实验室的基础，而技术人才资源师实验室的关键和主导。需要培养适应新技术发展、掌握核心实验技术的专业人员才能保障实验平台良好运行。三是体制创新，从人才培养和教学改革的需要出发，及时调整实验室结构，理顺实验室的隶属关系，切实改变"各自为政、小而全"的状况。四是保障实验室安全，医学实验平台开展的实验种类多，拥有大量精密仪器设备，人流量较大，且实验用试剂种类繁多，因此，实验安全管理尤为重要，需要在建设之初就明确安全规章制度，提高人员安全意识，重视安全教育，建立健全各种保障措施。

（三）现代医院科研基地运行管理

现代医院科研基地运行管理一般遵守以下原则。

1. 以目标为导向　现代医院科研基地下的各个实验室需与实现培养优秀人才、多出先进科技成果的总体大目标联系，实现优化的目标管理，为医学科研整体水平的提高服务。

2. 全局为重　现代医院科研基地管理不能缺少全面规划，需提高协同创新能力，构建网络化资源共享平台，提高仪器设备的知晓率和利用率。

3. 分层管理　现代医院科研基地应落实实验室责任制，人尽其责，任务、责任落实到人。实验技能培训常态化，提高各层次人员的基本素养，避免违规操作等造成的安全事故发生。保证维护、保养、使用均有记录，确保实验室井然有序开展工作。

4. 动态监管　在现代医院科研基地实施动态监管，制订完善的实验室预约申请制度，实行假期值班制，打破封闭模式，在时间上更宽松，确保科研实验平台全年开放，有利于资源共享、学科交叉、资源充分利用，为医院各项科研课题的顺利实施提供基础保障。实施实验室准入制，对药品试剂的安全管理采取统一采购、统一保管、登记造册、按需领取，购买专门的毒品药品柜存放危化品等方式。实施门禁制度，避免外来人员流入，保障实验环境安全。

5. 价值管理　现代医院科研基地创造的是经济价值和社会价值的统一，教学和科研实验室最直接的成果，是既产生了经济效益，也取得了良好的社会效益，这集中体现在培养人才的质量和科学研究成果的水平上。

6. 有效性管理原则　现代医院科研基地实验设备采购、使用、管理均应有规范的统筹管理，对大型精密仪器应有专人专管，并由标准操作文件（SOP），保证实验的有效性和科研资源的合理利用，避免实验室仪器、人员消耗的浪费。

三、我国部分医学科研平台简介

科技创新基地和科技基础条件保障能力是国家科技创新能力建设的重要组成部分，是实施创新驱动发展战略的重要基础和保障，是提高国家综合竞争力的关键。为满足国家重大战略需求，立足世界科技前沿，推动基础研究和应用基础研究快速发展。

1. 国家重点实验室和国家实验室　我国1984年启动国家重点实验室计划，目前已有国家生物医学类国家重点实验室75个。成为各学科领域的领先团队，成为本领域承担国家重大任务的骨干基地，凝聚、吸引并培养了一批优秀科技人才，造就了一批科学前沿的领军人才。取得了一大批科研成果，成为原始性创新的重要源泉。2000年，我国启动试点国家实验室建设，包括重大疾病研究、蛋白质科学在内的试点国家实验室筹建，这些战略性科研平台建设，带动了蛋白质、干细胞、发育生殖等领域的重大原始创新。

2. 转化医学国家重大科技基础设施　"十二五"期间，我国在北京、上海、西安和成都优先布局建设内容和研究方向各有侧重的转化医学重大科技基础设施，这些设施从规划设计到建成应用全过程贯彻开放共享理念，建成后将为实施创新驱动发展战略，构建高效协同的创新生态环境，打造区域创新高地，增强引领辐射带动作用奠定良好基础。

3. 国家临床医学研究中心　2012 年底，为加强医学科技创新体系建设，打造一批临床医学和转化研究的高地，以新的组织模式和运行机制加快推进疾病防治技术发展，科技部会同卫生部和总后卫生部，启动试点建设一批国家临床医学研究中心和疾病防治协同研究网络。国家临床医学研究中心突出我国重大临床需求，以临床应用为导向，以医疗机构为主体，以协同网络为支撑，开展临床研究、协同创新、学术交流、人才培养、成果转化、推广应用。已经成为我国重要的医学科技创新与成果转化基地。截至 2016 年，已批准建设三批共 32 个国家临床医学研究中心，形成了联合 260 个地级以上城市的 2 100 余家医疗机构的协同创新网络。中心的建设有力提升了基层医疗卫生机构的服务水平，在推动大医院的优质医疗资源和技术下沉、支撑分级诊疗实施、降低医疗费用等方面发挥了积极的作用。

（于　斌）

第三节　现代医院科研项目管理

科研项目管理涉及的环节多，加强科研项目和资金配置的统筹协调，改进科研项目管理流程，加强项目验收和结题等工作，加强科研项目资金监管，可以有效促进医学科研项目管理工作水平的提高。

一、现代医院科研项目管理概述

（一）医院科研项目的特点

1. 研究对象的特殊性　医学科学研究是探索人类的生命本质及其疾病与健康关系的科学，以人为研究对象是医学科研的重要特点之一。因此，要求科研人员必须具备高尚的职业道德和严谨的科研作风，从事医学研究要符合伦理原则，保证安全可靠，绝不允许直接、间接地有损人的健康。凡涉及人体试验的，都必须在严肃的道德准则和严格的法纪规定下进行，国际上共同遵守的"人体试验准则"、美国的食品、药品管理法和我国原卫生部制订的药品临床试验管理规范等都对人体试验做了严格的规定，如知情同意原则、实验设计及进行过程的道德原则等，是每个医学科研人员应遵循的。

2. 多学科交叉综合性　开展医学科研项目必须重视对跨学科、跨系统联合攻关的管理研究。要大力促进学科间的交叉渗透，贯彻理工医结合、中西医结合、基础与临床结合、高新技术与提高我国医疗卫生事业整体科技水平相结合的发展方针。对于科技实力不强的中小型医院，还应重视加强与上级医院及科研院校的横向联系和科技协作，利用他人的人才、技术、信息和设备优势来提升自身的科研水平。

3. 研究人员受客观条件的限制性　医院医疗、教学任务繁重，科研人员多为兼职，最为突出的是科研时间得不到充分保证，科研工作连续性差。因此医院应为科技人员创造良好的科研环境，并制订相应激励政策。如根据实际情况给临床科技人员每年安排一定时间的"科研假"脱产从事科学研究，并保证从事科研期间的福利待遇不低于临床工作，对发挥科技人员积极性、保证科研工作顺利开展很有必要。

4. 研究目的和结果的社会公益性 医学科研的目的是保护人的健康，是直接为社会生产力中最重要的要素"劳动力"服务的，同社会生产有着直接的联系，属社会公益性事业。如牛痘的发明使天花在全世界范围内得以消灭，抗生素的发现使无数受病菌感染的垂危患者重获新生。

（二）医院科研项目类型

医院科研项目按任务来源、资助部门级别、科技活动类型等可归纳为以下几方面。

1. 按任务来源分类

（1）指令性课题：是指各级政府主管部门直接下达的课题/项目。包括国家发展规划中确定的科研任务，或行业部门尤其是卫生部门根据医药卫生事业发展的要求和在防病治病工作中紧急遇到的科学和技术难点而提出的科研课题/项目。这类课题拟实现的目标应准确可行。

（2）指导性课题：是根据各级主管部门下达的申报通知和指南要求，医院科技人员提出申请并获得批准资助的课题，一般通过专家评审择优立项，并落实到承担单位。包括国家科技重大专项、国家重点研发计划、技术创新引导专项（基金）、国家自然科学基金及其他各部委、省市级课题等。此类课题获得与否、数量多少是衡量医院或个人科研水平高低的一个重要指标。

（3）委托课题：是以横向科技合同为依据的，主要由企事业单位委托进行，研究经费一般由委托单位提供。

（4）自选课题：是医院科技人员根据自身专长和兴趣，结合医疗工作的实际需求，由本人提出的研究课题。其中一部分经过评议、审批等程序，由所在单位给予资助；另一部分可作为储备课题，所在单位可为其积极创造条件，给予支持，以利于争取更高级别的课题。

2. 按我国现行科技计划体系分类 根据国家战略需求、政府科技管理职能和科技创新规律，2016年国家将原中央各部门管理的科技计划（专项、基金等）整合形成五类科技计划（专项、基金等）。

（1）国家自然科学基金：资助基础研究和科学前沿探索，支持人才和团队建设，增强源头创新能力。科学基金资助体系分3个系列：研究项目系列（面上项目、重点项目、重大项目、重大研究计划项目）；人才项目系列（青年科学基金项目、地区科学基金项目、优秀青年科学基金项目、国家杰出青年科学基金项目、创新研究群体项目）、环境条件项目系列（联合基金项目、国家重大科研仪器研制专项、应急管理项目、数学天元基金项目），其定位各有侧重，相辅相成，构成了科学基金目前的资助格局。

（2）国家科技重大专项：聚焦国家重大战略产品和重大产业化目标，发挥举国体制的优势，在设定时限内进行集成式协同攻关。卫生与健康领域主要有新药创制和传染病防治科技重大专项。

（3）国家重点研发计划：针对事关国计民生的农业、能源资源、生态环境、健康等领域中需要长期演进的重大社会公益性研究，以及事关产业核心竞争力、整体自主创新能力和国家安全的战略性、基础性、前瞻性重大科学问题、重大共性关键技术和产品、重大国际科技合作，按照重点专项组织实施，加强跨部门、跨行业、跨区域研发布局和协同创新，为国民经济和社会发展主要领域提供持续性的支撑和引领。

（4）技术创新引导专项（基金）：通过风险补偿、后补助、创投引导等方式发挥财政资金的杠杆作用，运用市场机制引导和支持技术创新活动，促进科技成果转移转化和资本化、产业化。

（5）基地和人才专项：优化布局，支持科技创新基地建设和能力提升，促进科技资源开放共享，支持创新人才和优秀团队的科研工作，提高我国科技创新的条件保障能力。

上述五类科技计划（专项、基金等）十三五期间将逐步纳入统一的国家科技管理平台管理，加强项目查重，避免重复申报和重复资助。中央财政将加大对科技计划（专项、基金等）的支持力度，加强对中央级科研机构和高校自主开展科研活动的稳定支持。

另外，教育部、国家卫生健康委员会、国家中医药管理局，以及各省、市科技主管部门，根据规划设立相关科研项目。

3. 按科技活动类型分类

（1）基础研究：是探索自然规律，追求新发现，新发明，创立新学说，积累科学知识，为认识世界，改造世界提供理论和方法的研究。医学基础研究是探索和认识生命活动的基本规律，探索和提示疾病发生、发展的一般规律，为疾病的诊断，治疗与预防提供科学理论依据。目前，随着科学技术的高速发展，科研周期在不断缩短，因此，基础研究在进行选题及计划制订时，越来越应考虑到其后期向应用研究发展的过渡，即具有较明确的后期应用规划。包括国家自然科学基金等。

（2）应用基础研究：是紧密结合经济建设和社会发展的需求，以技术推动和市场牵引为导向，以获取防病治病的新知识、新方法为主要目的的研究。包括国家自然科学基金（少部分）、教育部各类基金等。

（3）应用研究：医药卫生领域中的应用研究是指解决防病治病和保护人民健康中的关键性新技术、新方法的研究，如疾病诊断、治疗和预防方法的研究，新药物、新生物制品、新医疗技术及医疗设备的研制等。包括国家、省、市等科技攻关项目，卫健委临床学科重点项目等。

（4）产业化研究：以企业为主体的科技成果转化与产业化机制，发展高新技术产业，优化调整产业结构为导向，以培育具有自主创新能力的高新技术企业为重点的研究。包括创新药、医疗器械等生产、推广和应用等。

上述四类研究类型紧密联系，相辅相成。在医药卫生领域中，人体结构、生理功能、致病机制、诊疗机制等研究应属应用基础研究，治疗方法、新药研发等属应用研究，而医疗器械、中药与创新药的生产则属产业化研究。

（三）医院科研的过程管理

医院科研过程管理是一项集管理理论、管理方法与具体操作系统为一体的综合项目。它强调对整个科研过程按照不同阶段进行分期，找准各期管理的重点并有针对性地实施有效管理，对提高科研管理质量、提高科技资源配置的有效性有重要作用。广义的"过程管理"涵盖了项目申请、评审与论证、实施与控制、检查和验收等全过程。医院科研项目实施应坚持全过程管理的原则。

1. 目标性原则　医院科研项目往往要求在有限的实施周期和经费投入下，在相对集中的项目总体目标与相对分散的研究任务之间进行不断调整，以便保证研究效率，实现预期目标。对于项目管理工作而言，则重点在于集中有限资源，加强对重点项目的管理与监督，促进资源的合理配置。

2. 节点控制原则　项目实施的过程管理应根据项目的总体设计，按照项目总体目标与分目标、总项目与子课题、原理性研究与工程性研究等类别，逐步分解为阶段顺序，层层实施节点控制。

3. 动态调整原则　项目实施过程是检验项目论证与预期目标能否实现的过程，完成项目阶段任务后，进行阶段性评估，实施优胜劣汰。同时，根据国内外相关项目技术领域的最新动态，对于实施目标不符合项目发展要求的，要及时进行论证，作出合理的计划变更和调整，达到资源的最优配置及最佳投入产出效益。

4. 管理资源有效性原则 科研项目的管理通常采用专家咨询制，非常设的技术咨询专家难以保证管理精力的充分投入与管理行为的有效性，因此对专职科技管理人员的素质提出了更高要求。一般来说，提高管理资源的有效性，就必须采取适当的过程管理方式，节约管理成本。

医院科研过程管理是以过程为管理对象，在项目实施的各个关键环节，系统地运用 PDCA 法等管理技巧与方法对管理的各个节点建立评价标准并进行信息反馈，及时发现错误和偏差，采取有效措施，预防非预期结果的出现，侧重点在于及时发现问题，分析原因，避免同类问题重复发生，使科研管理过程更加完善，质量得到保证。

二、现代医院科研质量管理

（一）医院科研质量管理概述

质量是指某一事物的一组固有特性满足要求的程度。医学科学研究是围绕人类身心健康，开展与健康相关事物、现象的调查研究、实验、试制等一系列活动，旨在提出新观点、新理论和新产品、新技术、新方法，从而提高对疾病、健康的认识，为改进医疗和保健措施提供科学依据，医学科研的科学性、严谨性、特殊性，对科研质量管理提出更高的要求。

（二）医院科研项目的质量管理要求及主要内容

1. 现代医院科研质量管理要求 现代医院特别是研究型医院，是科技人力资源培养的核心部门，也是进行知识创新、开展科学研究活动的重要基地，医院的科研活动主要通过各类科研项目展开，其质量管理要求主要包括以下内容。

（1）项目启动阶段的要求：①项目负责人提交项目申报书，其内容主要包括项目研究的背景和意义、国内外研究现状和趋势、可行性分析（技术可行性、人力资源可行性、硬件设施可行性）、项目目标、研究内容、关键技术、技术路线图、经费预算、年度计划、预期成果、研究基础等。②项目负责人依据批准的申报书填写合同或计划任务书，其内容主要包括项目编号、名称、密级、合同甲方或项目来源部门、合同乙方或项目承担单位及个人、立项背景和意义、主要任务、关键技术、验收指标、实施方案、技术路线、年度计划、经费预算、承担单位保障条件、有无经费配套、科研成果及知识产权归属等。

（2）项目实施阶段的要求：按照科研项目管理办法、合同和任务计划书的要求，定期开展检查、评审，如以中期检查、重要节点评审、年度总结报告等形式检查项目的执行情况。

（3）项目结题验收阶段的要求：验收交付一般通过召开项目验收会或项目工作报告的形式完成，检查项目执行情况是否与计划任务书或合同中约定的一致，并对研究成果进行认定评价。

（4）项目负责人需要对科研项目的执行情况、经费使用情况、项目组成员、科研成果及知识产权等方面全权负责。项目负责人不能只关注项目申报与结题，更要重视项目的研究过程，对项目实施中遇到的各种问题及时处理、持续改进，以确保各项研究任务能够按时按要求完成。

2. 现代医院科研质量管理主要内容 科研项目的实施是一个过程，具有组织流动性、综合性、协作复杂性，科研项目质量管理的目的在于通过质量计划、质量控制、质量改进所组成的质量管理体系来保证科研项目按任务计划或合同所规定的要求顺利完成。科研项目质量管理主要包括以下工作内容。

（1）建立质量管理责任体系，明确质量职责，确保责任落实。

（2）依据任务计划或合同规定分析项目的进展、质量目标、可能存在的问题等。

（3）分析项目实施过程，包括项目本身从设计到研究到验收的过程以及支持项目顺利完成过程，如科研经费使用活动、人员培训、设施维护等。

（4）质量职责要与岗位职责一同确定，按科研项目的过程、科研活动明确质量的职责，将质量职责层层分配到单位、科室、个人，确定干什么工作负责什么质量责任。

（5）制订科研相关的各个程序和活动的文件，由各项程序或活动负责人负责编写、修改该项程序，使各项程序或活动做到可操作、可检查，确保所有工作都有文件溯源。

（6）在项目实施过程中设置合理节点，对项目进行评审、检验，及时发现问题并查明其原因，采取有效促使预防相同问题再次发生的措施，持续质量改进。

三、科研档案管理与科研管理信息化

（一）医学科研档案的定义、特点及作用

医学科研档案是指在医学科学技术研究过程中形成的具有参考利用价值及保存价值的文字、图表、声像等各种形式的文件材料。国家档案局在《科学技术研究档案管理暂行规定》（国档发〔1987〕6号）中将科研档案定义为科学技术研究活动的真实记录，是科学技术储备的一种形式，是一项重要的信息资源，是国家的宝贵财富，必须实行集中统一管理，确保完整、准确、系统、安全，以利于开发利用。

医学科研档案有以下特点。

1. 内容原始性　科研档案是在科研活动中自然形成的原始历史记录，而非人们刻意编写或加工的，是重要的查考凭据。

2. 载体多样性　档案载体形式多样，包括文字、图表、声像等。

3. 内容保密性　科研档案中有涉及专利技术或知识产权的内容，要求在一定时间、一定范围内限制使用，因此具有保密性。

科研档案有以下作用。

1. 科研管理工作的凭证依据　科研档案记录了各类科研活动情况及科研管理中各种行政事务处理情况，为科研管理人员提供了科研活动和科研管理活动各类信息和依据，如核定科研工作人员科研业绩。

2. 科研活动的参考依据　科研档案记录了科研工作者的科研思想、科研方法、科研成果、科研经验和教训，任何科技创新都离不开对前人研究方法、成果的经验汲取，科研档案跟踪为课题从论证到成果鉴定、再到管理决策都提供了重要的参考依据。

3. 科研活动的法律依据　科研档案记载了各类科研活动的过程，包括各方权力、义务及权益的归属，具有法律效力。

（二）科研文件材料的归档范围及要求

1987年3月20日公布的《科学技术研究档案管理暂行规定》（以下简称"规定"）中指出，科研工作和建档工作要实行"四同步"管理：下达计划任务与提出科研文件材料的归档要求同步；检查计划进度与检查科研文件材料形成情况同步；验收、鉴定科研成果与验收、鉴定科研档案材料同步；上报

登记和评审奖励科技成果以及科技人员提职考核与档案部门出具专题归档情况证明材料同步。

规定中将科研文件材料的归档范围归纳为：

1. 科研准备阶段　科研课题审批文件、任务书、委托书，开题报告，调研报告，方案论证和协议书、合同等文件。

2. 研究实验阶段　各种载体的重要原始记录，实验报告，计算材料，专利申请的有关文件材料，设计文件、图纸，关键工艺文件，重要的来往技术文件等。

3. 总结鉴定验收阶段　工作总结，科研报告，论文，专著，参加人员名单，技术鉴定材料，科研投资情况、决算材料等。

4. 成果和奖励申报阶段　成果和奖励申报材料及审批材料，推广应用的经济效益和社会效益证明材料等。

5. 推广应用阶段　推广应用方案、总结，扩大生产的设计文件、工艺文件，生产定型鉴定材料，转让合同，用户反馈意见等。各单位可结合本单位实际情况，制订本单位的科研文件材料归档范围。

科研文件材料归档要求包括：

1. 实行由科研课题（项目）负责人主持立卷归档的责任制。每项科研项目（包括中断或取得负结果的项目）完成或某部分结束后，对所形成的科研文件材料加以系统整理，经审查验收后归档。科研人员应负责科研文件材料的形成、积累、立卷、归档，并作为对其进行考核的内容之一。

2. 科研文件材料应在科研项目完成后及时归档，研究周期长的项目，可分阶段归档。归档的科研文件材料必须是原件（定稿），根据需要可复制若干份。

3. 凡归档的科研文件材料，要做到审查手续完备，制成材料优良，格式统一，字迹工整，图样清晰，装订整洁，禁用字迹不牢固的书写工具。

4. 几个单位协作的科研项目的归档可按《科学技术档案工作条例》第二十二条规定或协议条款立卷归档。如确系涉及协作单位或该单位科技人员的合法权益，应在协议书或委托书中明确科研文件材料归档和归属，协作单位应将承担项目的档案目录提供给主持单位。

（三）科研档案的收集、分类和鉴定

科研档案的收集有以下具体要求。

1. 归档的文件材料内容完整、页码齐全。

2. 不同年度的文件一般不放在一起立卷。

3. 卷内文件应按照编写的件号进行排序。

4. 案卷标题要简练，能准确地反映案卷内文件的性质、内容。

科研档案的分类对档案的整理工作和管理有重要意义。分类的主要方法包括：

1. 时间分类法，如按年度分类。

2. 来源分类法，如按组织机构分类、按科室分类。

3. 内容分类法，如按课题、成果类型分类。

（四）科研档案的保管和利用

科研档案应有专用库房保管。绝密级科研档案必须严加保管。档案库房门窗要坚固，库房内必须保持适当的温度和湿度，并有防盗、防火、防腐、防光、防有害生物和防污染等安全措施。对破损的档案，须及时修复。

科研档案利用服务是档案管理的重要工作之一。科研档案利用既是科研活动的一部分，又促进科研活动发展。科研档案利用服务好将提高科研成果质量和社会经济效益。如何提高科研档案利用服务成效，给服务提供者提出了以下工作要求。

1. 服务思想端正，全面地、及时地、准确地、有效地为档案用户服务。

2. 正确处理提供服务与保密之间的关系。对于涉密档案，要分清限定的利用对象和范围，既为利用者提供正常合理的利用服务，又保护利用者的合法权益。

3. 建立档案利用情况登记制度。作为履行档案交接手续的凭据，档案利用服务者向利用者提供档案时需要进行登记，如利用者登记卡、档案借出登记簿、档案复制登记簿等。提供档案服务的主要形式包括提供档案原件、提供档案复制件、提供档案信息加工品。

（五）科研管理信息化

随着电子信息技术的高速发展，科研管理信息化的推进提高了科研管理部门对各类科研数据管理的工作效率。科研管理信息化主要涵盖以下功能。

1. 数据收集　项目、经费、成果、奖励的录入、修改、查询等功能。

2. 统计分析功能　项目、经费、成果等数据的统计功能。

3. 科研项目全过程管理功能　如跟踪科研经费使用情况、论文发表情况、科研材料设备使用情况等。

4. 为科研规划决策提供支持依据　对已有数据进行加工利用，通过建模、生成文本图表等形式为管理部门提供科学决策依据，指导医院科研发展规划的制订。

我国科研院所、医院的科研管理信息系统目前基本都实现前两个功能，部分能实现第三个功能，但基本不能实现为科学决策提供依据，还需要进一步推进科研管理信息化的工作。

四、现代医院科研项目经费管理

（一）科研经费管理概述

1. 概念　医院科研项目经费是指医院科研人员获得由政府、企事业单位或其他组织提供用于解决特定的医学科研项目的费用，医疗科研经费占国家或者地区的比重可以反映一个国家或者地区对医疗科研的重视程度。医学科研经费管理是指运用现代财务管理理念，依据国家的财经政策法规，对科研经费的筹集和运用进行科学有效的管理。科研水平的高低直接反映了医院的核心竞争力和医院发展的潜力，而科研经费的合理与有效使用直接影响着科学研究的质量和科研水平的高低。

2. 医院科研经费管理的原则

（1）单独核算，经费专款专用：科研经费要纳入医院的财务账户并纳入单位财务部门统一管理，单独核算，杜绝私设账外账和小金库。作为医学研究的专项经费，必须做到专款专用，并建立专项经费管理和使用的追踪问效机制，禁止将课题经费用于与课题研究无关的支出。

（2）精打细算、勤俭节约原则：科研经费使用要精打细算，加强对资金的监控，严格控制开支范围和开支标准，避免铺张浪费，避免重复购置设备，最大限度发挥科研经费的经济效益和社会效益。

（3）坚持财经政策原则：从课题申报、预算到课题完成后的经费决算都必须严格执行国家的政策法规。加强对经费使用情况的检查和监督，对违反国家政策的行为要坚决予以制止。

（4）坚持效益原则：医学科技开发研究和应用研究，要以科研成果的转化和应用所产生的经济效益最大化为目标。

3. 当前医院科研经费管理中存在的问题

（1）存在重申请，轻使用的现象：当前我国医院存在重视课题申请和立项，立项后存在轻经费使用的现象。年度课题经费使用情况占年度下达经费的比例较小，一方面使用效率低下，同时也不利于课题顺利开展。

（2）科研经费使用不合理：例如①试剂的购买只有发票而没有详细的清单。②涉及大金额的测试加工费用未提供相应的科研协作合同。③专家咨询费、劳务费等发放没有严格按照标准发放等问题。

（3）管理过程中项目负责人、科研与财务管理部门相脱离的现象：存在以下问题：①负责人未严格按照预算进行报销，在缺乏共享信息平台的前提下，科研管理部门和财务部门未能对预算进行严格监控。②课题开展是独立的过程，负责人有时预先垫付课题支出，课题结题时才统一报销，不利于财务和科研管理部门对课题进行过程监管。此外还有些课题存在结余经费较多的现象。

（4）经费管理制度较为僵化，无法调动科研人员积极性：如对劳务费的比例设定最高不超过15%；对于医院内部多学科横向合作涉及经费部分也没有明确的鼓励措施，并未对实际参与科研并做出贡献的人员进行奖励，不利于多学科协作与交流。

（5）科研经费审核烦琐、耗时耗力：科研经费的票据审核、预算报销审核是经费管理的重要组成部分。当前许多医院尚未建立完善的"科研＋财务管理信息平台系统"，对报销是否在预算范围内的审核等耗时耗力。

4. 对策　医院科研经费的管理要与项目管理紧密结合。简言之，经费管理应为项目管理服务，为成果产出服务。针对以上科研经费管理存在的问题提出以下对策。

（1）科研经费管理的变革要服务于项目管理：①项目顺利进行，需调动科研工作者的积极性，要充分发挥科研经费管理的调节作用。同时结合实际制订有利于多学科科研人员合作的分配制度，促进多学科发展。②此外科研经费管理要符合课题研究实际。国家已改革科技经费管理办法，使之更加符合实际。对于合理的经费调整将权力下放至依托单位，经负责人申请，单位审核批准后即生效。

（2）建立科研管理信息平台和财务信息平台的对接：现代医院应建立科研管理信息平台，同时要保证与财务系统实现无缝对接与管理。

（3）建立统一的科研设备、试剂采购平台：所有试剂、设备以及耗材的购买均在平台，有清晰透明的价格以及设备、试剂种类供选择。一方面为项目负责人提供更多选择，有利于规范经费使用，同时也有利于提高设备的使用效率。

（4）加强财务验收，规范经费管理：将项目结题和财务验收结合起来，由第三方对预算执行情况以及对经费使用是否合规进行审计，以保证验收客观性和公正性。

（二）科研经费预算及监督管理

1. 医院科研经费的预结算管理　无论是课题承担单位，还是科研项目本身，都应编制和实行内容翔实、操作性强、科学合理的预算，以规范化、制度化的管理程序管理。

（1）医院要制订统一的经费预算管理制度，汇总编制好年度经费预算。

（2）项目负责人与科研管理人员、财务管理人员互相配合，根据科研合同的研究内容和研究目标要求，实事求是地编制项目经费预算，详细分解经费开支内容，尽量做到科目完备，形成科学有效的预算。项目评审阶段，要重点审查经费预算，对于不合理的预算，要及时给予纠正。课题经费预算一经批复，必须严格执行，一般不得调整。如需调整必须按程序上报批准后方可执行。

（3）课题结题时，应及时清理账目，根据批准的经费预算，如实编报并进行经费决算。

2. 科研经费的开支范围与科目　课题经费是指在课题组织实施过程中与研究活动直接相关的各项费用。通常，开支范围及具体科目设置如下。

设备费是指在研究过程中购置或试制专用仪器设备，对现有仪器设备进行升级改造，以及租赁外单位仪器设备而发生的费用。对仪器设备鼓励共享、试制、租赁以及对现有仪器设备进行升级改造，原则上不得购置，确有必要购置的，应当对拟购置设备的必要性、现有同样设备的利用情况以及购置设备的开放共享方案等进行单独说明。

材料费是指在研究过程中消耗的各种原材料、辅助材料、低值易耗品等的采购及运输、装卸、整理等费用。

测试化验加工费是指在研究过程中支付给外单位（包括依托单位内部独立经济核算单位）的检验、测试、化验及加工等费用。

燃料动力费是指在研究过程中相关大型仪器设备、专用科学装置等运行发生的可以单独计量的水、电、气、燃料消耗费用等。

差旅费是指在研究过程中开展科学实验（试验）、科学考察、业务调研、学术交流等所发生的外埠差旅费、市内交通费用等。

会议费是指在研究过程中为了组织开展学术研讨、咨询以及协调项目研究工作等活动而发生的会议费用。会议费要严格控制会议规模、参会人员数量和会期。会议费是指主办会议，而非参加会议的费用。

国际合作与交流费是指在研究过程中项目研究人员出国及赴港澳台、外国专家来华及港澳台专家来内地工作的费用。

出版/文献/信息传播/知识产权事务费是指在项目研究过程中，需要支付的出版费、资料费、专用软件购买费、文献检索费、专业通信费、专利申请及其他知识产权事务等费用。

劳务费是指在项目研究过程中支付给项目组成员中没有工资性收入的在校研究生、博士后和临时聘用人员的劳务费用，以及临时聘用人员的社会保险补助费用。

专家咨询费是指在项目研究过程中支付给临时聘请的咨询专家的费用。

其他支出是指在项目研究过程中发生的除上述费用之外的其他支出。其他支出应当在申请预算时单独列示，单独核定。

管理费是指为组织和支持科研项目研究开发而发生的为科研项目服务的管理人员的人员费和其他行政管理支出。

3. 科研经费的核算管理　科研经费核算是医学科研经费管理的主要内容之一，科研经费核算是以货币作为计量尺度，通过报账、记账、算账、核账等手段，连续、系统、全面、综合地核算科研活动的资金流动，在此基础上进行分析和检查，借以反映和监督科研活动过程和成果。

科研经费核算的对象是课题项目，主体是财务部门，核算的内容是科研经济活动，核算的依据是国家有关财务会计制度和科研实施单位的科研项目成本核算方法，核算的目的是要能够准确、全面地反映每个科研项目的科研成本，强化科技人员的成本意识，提高经费的科研效率。

4. 科研经费的监督管理　在科研经费管理中，检查与监督审计是重要的环节，管理离不开监督，监督是为了更好地管理。

（1）要建立由科研管理部门、财务部门和审计部门参加的科研经费的检查与监督体系，对科研经费的使用状况行使监督权，做到审批手续完备，账目清晰、核算准确，确保科研经费的合理使用，并自觉接受上级有关部门组织的监督检查。

除内部审计监督外，在经费管理中应及时引入社会监督，实行课题项目的外部审计制度。在课题项目结题验收前，聘请会计师事务所对课题经费进行审计，审查课题项目经费使用的合法性、合规性、对在审计中发现的问题，要依法追究责任。

（2）建立科研项目的追踪反馈制度。在科研项目的申报、立项、实施与验收的全过程，财务人员自始至终要积极参与其中，科研管理人员和财务人员紧密配合，对科研经费的使用实行有效的跟踪管理和定期的监督检查，发现问题及时纠正。科研项目验收时，除提交科研成果报告外，应同时提交财务决算报告、审计报告和固定资产验收清单，方可进行验收。

（3）应用信息技术，实现科研部门和财务部门对科研费用的数据共享。财务部门运用财务管理软件进行科研经费核算，可大幅度提高核算效率，提高准确性。通过科研费用开支情况的图表分析，可直观地表现预算的执行情况，有利于强化对经费的监督和管理。

（白如健）

第四节 现代医院科技成果管理

加强医院科研成果的管理，加快医学科技成果转化，一方面直接提升医疗卫生水平，惠及群众。同时，科研成果的价值转化，也充分调动广大医药科技人员工作积极性，提高科研水平，促进医药卫生事业持续发展。

一、医院专利申请与保护

（一）专利的定义和分类

1. 专利的含义　专利属于知识产权的一部分，是一种无形的财产，具有与其他财产不同的特点。其含义是申请人基于科学技术的发明创造所拥有的独占权或排他权。

"专利"一词最基本的含义是法律授予的专利权。专利在不同的场合有不同的含义：其一，是指专利权，其二，是指受专利法保护的发明创造；其三，是指登载专利技术信息的专利文献；其四，是指获得独占使用权的专利证书。

专利的两个最基本的特征就是"独占"与"公开"，以"公开"换取"独占"是专利制度最基本的核心，这分别代表了权利与义务的两面。"独占"是指法律授予技术发明人在一段时间内享有排他性的独占权利；"公开"是指技术发明人作为对法律授予其独占权的回报而将其技术公之于众，使社会公众可以通过正常渠道获得有关专利信息。

2. 专利的种类　专利的种类在不同的国家有不同规定，我国专利法将专利分为三种，即发明、实用新型和外观设计。

（1）发明专利：是指对产品、方法或者其改进所提出的新的技术方案。发明专利包括产品专利和方法专利。

产品发明，是指发明人所提供的解决特定问题的技术方案的直接生产的产品。产品专利只保护产品本身，不保护该产品的制造方法。

方法发明，是指为制造产品或解决某个技术问题而创造的操作方法和技术过程。

（2）实用新型专利：是指对产品的形状、构造或者其结合所提出的适于实用的新的技术方案。实用新型专利在技术水平上，略低于发明专利。

（3）外观设计专利：外观设计，也称为"工业品外观设计"，是指对产品的形状、图案或者其结合以及色彩与形状、图案的结合所作出的富有美感并适于工业上应用的新设计。

（二）专利的申请和保护

专利的权利，可以保护我们的知识产权，可以有效提升人们发明创造的热情，在我国专利实行先申请原则，所以要把握好先机，对于有明显优势和显著进步的技术方案，一定要及时申请。

1. 申请专利要求

（1）不违反国家法律和不违背自然规律。

（2）按《中华人民共和国专利法》规定，不授予专利权的内容和技术领域

1）科学发现。

2）智力活动的规则和方法。

3）疾病的诊断和治疗方法。

4）动物和植物品种。

5）用原子核变换方法获得的物质。

但对上款第四项所列产品的生产方法，可以依照《中华人民共和国专利法》规定授予专利权。

（3）申请发明和实用新型专利的发明创造要符合新颖性、创造性、实用性的要求。

2. 专利申请的时机

（1）对准备申请专利的技术方案，首先进行查新，与现有技术相比本发明有何优点；对于有明显优势和显著进步的技术方案，且具备初步实验研究依据，应立即申请；并应当注意在技术鉴定和论文发表或以其他方式公开前提出申请。

（2）确定专利申请类型：我国专利的种类分为发明专利、实用新型、外观设计三种，申请前发明人应确定种类。

（3）确定专利申请的主体：执行本单位任务或利用本单位条件完成的发明创造属于职务发明，申请权和专利权属于单位。

（4）确定发明人或者设计人：专利法所称发明人或者设计人，是指对发明创造的实质性特点作出创造性贡献的人。在完成发明创造过程中，只负责组织工作的人、为物质技术条件的利用提供方便的人或者从事其他辅助工作的人，不是发明人或者设计人。

3. 专利申请流程　专利申请是获得专利权的必须程序。专利权的获得，要由申请人向国家专利机关提出申请，经国家专利机关批准并颁发证书。申请人在向国家专利机关提出专利申请时，还应提交一系列的申请文件，如请求书、说明书、摘要和权利要求书等。在专利的申请方面，世界各国专利法的规定基本一致。可以自己申请或者找代理事务所申请。

依据《中华人民共和国专利法》，发明专利申请的审批程序包括：受理、初步审查阶段、公布、实审以及授权 5 个阶段，实用新型和外观设计申请不进行早期公布和实质审查，只有 3 个阶段。

4. 专利保护　专利保护是指在专利权被授予后，未经专利权人的同意，任何人或单位不得对发明

进行商业性制造、使用、许诺销售、销售或者进口；在专利权受到侵害后，专利权人通过协商、请求专利行政部门干预或诉讼的方法保护专利权的行为。

发明或者实用新型专利权的保护范围以其权利要求的内容为准，说明书或附图可以用以解释权利要求。外观设计专利权的保护范围以表示在图片或照片中的该外观设计专利产品为准。

一个国家或一个地区所授予的专利保护权仅在该国或地区的范围内有效，除此之外的国家和地区不发生法律效力，专利保护权是不被认可的。专利保护的期限：自申请日起发明专利是 20 年，实用新型专利和外观设计是 10 年。专利保护期限届满、未缴付年费或主动提出放弃，专利权不再受到保护。

（三）专利的权属

医院职务发明创造是指发明人或设计人执行医院的任务或者主要利用医院的物质技术条件所完成的发明创造。《中华人民共和国专利法》和《中华人民共和国专利法实施细则》所称的职务发明创造是指：

1. 在本职工作中作出的发明创造。

2. 履行本单位交付的本职工作之外的任务所作出的发明创造。

3. 退休、调离本单位后或者劳动、人事关系终止后 1 年内作出的，与其在本单位承担的本职工作或者本单位分配的任务有关的发明创造。

4. 主要利用本单位的资金、设备、零部件、原材料或者不向外公开的技术资料所作出的有关发明创造。

职务发明创造成果的所有权归医院所有，鼓励发明人与医院约定使用权、处置权、收益权，进行职务发明创造成果的经营或实施。除法律、行政法规另有规定外，医院可根据职务发明人的申请，与发明人签订协议约定相关权利，其股份、股权或收益比例按照医院科技成果转移转化的相关规定执行。

医院与外单位合作完成的发明创造，其专利等职务发明创造成果的权利归属等，按照相关法律法规签订书面协议约定。职务发明人应按照与医院和外单位协议约定行使权利、履行义务。

二、医院科技成果评奖

（一）科技成果概述

医学科技成果指在医药卫生领域中的创新性或创造性科学技术劳动成果，是科研人员所进行的脑力劳动和体力劳动的创造性结晶，凝聚着科研人员的智慧和心血，集中反映了医学科研的成效，是医药卫生人员为探索防病治病、增进健康等研发的新型药物、新的治疗方法等，是人类健康的宝贵财富，是社会发展的重要资源。随着生命科学和生物技术的发展，医学科技领域正发生着深刻的变革，医学科技成果作为人类共享生物医学知识、促进全民健康的组成部分，正发挥着越来越重要的作用。

而临床医学科技成果的研究是依据人体生理或疾病的某些本质和规律，能直接应用于临床，提供对危害人体健康最主要的常见病、多发病的预防和诊疗措施，将为防治疾病提供有效的方法和手段。临床医学科技成果评价指标体系的研究，将为临床科研、医疗技术的应用提供评价，促进诊疗技术的提高，推动医疗卫生事业发展。

1. 医学科技成果的概述 科学技术研究成果（简称科技成果）是指人类在从事科学技术研究和生产实践过程中，通过研究活动所取得的具有一定学术意义或实用价值的创造性成就或结果。任何行业的科研成果都具有如下共同特征：一是科学性与可重复性；二是创新性与先进性；三是实用性；四是通过鉴定、验收、评审等评价方式，获得社会的承认或实践的检验。

医学科研成果是指在认识人类生命现象、生存环境、疾病发生与生产考核等一系列科研活动中，所取得的有价值、符合规律的创造性劳动结果。这些结果通过引导自身或他人的实践，促进了医学科学技术的发展与进步，产生了社会效益或经济效益，并通过鉴定、验收、评审等评价方式，成为科学成果。对医学界产生了明显的社会效益与经济效益。而医学科技成果管理则具体体现在第四个环节。

2. 医学科研成果的分类　对于科研成果的分类，目前国内外尚无公认统一分类方法。在我国，往往根据实际工作中的需要，从不同角度，按照不同标准进行分类，因而分类方法很多。医学科研成果的分类也基本上是套用一般科研成果的分类方法，大致分为以下几种。

（1）按功能分类：成果的功能是指成果的用途和作用。按成果功能分类是目前最普遍的一种分类方法，可分为基础理论成果、应用技术成果和软科学研究成果。

1）基础理论成果：基础理论成果是指在科学上取得进展，发现的自然现象、揭示的科学规律、提出的学术观点或者其研究方法为国内外学术界公认和引用，推动了本学科或者相关学科的发展，或者对经济建设、社会发展有影响的理论性研究成果。包括基础理论研究成果和应用基础理论研究成果。主要表现形式为学术论文、专著或者研究报告等。

2）应用技术成果：应用技术成果是指解决经济建设和社会发展中的实际科学技术问题，具有新颖性、先进性和实用价值的研究成果。在医学领域，这类成果是指对疾病的预防、诊断、治疗、康复和优生优育等具有实际应用价值的成果。包括新技术、新方法、新方案、新药品、新试剂、新器械、新材料等。

3）软科学研究成果：软科学研究成果是指推动决策科学化和管理现代化，对促进科技、经济与社会协调发展起重大作用的研究成果。在医学领域，主要是指研究医学与社会的协调发展并发挥实际效应的成果。例如，医院管理、医技水平评价指标的体系，以及疾病的预防体系等。

（2）按性质分类：成果的性质及成果的属性。按成果的性质分类，可分为科学发现、技术发明和技术进步等三类成果。此种分类与目前我国科技奖励的奖励种类相对应。

1）科学发现：科学发现是指在基础研究和应用基础研究中阐明自然现象、特征和规律。就医学而言，人体某些疾病的病因、病理变化或某些生理现象的第一次发现，均属于科学发现。科学发现通常是通过基础研究与应用基础研究获得的成果，对推动科学的进步，以及丰富科学知识有重要的价值。

2）技术发明：技术发明是指运用科学技术在产品、工艺、材料及其系统等方面的重大技术发明。在医学领域，技术发明一般体现在以下方面：预防、诊断、治疗、康复、优生优育等新方法和新技术。

3）技术进步：技术进步是指对社会生产和发展具有推动作用的综合性科技成果，既包括对已有技术、方法等进行改进、提高与完善，也包括对先进技术的引进、消化与开发。通常以所产生的社会和经济效益来评价。

（3）其他分类：国际上对科技成果的分类方法有很多，其他比较通用的科技成果分类方法包括以下几类。

1）技术应用领域分类：①按物质的基本运动形式分，可将技术分为机械技术、物理技术、化学技术和生物技术等，是基础学科领域的技术。②按产业领域分，可将技术分为农林牧渔业技术、采矿业技术、制造业技术、建筑业技术、电力燃气水的生产和供应技术、交通运输存储和邮政业技术等。③按生产劳动过程分，可将技术分为采掘技术、原材料生产技术、机械加工技术、建筑技术、运输技术、信息及处理技术、农牧业耕作和养殖技术等。

2）以技术的社会功能分类：①基础技术。指各种各样技巧工具的集合。包括两个方面：一是硬件系统——技术基础设施。二是软件系统——技术标准体系。包括技术产品质量标准、环保质量标准、技术测试标准和方法，以引导技术发展的方向。②共性技术。是指该技术与其他技术组合可导致在诸多产业领域的广泛应用，能对一个产业或多个产业的技术进步产生深度影响的技术；是建立在科学基础与基础技术平台之上的，具有产业属性的类技术；是技术产品商业化的前技术基础，是不同企业专有技术的共同技术平台。③专有技术。是被界定为私人物品领域的技术，完全为公司或企业专属，拥有自主知识产权。

3）按科学研究体系标准分类：可相应地分为基础研究成果、预防医学成果、应用研究成果和发展研究成果等三类。

4）按学科专业分类：医学科研成果一般可分为基础医学成果、临床医学成果、预防医学成果、药学成果、中医药学成果和军事医学成果等。

3. 医学科研成果管理的主要内容　科技的发展呈现为螺旋式上升，科技成果管理处于一个科技研究计划的终点和下一个研究计划的起点，因而是该螺旋中的一个节点，具有承上启下的功能。科技成果作为知识产品，在现代社会中表现出巨大的社会作用。这种社会作用，一方面体现为生产力功能，用于改造自然和改造社会；另一方面，成果的社会影响可转变为继续进行科研探索的动力，使科学研究得以延续。因此，科技成果管理的任务主要有两个方面：一是促进科技成果向现实生产力转化，满足生产和社会发展的需要；二是使科技成果得到相应的社会承认，进而激发科技人员继续进行科学探索。

医学科研的最终目的，就是将其成果运用于征集健康、造福人类，因而医学科研成果管理无疑是医学科研管理的一项重要任务，做好医学科研成果管理工作，技能体现对科研人员创造性劳动的尊重，又能反映出医学科研造福人类的根本目的。当前，医学科研成果的数量和水平，已成为衡量一个国家、一个地区或单位医学发达程度的主要标志。医学科研成果管理的具体内容包括：医学科研成果的鉴定、登记、奖励、转化、档案、交流以及知识产权保护等。

医学科研成果管理工作可以分为三个重要环节：成果评价，登记与档案管理是基础环节，成果奖励和知识产权保护是中心环节，成果的交流、转化则是目标环节。这就是说，成果的评价、登记与档案管理是成果管理的基础，它为成果管理的各个环节提供依据和保证。成果的交流、转化是成果管理的目的，也是科技促进经济与社会发展的具体体现，通过这一环节的管理，可以检验其他环节管理的作用与效果。可见，医学科研成果管理的范围很宽，绝不限于平常人所说的"鉴定加评奖"。当然，在成果管理的诸多内容中，成果的评价、登记、奖励、转化及知识产权保护是最主要的内容，也是医学科研成果管理的重点所在。

（二）成果评价

2016 年 8 月，科技部根据《国务院办公厅关于做好行政法规部门规章和文件清理工作有关事项的通知》（国办函［2016］12 号）精神，按照依法行政、转变职能、加强监管、优化服务的原则和稳增长、促改革、调结构、惠民生的要求，决定对《科学技术成果鉴定办法》等规章予以废止。

《科学技术成果鉴定办法》被废止后，根据科技部、教育部等五部委发布的《关于改进科学技术评价工作的决定》和《科技部发布的科学技术评价办法》的有关规定，今后各级科技行政管理部门不得再自行组织科技成果评价工作，科技成果评价工作由委托方委托专业评价机构进行。

科技成果评价曾是科技成果转移转化的重要环节，过去由政府科技主管部门对科技成果进行鉴定，但这种做法已经不能适应当前形势的发展需要，通过第三方专业评价机构对科技成果的科学价值、技术价值、经济价值、社会价值进行客观、公正的评价，更有利于获得投资方和合作方的认可，更有利于技术交易的顺利进行，也更有利于获得政府支持。国务院印发的《"十三五"国家科技创新规划的通知》中也把第三方的评价结果作为财政科技经费支持的重要依据。

为探索和建立以市场为导向的新型科技成果评价机制，科技部在 2009 年就启动了科技成果评价试点工作，作为科技成果评价试点机构的代表，成立了一批第三方专业科技成果评价机构，与科技部有关部门、中国标准化研究院等单位制订了科技成果评价指标体系和科技成果评价操作规程。

1. 医学科研成果评价的范围和内容

（1）医学科研成果评价范围：《科技成果评价试点暂行办法》中指出，凡经试点地区、部门及行业协会确定范围内的单位或个人所研究开发的科技成果均可按本办法评价。

评价的成果主要分为三大类：技术开发类应用技术成果、社会公益类应用技术成果和软科学研究成果。

应用技术成果。主要指为提高生产力水平和促进社会公益事业而进行的科学研究、技术开发、后续试验和应用推广所产生的具有实用价值的新技术、新工艺、新材料、新设计、新产品及技术标准等，包括可以独立应用的阶段性研究成果和引进技术、设备的消化、吸收再创新的成果。

应用技术成果又分为技术开发类应用技术成果和社会公益类应用技术成果。

软科学研究成果。是指为决策科学化和管理现代化而进行的有关发展战略、政策、规划、评价、预测、科技立法以及管理科学与政策科学的研究成果，主要包括软科学研究报告和著作等。软科学研究成果应具有创造性，对国民经济发展及国家、部门、地区和行业的决策和实际工作具有指导意义。

（2）科技成果评价的主要内容：技术创新程度、技术指标先进程度；技术难度和复杂程度；成果的重现性和成熟程度；成果应用价值与效果；取得的经济效益与社会效益；进一步推广的条件和前景；存在的问题及改进意见。

2. 医学科技成果评价的形式 一般分为会议评价和通信评价两种形式。

（1）会议评价：需要对科技成果进行现场考察、测试，或需要经过答辩和讨论才能做出评价的，可以采用会议评价形式。由评价机构组织评价咨询专家采用会议形式对科技成果做出评价。

由评价机构根据具体情况，聘请 5～9 名专家组成评价咨询专家组，其中同行专家应占 2/3 以上，其余可以为经济、财务或管理专家。每位咨询专家独立提出评价意见。评价负责人综合归纳每位咨询专家的评价意见并形成评价结论，并提请评价咨询专家组通过。

（2）通信评价：不需要进行现场考察、答辩和讨论即可做出评价的，可以采用通信评价形式。由评价机构聘请专家，通过书面审查有关技术资料，对科技成果做出评价。通信评价必须出具评价专家签字的书面评价意见。

采用通信评价时，由评价机构聘请专家 5～9 人组成函审组，其中同行专家应占 2/3 以上，其余可以为经济、财务或管理专家。各位专家独立提出评价意见。由评价负责人综合归纳每位专家的评价意见并形成评价结论，并将每位专家的评价咨询意见作为附件。

3. 医学科研成果评价需要提交的资料

（1）应用技术成果：研制报告。主要包括技术方案论证、技术特征、总体技术性能指标与国内外同类先进技术的比较、技术成熟程度、已推广应用及取得的效益情况，对社会经济发展和行业科技进步的意义、进一步推广应用的条件和前景、存在的问题等内容；国内外相关技术发展的背景材料，引用他人成果或者结论的参考文献；国家法律法规要求的行业审批文件，如医疗器械许可证、新药证书等；推广应用所产生的经济效益或社会效益；用户应用证明；评价机构认为评价所必需的其他技术资料。

（2）软科学研究成果：研究报告；发表的论文或出版的著作；论文（论著）被收录和被他人论文（论著）正面引用证明；实际应用或采纳单位出具的证明；评价机构认为评价所必需的其他技术资料。

4. 医学科研成果评价的程序

（1）委托方向评价机构提出成果评价需求。

（2）评价机构收到被评价成果材料后，初步审查评价委托方提交的技术资料，判断评价委托方提出的评价要求能否实现。

（3）接受评价委托，与委托方签订评价合同，约定有关评价的要求、完成时间和费用等事项。

（4）确定成果评价负责人。由其选聘熟悉被评价科技成果行业领域的专家担任评价咨询专家，同一单位的专家不得超过两人。

（5）对于需要具备检测或查新报告才能做出评价结论，但评价委托方又未提供相关报告的，评价机构可以要求评价委托方提交符合要求的检测、查新报告，也可以与评价委托方协商，由评价机构作为检测、查新委托人取得检测、查新报告。

（6）专家评价。由每位咨询专家独立评价，提出评价意见。评价机构工作人员负责汇总每位咨询专家的评分结果，并计算出综合评分。

（7）评价负责人在综合所有咨询专家评价意见的基础上，完成综合评价结论。

（8）按约定的时间、方式和份数向评价委托方交付评价报告。

（三）奖励类型

1. 科技成果奖励概述　科技成果奖励在国际上许多国家都有设立，最著名的国际公认的有诺贝尔奖，该奖由瑞典化学家阿尔菲里德·诺贝尔（Alfred. Nobel，1833—1896 年）于 1895 年在巴黎写下的遗嘱，把他的遗产捐作基金，每年利用年息奖励在物理、化学、生理学或医学、文学以及促进和平事业上功绩卓著的人士，不受国籍与种族的限制。

我国从解放初期就开始实行科技奖励制度，随着社会改革开放的不断深入和科学技术日新月异的进步，对科技奖励制度经过多次修改、调整和完善，国家、地方政府、学会和民间奖励并举，不断加大奖励力度，对全国各行各业广大科研人员起到鼓舞和激励作用。科技奖励制度是我国长期坚持的一项重要制度，是党和国家激励自主创新、激发人才活力、营造良好创新环境的一项重要举措，对于促进科技支撑引领经济社会发展、加快建设创新型国家和世界科技强国具有重要意义。

2017 年 5 月 31 日，国务院下发《关于深化科技奖励制度改革方案的通知》，方案指出，为全面贯彻落实全国科技创新大会精神和《国家创新驱动发展战略纲要》，我国将进一步完善科技奖励制度，调动广大科技工作者的积极性、创造性，深入推进实施创新驱动发展战略，改革完善科技奖励制度，建立公开公平公正的评奖机制，构建既符合科技发展规律又适应我国国情的中国特色科技奖励体系。

2. 奖励类型

（1）国家级奖励：国家科学技术奖是由国务院设立的最高级别奖励，由下列单位和个人推荐：省、自治区、直辖市人民政府；国务院有关组成部门、直属机构；中国人民解放军各总部；经国务院科学技术行政部门认定的符合国务院科学技术行政部门规定的资格条件的其他单位和科学技术专家。设立下列奖励种类：国家最高科学技术奖；国家自然科学奖；国家技术发明奖；国家科学技术进步奖；中华人民共和国国际科学技术合作奖。

国家最高科学技术奖奖励在当代科学技术前沿取得重大突破或者在科学技术发展中有卓越建树的；在科学技术创新、科学技术成果转化和高技术产业化中，创造巨大经济效益或者社会效益的工作者，每年授予人数不超过 2 名。

国家自然科学奖奖励在基础研究和应用基础研究中阐明前人尚未发现或者尚未阐明自然现象、特征和规律，具有重大科学价值，得到国内外自然科学界公认，做出重大科学发现的公民。

国家技术发明奖奖励运用科学技术知识做出前人尚未发明或者尚未公开的、具有先进性和创造性的产品、工艺、材料及其系统等重大技术发明的公民，该发明经实施，创造显著经济效益或者社会效益。

国家科学技术进步奖授予在应用推广先进科学技术成果，完成重大科学技术工程、计划、项目等方面，做出突出贡献的公民、组织；在实施技术开发项目中，完成重大科学技术创新、科学技术成果转化，创造显著经济效益的；在实施社会公益项目中，长期从事科学技术基础性工作和社会公益性科学技术事业，经过实践检验，创造显著社会效益的；在实施国家安全项目中，为推进国防现代化建设、保障国家安全做出重大科学技术贡献的；在实施重大工程项目中，保障工程达到国际先进水平的。

中华人民共和国国际科学技术合作奖奖励对中国科学技术事业做出重要贡献的下列外国人或者外国组织：同中国的公民或者组织合作研究、开发，取得重大科学技术成果的；向中国的公民或者组织传授先进科学技术、培养人才，成效特别显著的；为促进中国与外国的国际科学技术交流与合作，做出重要贡献的。

根据 2017 年 5 月《深化科技奖励制度改革方案》的最新要求，国家将科学技术奖将进行以下方面的改革。

改革完善国家科技奖励制度，包括：实行提名制——实行由专家学者、组织机构、相关部门提名的制度，进一步简化提名程序。建立定标定额的评审制度，包括：定标——自然科学奖围绕原创性、公认度和科学价值，技术发明奖围绕首创性、先进性和技术价值，科技进步奖围绕创新性、应用效益和经济社会价值，分类制订以科技创新质量、贡献为导向的评价指标体系；三大奖一、二等奖项目实行按等级标准提名、独立评审表决的机制；提名者严格依据标准条件提名，说明被提名者的贡献程度及奖项、等级建议；评审专家严格遵照评价标准评审，分别对一等奖、二等奖独立投票表决，一等奖评审落选项目不再降格参评二等奖。定额——大幅减少奖励数量，三大奖总数由不超过 400 项减少到不超过 300 项。调整奖励对象要求——由"公民"改为"个人"，同时调整每项获奖成果的授奖人数和单位数要求；分类确定被提名科技成果的实践检验年限要求，杜绝中间成果评奖，同一成果不得重复报奖。明晰专家评审委员会和政府部门的职责——各级专家评审委员会履行对候选成果（人）的科技评审职责，对评审结果负责，充分发挥同行专家独立评审的作用。增强奖励活动的公开透明度。以公开为常态、不公开为例外，向全社会公开奖励政策、评审制度、评审流程和指标数量，对三大奖候选项目及其提名者实行全程公示，接受社会各界特别是科技界监督。建立科技奖励工作后评估制度，每年国家科学技术奖励大会后，委托第三方机构对年度奖励工作进行评估，促进科技奖励工作不断完善。健全科技奖励诚信制度。充分发挥科学技术奖励监督委员会作用，完善异议处理制度，健全评审行为准则与督查办法，严惩学术不端。强化奖励的荣誉性。禁止以营利为目的使用国家科学技术奖名义进行各类营销、宣传等活动。合理运用奖励结果，树立正确的价值导向，坚持"物质利益和精神激励相结合、突出精神激励"的原则，适当提高国家科学技术奖奖金标准，对生活确有困难的获奖科技人员通过专项基金及时予以救助。强化宣传引导。坚持正确的舆论导向，大力宣传科技拔尖人才、优秀成果、杰出团队，弘扬崇尚科学、实事求是、鼓励创新、开放协作的良好社会风尚，激发广大科技工作者的创新热情。

引导省部级科学技术奖高质量发展，包括：省、自治区、直辖市人民政府可设立一项省级科学技术奖（计划单列市人民政府可单独设立一项），国务院有关部门根据国防、国家安全的特殊情况可设立部级科学技术奖。除此之外，国务院其他部门、省级人民政府所属部门、省级以下各级人民政府及其所属部门，其他列入公务员法实施范围的机关，以及参照公务员法管理的机关（单位），不得设立由财政出资的科学技术奖。省部级科学技术奖要充分发挥地方和部门优势，进一步研究完善推荐提名制度和评审规则，控制奖励数量，提高奖励质量。设奖地方和部门要根据国家科学技术奖励改革方向，抓紧制订具体改革方案，明确路线图和时间表。

鼓励社会力量设立的科学技术奖健康发展，包括：坚持公益化、非营利性原则，引导社会力量设立目标定位准确、专业特色鲜明、遵守国家法规、维护国家安全、严格自律管理的科技奖项，在奖励活动中不得收取任何费用。对于具备一定资金实力和组织保障的奖励，鼓励向国际化方向发展，逐步培育若干在国际上具有较大影响力的知名奖项。研究制订扶持政策，鼓励学术团体、行业协会、企业、基金会及个人等各种社会力量设立科学技术奖，鼓励民间资金支持科技奖励活动。加强事中事后监管，逐步构建信息公开、行业自律、政府指导、第三方评价、社会监督的有效模式，提升社会力量科技奖励的整体实力和社会美誉度。

（2）省部级科学技术奖：省、自治区、直辖市人民政府可设立一项省级科学技术奖（计划单列市人民政府可单独设立一项），国务院有关部门根据国防、国家安全的特殊情况可设立部级科学技术奖，分类奖励在科学研究、技术创新与开发、推广应用先进科学技术成果以及实现高新技术产业化等方面取得重大科学技术成果或者做出突出贡献的个人和组织。除此之外，国务院其他部门、省级人民政府所属部门、省级以下各级人民政府及其所属部门，其他列入公务员法实施范围的机关，以及参照公务员法管理的机关（单位），不得设立由财政出资的科学技术奖。

设奖者包括省、自治区、直辖市人民政府、计划单列市等政府、国家知识产权局、教育部等。奖项包括省、自治区、直辖市人民政府、计划单列市等科技技术奖、专利奖、高等学校科学研究优秀成果奖等。

（3）社会力量设立科学技术奖：社会力量设奖是指国家机构以外的社会组织或者个人（以下简称设奖者）利用非国家财政性经费，在中华人民共和国境内面向社会设立的经常性的科学技术奖。本办法所称科学技术奖是指以在科学研究、技术创新与开发、科技成果推广应用、实现高新技术产业化、科学技术普及等方面取得成果或者做出贡献的个人、组织为奖励对象而设立和开展的奖励活动。社会力量设立面向社会的科学技术奖，应当依照本办法的规定进行登记。

国务院《关于深化科技奖励制度改革的方案》中提到，鼓励社会力量设立的科学技术奖健康发展。坚持公益化、非营利性原则，引导社会力量设立目标定位准确、专业特色鲜明、遵守国家法规、维护国家安全、严格自律管理的科技奖项，在奖励活动中不得收取任何费用。对于具备一定资金实力和组织保障的奖励，鼓励向国际化方向发展，逐步培育若干在国际上具有较大影响力的知名奖项。研究制定扶持政策，鼓励学术团体、行业协会、企业、基金会及个人等各种社会力量设立科学技术奖，鼓励民间资金支持科技奖励活动。加强事中事后监管，逐步构建信息公开、行业自律、政府指导、第三方评价、社会监督的有效模式，提升社会力量科技奖励的整体实力和社会美誉度。

目前较成熟和规范的社会科学奖励约237项，其中与医学相关的有20余种，如：中华医学科技奖、何梁何利基金科学与技术奖、吴阶平—保罗·杨森医学药学奖、中国医院协会医院科技创新奖、吴阶平医学奖、华夏医疗保健国际交流促进科技奖等。

其中，中华医学科技奖是医学领域申报数量最多、接受面最广的奖项。该奖是在 2001 年 3 月，由中华医学会设立，面向全国医药卫生行业，奖励在医学科学技术进步活动中做出突出贡献的个人和集体，充分调动广大医学科学技术工作者的积极性和创造性，促进我国医学科学技术事业的发展，提高人民健康水平而设立的。分设中华医学科技奖、卫生管理奖、医学科普奖和国际科技合作奖。每年推荐优秀获奖项目申报国家科学技术奖。

（四）奖励申报程序

1. 成果查新、论文检索　项目组向专业查新机构提出申请，准备查新委托书，提供成果支撑材料，撰写工作总结报告、技术报告，开具应用证明。

2. 成果评价　咨询申请：项目组准备评价材料，了解评价流程和要求，评价机构了解评价的目的和内容。准备科技成果评价相关资料，包括：委托书、工作报告、技术报告、国家和省认定的测试单位出具的分析报告及重要的试验、测试记录；具有科技查新资格的科技查新机构出具的科技查新报告；经济效益分析报告；用户使用情况报告（使用情况证明）；专利、软件著作权证书及其他相关附件材料。初步审核：评价机构对项目组提交的评价资料进行形式审查。签订合同：接受委托后，签订评价合同，约定评价要求和完成时间，确定评价服务费及其他事项。遴选专家：评价机构遴选评价专家并组建评价专家委员会，确定评价负责人。组织评价：评价可采用会议、通信和现场评价三种形式，评价程序按科技部《科学技术评价办法》执行。做出结论：每位评价专家独立打分，评价机构汇总并计算综合评分；综合所有专家评价意见，最终由专家组形成综合评价结论。交付报告：按约定时间、方式和份数向评价委托方交付评价报告。

3. 成果登记　下载安装国家科技成果登记系统，进入填写，准备《科技成果登记表》、评价证明、技术资料、知识产权证明、查新检索报告等相关资料，前往成果登记部门登记。

4. 填报推荐书　在规定时间内完成推荐书正文及附件的填报，并注意阅读填写说明，按要求填写。

（1）项目基本情况：项目名称有字数要求，应紧紧围绕项目核心创新内容，简明、准确地反映出创新技术内容和特征，避免过泛过小。主要完成人和主要完成单位有数量限制。项目起始时间填写立项、任务下达、合同签署等标志项目开始研发的日期；完成时间填写项目整体通过验收或正式投产日期，注意各类奖项要求的完成时间。

（2）推荐单位或推荐专家意见：对科技创新点的创新性、先进性、应用效果和对行业科技进步的作用进行概述，并对照各类科技成果奖授奖条件，写明推荐理由和推荐等级。

（3）项目简介：应包含项目主要技术内容、授权专利情况、技术经济指标、应用推广及效益情况等。

（4）主要科技创新：推荐书的核心内容，应以支持本项目科技创新内容成立的证明材料为依据，客观、真实、准确地阐述项目的立项背景和具有创造性的关键技术内容，对比国内外同类技术的主要参数等，不得涉及评价类文字，科技创新点按重要程度排序。每项科技创新在阐述前应首先说明所属的学科分类名称和支持其成立的专利授权号、论文等相关证明材料。科技局限性。简明、准确地阐述本项目在现阶段还存在的科技局限性及今后的主要研究方向。

（5）客观评价：围绕科技创新点的创新性、先进性、应用效果和对行业科技进步的作用，做出客观、真实、准确评价。填写的评价意见要有客观依据，主要包括与国内外相关技术的比较，国家相关部门正式作出的技术检测报告、验收意见、鉴定结论，国内外重要科技奖励，国内外同行在重要学术刊物、学术专著和重要国际学术会议公开发表的学术性评价意见等。

（6）推广应用情况、经济效益和社会效益：推广应用情况应注意奖项要求的完成时间，一般国家奖、省奖、中华医学科技奖完成时间要求3年之前，例如2017年度申报国家科技进步奖，则该成果整体完成时间应该在2014年之前完成。对于临床医学科研成果而言，产生的经济效益一般无法计算，故没有的可以不填。社会效益。说明项目在推动医学科学技术进步所起的作用。

（7）主要知识产权证明目录：已授权的知识产权，包括发明专利、实用新型专利、计算机软件著作权等。应征得未列入项目主要完成人的权利人（发明专利指发明人）的同意，并由项目第一完成人签名承诺。

（8）主要完成人情况表：每种奖项对完成人数量有限制，例如四川省科技进步奖推荐一等奖的项目人数不超过15人，推荐二等奖的项目人数不超过10人。对本项目技术创造性贡献应具体写明完成人对本项目做出的实质性贡献并注明对应第几项科技创新；与他人合作完成的科技创新，要细致说明本人独立于合作者的具体贡献，以及支持本人贡献成立的证明材料。提及的证明材料如存在于主要知识产权证明目录，应写明目录编号，否则应在附件中提供并注明附件编号。

（9）主要完成单位情况表所列完成单位应为法人单位：不同奖项对数量有限制，如四川省科技进步奖推荐一等奖的项目单位数不超过10个，推荐二等奖的项目单位数不超过7个。

（五）激励机制

经调研，为充分调动科研人员科研创新积极性，加强高水平、有影响的标志性科技成果奖的规划和组织，促进重大成果孵育和申报，不同的高校和医学院都制订了相应的激励措施，以我单位举例，制订了《科技成果奖奖励办法》，主要内容包括以下几个方面：

1. 规定奖励范围　一般包括两类：获准奖和组织奖。获准奖奖励以作为第一完成单位获得的国家级科技成果奖、省部级科技成果奖；组织奖奖励认真组织申报国家奖的项目组。

2. 制订奖励额度　按照不同的奖项级别制订不同的奖金额度。例如我单位如以第一完成单位获得国家级科技成果奖一等奖，奖励项目组300万元/项；二等奖，奖励项目组150万元/项。

3. 规范奖金分配　由第一申报人根据贡献大小，分配给项目组成员，并报单位发放。

4. 公平认定科研业绩　应鼓励多学科联合申报高水平成果奖，考虑在跨专业、学科联合报奖的情况下，公平、合理地认定科研业绩。例如：获得国家级成果奖排名前三、省部级成果一等奖排名前二完成人（指不同科室）在职称评聘、科室业绩考核等方面同等对待。

当然，按照《深化科技成果改革方案》的要求，各单位应强化奖励的荣誉性，坚持"物质利益和精神激励相结合、突出精神激励"的原则，制订符合各单位实情的个性化激励政策。

三、现代医院科技成果转移转化

（一）科技成果转化和技术转移的定义

科技成果转化是指为提高生产力水平而对科技成果所进行的后续试验、开发、应用、推广直至形成新技术、新工艺、新材料、新产品，发展新产业等活动。技术转移是指科学技术通过其载体（人、物、信息）在国家之间、地区之间、行业之间的输出与输入的活动过程，包括：从技术生成部门/研究机构向使用部门（企业和商业经营部门）的转移和使用部门之间的转移。

促进科技成果转移转化是实施创新驱动发展战略的重要任务，是加强科技与经济紧密结合的关键环节。医药科技成果转移转化是卫生与健康科技创新的重要内容，对推进"健康中国"建设具有重要意义。

（二）科技成果转移转化的主要方式

1. 实施许可　是指科技成果产权不变，通过订立许可合同，允许他人有偿使用科技成果的方式；
2. 技术转让　是指科技成果产权变更，通过订立转让合同，允许他人有偿使用科技成果的方式；
3. 技术入股　是指科技成果产权变更，以技术成果作为无形资产作价出资入股公司的方式；
4. 符合法律法规规定的其他方式。

（三）医院创新体制机制与工作模式，促进科技成果转移转化

近两年，国家新出台了系列法律法规和政策规定，形成了科技成果转移转化工作"三部曲"；国家卫健委也出台了促进科技创新和加强卫生与健康科技成果转移转化的 2 个指导意见。但是政策的具体落地还存在"最后一公里"的障碍。

四川大学华西医院经过 10 余年的探索，创新体制机制，在科技成果转移转化方面进行了积极探索，并取得了显著成效。见本章案例：创新体制机制与工作模式，大力推动医院科技成果转移转化——四川大学华西医院成果转移转化的探索和实践。

（白如健）

第五节　科研评估

评估是管理的有效手段。科研活动是一个通过投入资金、人力等各类资源产出各类成果的过程，科研评估则是在一定科研目标的基础上，通过一定的原则、标准、程序和指标，对科研活动的投入、产出和结果进行定性及定量的分析，最后得出相对科学、公正、客观的分析和判断。

一、概述

（一）科研评估的功能与意义

科研评估有以下基本功能：

1. 判断功能　评估要求做出是否有价值的判断、价值大小的判断及客体满足主体要求程度的判断。
2. 选择功能　根据主体要求，对客体所具有的价值及满足主题要求程度进行排序，在竞争性的评选中，要能选择出表现优秀者。
3. 预测功能　通过评估科研活动预测可能获得的社会经济效益或价值。
4. 导向功能　管理者通过在建立评估指标及权重的基础上，引导被评估者向着符合价值主体目标的方向发展。

科研管理部门通过对科研院所、科研人员的科研工作投入与产出进行评估，做出客观、真实、公正的分析，将有利于科研工作事实规范化管理，有利于优化资源配置、减少各类资源浪费、最大化有限资源取得的效益，有利于提高科研人员的主观能动性、激励科研人员提高科研产出，有利于为科研管理者制订科研计划、为科研管理决策提供重要依据。

（二）国内外科研评估现状

1. 国外科研评估情况　科研评估作为科研管理的重要手段受到国内外政府部门、科研院所的广泛关注，科研评估已经有大量实践研究工作基础。科研评估起源于 19 世纪的法国，经过评估制度的不断完善和发展，在 20 世纪 60 年代美国的带动下，许多西方国家迎来了科研评估体系构建热潮。

美国、法国、德国、英国、荷兰、瑞士、瑞典、澳大利亚、日本等多个发达国家均建立了较为完善的、较为成熟的、符合本国国情的科研评估理论、方法和指标体系，对科研活动的投入、产出、影响力等方面进行客观地、公正地评估。它们主要评估以下方面：①量化评估发表的论文或专著的数量、被引用次数等指标，量化评估专利等其他科研成果。②经济回报率。③人才培养数量以及质量。④科研活动质量。⑤科研合作情况。⑥科研成果技术转让能力。⑦科研创新能力。⑧科研项目及经费。⑨科研基础设施建设等。国外采用的评估方法多样，以定性与定量的方法相结合为主，确保评估结果客观公正。

2. 我国科研评估情况　我国科研评估虽然起步晚，但是发展快。科技部发布了一系列关于科研评估的规定，包括《科技评估暂行规定》《科技评估规范》《科技评估管理规定（草案）》等。近年来，国内许多专家也对医学科研评估进行过研究，在借鉴国外科研评估体系的基础上，评估、分析科研投入或科研产出，但大多没有系统的将科研投入、科研活动、科研产出有机地结合起来。因此，着力于建立综合的、系统的科研评估体系，有机地结合科研管理、科研投入、科研活动、科研产出十分必要，只有通过综合的、系统的科研评估体系才能对科研活动进行全面的评估，从而有效提高科研管理水平。

二、指标体系构建

目前各级科研管理部门已建立相对规范、成熟地对科研机构、高校院所进行评估的指标体系，但科研教学型医院还没有全部建立相对完善的针对临床科室、科研人员进行科研活动评估的指标体系。科研院所、各级医院、临床科室、科研人员的科研实力能否得到正确评估十分重要，深入探索评估体系的构建指标及不断优化权重分配方案对确保评估结果的公正性、科学性有重要意义。

（一）医院科研评估指标体系构建原则

医院科研评估指标体系构建应遵循以下原则。

1. 导向性原则　所构建的指标体系应引导医院科研工作向正确的方向有序发展、优化资源配置，提高医院整体科研实力。

2. 科学性原则　在大量文献查阅的基础上，选择定义准确、能客观反映真实情况、分界清楚、有代表性的指标，构建结构层次明确、合理的指标体系。

3. 可比性原则　根据医院、科室等评估对象自身的特点和性质，找出这些特点和性质中的共性来选择入选指标，使评估具有可比性。

4. 可量化原则　尽量选择定量数据，对于定性数据可通过不同方式转换为定量数据。

5. 可操作性原则　所构建的指标体系要便于操作、易于理解、方便使用，要尽可能减少指标数量、避免重复，并且指标相关的数据和资料要易于收集、方便计算。

6. 动态性原则　每隔一段时间都应对构建的科研评估指标体系进行更新，根据实际情况对指标及其权重系数进行适当调整，使指标体系不仅满足当前的评估需求，还要符合长远的、可持续发展的规划。

（二）评估体系构建步骤

首先，通过定性方法确定入选评估体系的指标，指标体系为树状结构，一般分两级或三级，一级指标最为概括，三级指标最为具体，每一级指标所包含的下一级指标一般不超过6个。对人选指标进行2~3轮定性分析，一般通过专家咨询法完成，看各项指标是否符合指标人选原则，对于不符合的指标，要对其进行修改或者不予采纳，直至形成初步的指标体系框架。

确定指标体系框架后，有必要分析各项指标的重要程度，再根据它们的重要程度赋予不同的权重系数，这通常通过层次分析法实现。同一级指标的权重系数之和应该等于1，每一级指标内的各项分解指标之和也应等于1。

最后，计算被评估者的综合得分，使被评估者之间具有可比性，保证评估结果的公正性、客观性和科学性。

（三）医院科研评估体系构建常用的方法

科研评估作为科研管理的重要手段为科研管理决策提供了重要依据，科研评估体系构建的方法有很多，主要包括定性评估法、定量评估法及定性定量相结合的评估方法。

1. 定性评估法　定性评估主要是依靠相应领域专家的经验，评估、观察、分析对被评者的科研活动的一种简单、应用广泛的方法。该方法受评估者主观影响较大，缺乏客观评价的依据支撑，具有领域局限性。常用的定性评估法包括同行评议法、案例分析法等。

同行评议法，可定义为通过从事相同领域的专家来对某一项科学研究活动的重要性或科学水平进行评定的一种方法。同行评议法通常用于科研项目申请、科研成果评定等方面。由于本方法依靠相同领域专家对被评者科研活动进行评价，因此同行评议专家的选择十分重要，必要时可以对同行评议专家进行反评审，例如评审同行评议专家的科研背景、对评价标准的理解等可以提高评估的科学性、公正性。

案例分析法。搜集其他国家、科研院所、医院关于科研评估体系的构建指标等相关文献资料，分析确定适用于本单位的科研评估体系指标，根据实际情况构建本单位科研评估体系。

2. 定量评估法　定量评估主要依靠客观数据进行评估，其优点为能克服主观因素干扰，使结果具有公正性、客观性，适用于公开发表的科研成果的评估，但数据相对刻板、不利于分析数据结果。通过对文章、著作、专利及对其被引用情况等进行计量分析可以看作是定量评估法的一种，一般认为被引用频次越高价值越大。计算投资回报率也是评估科研成果价值的一种定量方法，但操作难度较大。

3. 定性与定量评估相结合的方法　定性评估和定量评估相结合，能发挥各自的优点、弥补各自的缺点，这种互补的方法也被广泛应用。定性和定量相结合的方法主要有德尔菲法、层次分次法、模糊综合评价法、数据包络分析法等。

德尔菲法起源于20世纪50年代的美国，是一种专家调查法。德尔菲法结合定性与定量方法，通过匿名调查问卷的方式征求2~4轮专家的意见，对每轮专家意见进行分析、归纳和整理，对不统一的意见提出新的意见供专家参考，如此反复使专家组意见不断趋于一致，最终得到一致认可的方案。德尔菲法有以下特点：①匿名性。专家通过调查问卷的方式反馈或发表自己的意见，无须见面，不会受其他专家想法的干扰。②反馈性。德尔菲法一般要经过2~4轮，每一轮专家意见都会被分析、整理，分析结果则会反馈给所有专家作为下一轮提供意见的参考依据。③统计性。德尔菲法通过统计学方法对专家意见进行定量处理，最终得到一致认可的意见和方案。德尔菲法由于在定性和定量上都有优势，因此被广泛应用于各类评估指标体系构建，科研评估指标体系构建也同样适用。

层次分次法（AHP）。层次分析法最早由美国 TL Saaty 提出，该方法通过分解复杂问题为各个组成因素，将这些因素进行两两比较，确定各项因素的优先顺序和权重系数，其优点是方法简单，实用性强，思路清晰，能够将定性与定量方法相结合，客观性强，缺点是计算过程粗糙、过程烦琐。

数据包络分析法（DEA）。将所有评估因素组成被评估群体，通过计算投入产出的比率，对其进行综合分析，以各个因素投入产出指标的权重为变量进行评估、分析，该方法适用于多投入、多产出的复杂系统，能够保持相对客观性，缺点是对数据要求高、缺乏整体考虑。

模糊综合评价法。模糊综合评价法通常用于解决定性资料较多的情况，其优点是利用模糊数学法对多因素组成的复杂问题进行评估，较简单、易掌握，缺点是定量效果较差。模糊综合评价法可与其他方法同时使用，减少定性评估带来的误差。

（四）医院科研评估体系指标

医院科研评估指标的选取可以通过文献分析、案例分析等方法初步确定，医院科研评估体系可以采用科研投入、科研管理、科研产出、科研队伍及人才培养作为评估体系的一级指标。

1. 科研投入　科研投入指的是用于科研活动的各类资源的投入，主要包括以下方面。

（1）人力资源投入：科研人员的学历、职称、年龄、学术任职、投入科研活动时间等都可以作为反映科研人力资源投入的指标，如高级职称占比、研究生以上学历占比、专职科研人员数等。

（2）科研项目及科研经费：医院的科研活动主要通过承担科研项目实现，科研项目是科研活动进行、产出成果的基础，科研经费来源于科研项目，它们都是使科研活动具有可比性的量化指标，是科研院所、科研人员具有科研实力的具体体现。国家级项目数、省部级项目数、科研经费年投入、科研人员人均经费、纵向项目经费占比等均可作为科研项目和科研经费的量化指标。

（3）科研硬件设施：国家级科研基地数量、省部级科研基地数量、科研基地面积、大型仪器设备数量、人均设备价值等可作为反映科研基础设施的具体指标。

（4）重点专科及重点学科：国家级、省部级重点专科及重点学科是反映医院科研实力的重要指标。

2. 科研产出　对科研产出进行评估是评估科研活动的重要环节之一，其指标主要包括以下方面。

（1）论文：论文是医学科研活动的主要科研产出，能够发表的论文相当于接受过同行评议，SCI 论文是经过了国际同行评议，国内核心期刊论文是经过了国内同行专家评议。各类论文数量、SCI 论文占比、人均论文数量、论文被引用频次、高水平论文数量、热点论文数量等都是反映论文发表情况的具体指标。

（2）成果奖励：成果奖励是科研人员通过付出脑力劳动和体力劳动所获得的具有创新性或创造性的科研劳动成果，它集中反映了科研活动的成效，国家级成果奖励数量、省部级成果奖励数量、其他各类奖励数量是反映成果奖励的具体指标。

（3）著作：著作主要分为学术专著、教材、译著、科普工具书等书籍，它们的数量、撰写字数、被引用频次、主编数量、副主编数量等可作为反映著作的指标。

（4）专利：我国专利主要分为发明专利、实用新型专利和外观设计专利。医院科研人员获得专利授权比较多的是实用新型专利，其次是发明专利，发明专利含金量最高，最能体现科研创新能力和科研水平，国际国内各类型专利数量及占比是可以反映专利的指标。

（5）产品：医院科研活动所产出的产品主要为新药、新产品和新技术，它们的数量是反映产品的指标。

（6）技术转移能力：科研活动产生一系列科研产出，通过技术转移加快科技成果转化、实现生产力速度提升，技术转移的金额、合同数是其具体指标。

3. 科研人才队伍及人才培养

（1）科研人才队伍：科研队伍的组成主要包括两院院士、教育部长江学者、国家千人计划获得者、国家自然科学基金杰出青年获得者、国家自然科学基金优秀青年获得者、国家级学会/协会副主委以上任职、博士生研究生导师、硕士研究生导师等，它们的数量可作为反映人才队伍建设的指标。

（2）人才培养：博士、硕士学位授权点数量及培养博士后、博士生、研究生人数等可作为反映人才培养的具体指标。

4. 科研管理保障体系　良好的科研管理能保障科研活动顺利开展，科研管理的指标主要包括以下方面。

（1）科研管理人员：科研管理人员数量、学历构成比、科研项目管理经验等指标是反映科研管理人员情况的具体体现。

（2）管理经费：管理费在科研经费中的占比、有无专项管理经费等指标能体现科研院所、高校对科研管理的重视程度，能在一定程度上体现管理实施的力度。

（3）管理制度：有无完善的、可行的科研管理制度，如有无科研奖励激励政策、科研管理办法、工作流程、规章制度等对科研管理工作能否顺利进行有决定作用。

科研评估指标的选择可根据医院考核的对象进行有针对性的选择，分清考核的主体是科室还是个人，要根据医院实际情况、结合医院发展规划，对指标进行增加或删减，再在此基础上构建相应的评估体系。医院科研评估体系的构建可以采用定性结合定量的方法，建立全面、公正、客观的科研评估体系。

（郑浩渠）

第六节　案例分析

创新体制机制与工作模式，大力推动医院科技成果转移转化

——某医院转化医学的探索和实践

科技创新和成果转移转化是医院实践转化医学的核心内容，对推动医学研究成果快速向临床应用转化，提高疾病诊治水平，促进产业发展具有关键作用。某医院一直坚持创新发展战略，致力于医学科技创新，加快成果转移转化和产业化，引领精准医学等重点领域创新发展，打通了从基础研究、应用开发、成果转移转化、产业化和临床推广应用的全链条，取得了显著成效。

1. 打造完整的医药产业"创新链、技术链与服务链"　某医院经过系统的规划和长期的发展，建立了从基础前沿科学研究、临床前安全性评价研究、临床研究、产品开发，直至技术培训与服务的完整的"创新链"和"服务链"。

在转化医学创新平台建设中，医院重点打造院士领导的"生物治疗国家重点实验室"。并根据学科

发展需要，建立 35 个专业方向明确的开放实验室和公共技术平台，牵头国家发改委"转化医学重大科技基础设施"。在新药临床前研究阶段，从体制创新入手，组建 3 家公司化运行的新药临床前研究一站式技术服务平台，包括 GLP 中心、猕猴基地和药效基地。该平台是国内唯一涵盖灵长类在内的具有多种实验动物品系，从事毒理学评价及药代、毒代动力学、药效学研究和猕猴养研一体化的 CRO 平台。在临床研究阶段，医院从机制创新入手，GCP 中心和化妆品评价中心实行经济独立核算，人员自主招聘。

2. 创新体制机制，组建专业化技术转移机构 某医院始终把科技成果转移转化工作作为"一把手工程"。2005 年成立"科技发展中心"，作为内设职能部门负责医院知识产权与成果转化，推动医院科技产业创新发展。在此基础上，2010 年成立"技术转移办公室"，2012 年，某医院牵头与省市区政府直属机构共同组建具有独立法人资格、非营利性、专业化从事医药科技成果转移转化的科技服务机构——某西部医药技术转移中心。中心作为医院开展科技成果转移转化工作的重要平台和对外窗口，将医院技术转移工作主要依靠科研管理体系下的行政作为转向为市场化运作的科技中介服务。目前拥有 20 余人的技术转移团队，提供从创新研发、临床前研究、临床研究、评估评价、技术培训与学术推广等全产业链的专业化技术转移服务。2014 年获批"国家技术转移示范机构"，2015 年获批"四川国际医药技术转移基地"，荣获"成都市科技成果转化组织推进奖"。2017 年初，作为四川省推荐的优势产学研单位，参与当地"国家科技成果转化服务示范基地"建设和"重大新药创制国家科技重大专项成果转移转化试点工作"。

3. 制订前瞻性政策和激励机制，大力推动科技成果转移转化 2006 年，某医院制订并实施了促进科技成果转化、知识产权、专利扶持、横向课题、科技创新基金资助等系列办法和管理制度，正式启动并实施"成果转化政策"。其政策亮点包括：科技成果转化经费 80% 归项目团队，其中，净收益的 50% 奖励给项目团队，30% 作为项目团队的后续研发经费；医院仅提取 20% 作为资源占用费和管理费（包括税费）；成果转化业绩与纵向项目一样认定；发明专利全额资助和奖励，大力扶持 PCT 专利申请等。某医院科技人员的知识产权意识和转化意识明显增强，各种专利项目逐渐增加：专利申请数从 2005 年 21 项增至 2016 年 392 项；专利授权数从 5 项增至 214 项。

同时，为缓解早期项目市场资金投入不足、技术成果转化率低的难题，2013 年，某医院与成都市政府 1∶1 比例共同出资 300 万设立了"转化医学创新资金"，用于支持具有良好市场和产业化前景的应用研究项目。由西部医药技术转移中心负责项目遴选和跟踪管理，医院财务部和技术转移办公室负责资金管理，市科技局负责实施监督和项目验收。通过该转化医学创新资金支持立项的项目结题验收，形成了系列具有自主知识产权和良好市场、产业化前景的技术成果：5 项科技成果与企业签订转让协议，合同金额逾 5 000 万；共申请专利 53 项，其中 PCT 1 项，发明专利 34 项，实用新型 18 项；授权专利 33 项，其中发明 15 项，实用新型 18 项；获国家软件著作权 1 项；发表 SCI 论文 23 篇。通过该研发资金的设立和实施，作为促进科技成果转移转化的示范样板，迈出了协同创新促进人才、技术、项目、技术转移服务等创新资源要素深度融合的关键一步。

4. 不断加强"政医产学研"协同创新 科技成果转移转化工作作为一个有机整体，要构建全链条的技术转移服务体系，除了搭建专业化的技术转移服务机构之外，技术创新与应用开发能力的持续提升以及"政产学研资用"各要素及资源的整合也是非常关键的一环。西部医药技术转移中心在此充分发挥了良好的桥梁和纽带作用，某医院和西部医药技术转移中心正在积极牵头或参与产业创新联盟、成果转移转化基地以及生物医药产业孵化器和加速器等组建工作，以搭建更多交流、沟通与合作的平台，整合资源，大力促进医药科技成果转移转化。

例如，在世界医学科技前沿领域，技术转移团队按照技术转移路径加速推进精准医学产学研平台建设，助推某医院成为国内精准医学研究和实践的倡导者、开拓者和引领者。2014年，从哈佛、加州大学引进精准医学高端人才，医院内协调空间建设精准医学中心，与教学口协调开设精准医学研究生课程，推动期刊社创办 Precision Clinical Medicine，全面启动精准医学计划；牵头组织申报并相继获批国家"基因检测技术应用推广示范中心–精准医学分中心"、国家双创示范基地"变革性技术国际研发转化平台"创新药物与精准医疗中心、"精准医学四川省重点实验室"和"四川精准医学产业技术研究院""四川省精准医学产业创新联盟""四川省精准医学应用工程实验室"（通过论证答辩）。某技术转移团队牵头进行市场调研、可行性分析、实施方案撰写、论证答辩，积极与政府部门和企业协调沟通，整合政医产学研资源，与成都市政府合作共建"成都精准医学产业技术研究院（有限公司）"。

5. 工作成效　通过以上几方面的工作，某医院建立了较为完善的技术转移体系，闯出了一条促进科技成果转移转化的新路子，成效显著，得到业内高度评价和广泛认可。

在新药研发与转化方面，近5年，已促成创新药物项目转让40余项，转让经费约6.5亿元，带动企业32亿元投入，目前尚有20余个新药项目正在与企业沟通联合开发，其中有10余个是Ⅰ类新药项目，主要为抗肿瘤新药。在麻醉新药转化方面，拥有的麻醉新药化合物专利数占全国专利总数的20%，有6项国际专利，转让经费超过1个亿，有两个Ⅰ类新药已分别在Ⅲ期和Ⅱ期临床试验。医院与企业合作开发的"血液滤过置换液"是国内唯一商品化的置换液，2008年在汶川地震伤员的救治中发挥重要作用。另外，医院优选六合丹、海棠合剂等院内制剂进行中药新药开发。

在医疗器械产品转化与临床应用方面，西部医药技术转移中心提供从项目筛选、技术咨询、动物实验、临床试验及CRC服务等全链条技术转移服务工作，将国内公司开发的具有完全自主知识产权的创新微创心瓣膜产品进行了临床应用的成功转化，某医院心脏外科团队在世界首次成功开展了经心尖主动脉瓣膜微创置换手术，该技术也是中国自主知识产权的医疗技术首次进入发达国家。同种异体骨修复材料、脱细胞生物羊膜、同种异体肌腱修复材料、生物疝补片等产品获三类医疗器械注册证，并在临床广泛使用。

（郑浩渠）

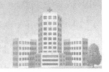

第四章 临床科室的质量管理

临床科室是医院实现其功能的最基本单元，是医院宗旨、方向的最具体体现者；是医院工作方针、领导管理意图的最直接实践者；是医院面向社会的最直接窗口。因此，临床科室的管理是医院管理工作的关键点，而临床科室的质量管理是医院质量管理系统工程中最重要的环节之一。

一个医院要想顺应时代的进步和发展的要求，以高质量的医疗服务在激烈的竞争中立于不败之地，必须高度重视、想方设法抓好科室管理，努力达到"科有特色、人有专长"的技术建设目标，完成医院赋予科室的各项任务，为医院"两个效益"的提高作出贡献。

第一节 概述

一、临床科室的工作特点

1. 科学性　医学是在考察、积累和总结人类同疾病、自然作斗争的经验基础上逐渐形成和发展起来的，是研究人类生命过程以及同疾病作斗争的一门应用科学技术体系。通过临床观察、现场调查、实验研究等方法，不断总结经验，研究人类生命活动及其与外界环境的相互关系，研究人类疾病发生、发展及其防治规律，以及增进健康、延长生命、提高劳动能力的有效措施。因此，作为医学理论的重要实践场所和医学科学不断发展进步重要信息来源的医院临床科室，其工作必须充分依赖医学科学整体水平，依赖先进的诊疗技术和仪器设备，具有很强的科学性。

2. 实践性　医学是一门实践性很强的学科体系。一经形成的知识体系需要在临床实践中加以印证和完善，新的知识体系又需要依靠科技进步，通过不断在实践中发现问题、解决问题而产生。因此，临床科室的工作具有很强的实践性。特别是随着医学模式从生物医学向生物－心理－社会医学模式的转化，使得研究人民健康的措施从治疗扩大到预防，从生理扩大到心理，从院内扩大到社会，把医学从生物层次提高到社会层次，进一步拓展了临床科室的实践范围和领域。

3. 规范性　临床科室的工作，有其内在运行规律。依据所处学科专业领域的划分，从与患者的接触和各种不同病种的诊治到常规使用的诊疗操作项目、对医务人员技术素质的要求以及病房的管理等方面，都具有区别于其他学科专业的鲜明特点，无论人员编配、设施配置、工作程序、各种要求等，都具有很强的规范性。

4. 协作性　随着医学科学技术的飞速发展，当今学科的交叉性和专业互补性越来越明显，划分学科的界限越来越模糊，表现在临床一些基础研究涉及许多跨学科的专业领域，一些疑难危重疾的救治工作需要多个相关学科的密切配合。在现行的医院运作体制下，无论技术力量多么强大，人员配置多么齐全、仪器设备多么先进，一个临床科室都不可能独立地完成对所有患者实施诊疗的全过程，需要医院各部门、各单位、各科室的密切协作。特别是在科学技术发展突飞猛进、学科之间专业分工越来越细、研究领域越来越专的情况下，往往是一个科室连对一个患者实施完整、科学、合理的诊疗全过程都不能实现，更谈不上诊断的正确、及时、全面，治疗的合理、安全、有效以及出经验、出水平、出成果。各部门之间、多学科之间、科室内部专业技术人员之间的科学分工、密切协作越发显得重要。因此，临床科室的工作具有很强的协作性。

5. 个体性　对一种疾病发生、发展的过程，生理、病理的变化以及转归相对来说是较为单一的，但罹患同种疾病的患者无论从解剖结构、生理属性、病理变化、心理素质等属性却都是千差万别的不同个体。同一种疾病，对于不同的患者需要不同的治疗，决不可一概而论，这也是临床医学区别于其他学科的关键因素之一。所谓"辨证施治"，就是说临床科室工作具有很强的个体针对性。随着医学模式的转化，随着疾病谱和人们健康观的变化，随着人们生活水平的提高，临床科室工作中个体性的特征将愈加突出。

6. 服务性　患者是临床科室医疗工作的服务对象和主体。在实施临床医疗工作过程中，必须坚持患者第一、优质服务的原则？达到延长生命、减轻病痛、增进健康的目的。这个服务包括以下几方面的含义。一是在医疗工作中，运用医学科学知识、先进诊疗设备和技术以及药物等为患者医治病患，终止或减轻罹患疾病对患者造成的身体痛苦；二是通过医护人员的医疗实践、与患者多形式的交流及其对患者生活上、精神上的体贴照顾，缓解患者的心理负担和压力，增强战胜病患、早日康复的信心；三是让患者了解所患疾病的基本知识和预防、保健常识，拓展医学模式转变对医疗服务范围的要求；四是"一个患者是一个生动的广告"，通过优质服务赢得患者的信任，既体现了医务人员"救死扶伤"的崇高价值，又为医院赢得声誉，而后者正是医院发展中无法比拟的"无形资产"和丰富的"病种资源"。

二、临床科室质量管理的原则

1. 突出医疗工作的"中心"地位，医教研协调发展　医院建设依赖医疗、教学、科研三方面整体推进、协调发展。医、教、研三者犹如"一体两翼"，医疗保健是主体，教学、科研是两翼，三者之间相互联系、相互促进、相辅相成，密不可分。做好医院工作，一方面要重点抓好基础医疗质量和特色技术；一方面要处理好基础与临床、医疗与科研的关系。科研和教学工作要紧密结合临床、依靠临床，充分发挥医院临床工作的优势，以临床一线为基地，围绕临床搞科研，以临床需要和医疗工作中的难点为突破口，将科研工作的成果应用于临床，不断提高医疗技术水平和医疗质量。同时，依靠临床搞好教学工作，相得益彰，共同发展。

2. 强化质量意识　质量是临床科室建设永恒的主题。科领导要始终把医疗质量管理作为科室的中心任务，并将医疗质量当作衡量科室水平的首要标准常抓不懈。要制定各项工作质量标准和诊疗常规，以此作为做好临床科室工作的重要指导思想和医疗服务的准则，引导医务人员自觉地把工作重点和主要精力投入到临床工作和患者身上，保证各项工作的质量。在安排工作、进行总结时，都要把医疗质量作为重点内容进行分析讲评，不断强化全科人员医疗工作的"中心意识"和"质量意识"，自觉地把工作重点和主要精力投入到临床工作和患者身上。要进行经常性的质量教育，教育所属人员牢固树立以质量为本，视质量为科室的生命，促进医疗质量和技术水平的不断提高。

3. 强化服务意识，以人为本，以患者为关注焦点 医院依存于患者。因此，临床科室应当理解患者当前和未来的需求，满足患者要求并争取超越患者期望。要调查、识别并理解患者的需求与期望；要确保医院、科室的目标与患者的需求和希望相结合；要确保在科室内部沟通患者的需求和期望；要测量患者的满意程度并根据结果采取相应的活动或措施；要系统地管理好与患者的关系。在临床科室来说，就是满足患者合理要求和利益，把"以患者为中心"的口号真正落实到每个员工的具体工作中，保护患者的利益，提高临床科室的服务质量和社会信誉。随着市场经济的发展和临床科室间的竞争，保险公司和患者越来越注重对医院、对医生的选择，而且国家医疗制度改革的一个基本原则，就是要增加社会和患者对就诊医院的选择余地。医疗服务市场竞争中患者对医疗机构"货比三家"式的选择意识逐渐增强。今后就医方式变革的趋势，就是从患者求医生发展到医院求患者。因此，我们必须树立医院救治了患者，但患者养活了医院这个观念。临床科室的各项工作目标定位要定在以满足患者医疗需求为第一上，把起点定在患者需求上，衡量我们工作的标尺应当定位在患者满意不满意，方便不方便，就医环境好不好，医疗质量高不高，医疗费用低不低上。这是吸引患者的根本，也是实实在在地把"以患者为中心"贯穿在整个医疗全过程中的实际行动。

4. 狠抓规章制度建设，建立健全惯性运转机制 要根据医院的总体要求，在全面落实共同制度的前提下，对有关规章制度进行分解细化，同时针对本科室的工作特点、人员情况和薄弱环节，制订相应的规章制度、规定和要求，形成目标明确、要求明确、责任明确、奖罚明确、操作性强的科室规章制度体系，使得常规工作程序化，日常管理制度化，各项要求标准化，技术操作规范化，监督检查日常化，以期对本科室的全部工作、全部环节、全体人员进行定量与定性相结合、定量为主的综合考核和控制，做到"事事有遵循，件件有标准，人人有职责，项项有记录"。

5. 实施全面目标管理，目标明确、责任到人 依据等级医院评审标准和医院年度工作目标，以"建设有目标，检查有尺度，考核有标准，监督有措施"的思路，实施全员全面目标管理。对不同岗位、不同年资、不同工种的各级各类人员年度应当达到的数质量指标从医护质量、工作效率、医德医风、劳动纪律、工作秩序等几方面作出明确、系统、符合实际的目标值；明确制订各级各类人员岗位责任制，以此为依据，对所属人员进行全面的量化考评，其结果与个人的达标评比、立功受奖、晋职晋级等实际利益紧密挂钩，以此调动全科人员的积极性。

6. 明确学科建设方向，尽快形成技术特色 凡事预则立；不预则废。学科建设也是一样，要制订明确的奋斗目标。有了目标，前进就有了方向，发展就有了参照，工作才能做到持之以恒、心中有数。对照目标经常进行回顾分析，总结所取得的成绩和存在的不足，才会摆脱干扰，有的放矢，迅速前进。特色是学科的立足之本。一个学科在社会上的地位和影响取决于是否具有明显的特色和优势。一个学科要想在本专业领域内有一定的竞争力，必须要有自己的"王牌"。这既代表科室的学术地位、学术水平，也在很大程度上影响和制约着医疗质量。没有优势特色技术，医疗质量也就成了无源之水，无本之木，必须依靠科技进步，充分利用现有的人力、财力、物力资源，扶持特色技术和优势项目，培养专门人才。

7. 建设和稳定技术干部队伍 学科要发展，人才是关键。科学技术的竞争归根到底是人才的竞争，优秀的人才是任何先进的设备所无法代替的。谁拥有了一批技术精英，谁就站在了所在学科领域的前沿。医学人才的实践性很强，成长周期长，人才的培养就显得尤为重要也比较艰难，必须引起高度重视。要营造学科内外团结和谐人际关系，积极进取、浓厚活跃的学术风气，发挥老专家的传帮带作用，依靠中年知识分子承上启下的桥梁作用，加强对青年科技干部的培养，扶持优秀中青年科技干部脱颖而出。

8. 强化经济意识，加强经济管理　要使医务人员明确，通过加强经济管理，搞好医院的成本核算，以较少的人力、物力、财力投入获得尽可能多的产出，不断提高医疗服务质量，决定着科室和医院的经济效益，决定着医院能否适应社会主义市场经济，能否以高质量、高效益在竞争中取胜。重点是强化科室的经济意识，加强经济管理。在社会主义初级阶段条件下，国家投入只能保障人民基本的医疗需求，即基本医疗，这就决定了医务人员要认清形势，转变观念，改变医疗行为。过去医生一般只提供服务，而很少考虑到服务对象的经济问题，现在则要关注患者的经济支付能力和社会的承受能力，在目前贵重药品和普通药品差价很大的情况下，应尽量提供"价廉物美、价廉质优"的医疗服务，协助政府和社会抑制卫生资源的浪费。

9. 注重思想政治工作，强化医德医风建设　思想政治工作是社会主义物质文明和精神文明建设的根本保证。思想政治工作能够提高医务人员的思想政治觉悟，自觉按照客观规律办事，保证各项任务顺利完成，以提高社会效益和经济效益；思想政治工作能够促进和保证生产力的不断发展，人的思想觉悟提高了，工作的积极性和主动性就调动起来了。加强精神文明建设的根本任务是培养和造就"四有"新人，是塑造人们灵魂的需要。思想政治工作的作用，一是为其他一切工作指明正确的政治方向，保证各项工作沿着社会主义道路前进；二是激发和振奋医务人员的革命精神，同心同德为实现奋斗目标而努力；三是防止各种腐朽思想对医务人员的侵蚀，确保改革开放在党的领导下胜利前进。加强医德教育，树立良好的医德医风是医院精神文明建设的重要任务，也是加强精神文明建设的重要内容。临床科室应当树立良好的医德医风，成为医院社会主义精神文明建设的窗口。

三、临床科室质量管理的主要任务

1. 为伤病员提供良好的医疗服务　科室作为医院最基本的构成、功能、运行和效益单位，其管理的任务，是保证科室提供以患者为中心和各种专业及其相应的服务。这种服务是全方位的，如各科室直接或间接为患者提供的各检查、治疗、急救技术，保健、生活和心理医疗护理，各种咨询、信息、仪器设施、物品资金和休养环境等服务。科室在提供全方位服务的同时，还必须保证良好的服务质量。在各种专业服务中，由于医疗服务具有特殊性，对医疗质量指标的判定往往源于医务人员，而患者因为需求和知识的差异，对质量的看法与医务人员不尽相同。因此，良好的医疗服务质量既表现在各种质量指标客观上的达标，也体现在被服务者主观上的满意。对医务人员的服务质量必须有具体标准和明确要求。规范的医疗质量标准和要求，通过医护人员的精湛技术和优质服务，达到使被服务者满意的目的。

2. 完成各项医疗任务　完成医疗任务是医院各科室的首要任务。临床科室主要完成伤病员的住院、检查、诊断、治疗、护理，做到及时住院，及时检查，及时确诊，有效、全面、彻底的治疗，精心护理；医技科室主要是为完成医疗任务保证医疗设备良性运转，正确实施检查，及时、正确作出诊断。各科室都要完成医院分级管理评审标准中的各项医疗指标，保证为伤病员提供优质的医疗保健服务。

3. 提高专科技术水平　医院科室工作主要是从事技术性工作，提高专科技术水平是科室管理的基本任务。在专科技术建设中，首先要重视先进医学科学技术的学习，追踪医学高新技术信息，在科学论证的基础上，制定先进的、可行的专科技术建设远期规划和年度计划以及具体实施方案，明确科室专科技术发展的方向和重点，适时、适宜地引进新技术、新业务。其次，应遵循以下原则：①根据医学科学发展的综合化和精细化，把边缘学科和交叉学科作为专科技术发展的主攻方向，以使医院的医学专科技术发展具有先进的水平。②坚持有限目标，重点突破原则，选择能带动本科和其他科的技术项目，通过该项技术的开展，促进全科技术的发展。③坚持以人带科的原则，达到人有专长，科有特色。④重视技术发展的配套建设，在开展新技术、新业务过程中，要注重系统性、科学性和标准化建设，做到技术开展与人才配备、设施设备配置、技术操作规范、规章制度的制订以及工作任务质量评价标准等同步建设。

4. 保证医疗活动惯性运转 科室管理的重要任务就是为科室工作人员和患者创造一个良好的内部和外部环境，保证科室各项工作处于良好运行状态。内部环境指全科工作人员以及医患之间关系、工作人员良好的工作作风、各项法规和制度的落实，患者对医疗活动的配合、医疗活动物质条件等。外部环境系指科室与医院领导、职能部门及相关科室的关系，患者家属及其单位对医疗活动的配合等。为此，科室经组织本科人员认真学习和执行各种法规、规范、常规、制度和标准，培养和树立良好的医德医风，在医疗工作中严格把好"五关"，即诊断关、治疗关、手术关、急危重症抢救关、开展新技术新业务关，确保医疗安全。

5. 抓好专业训练 提高科室人员的素质是科室管理的基本任务。科室对本科室人员要加强毕业后教育和医学继续教育，组织各种形式的专业训练。搞好专业训练的内容与目的是：加强专业基本训练，提高医务人员业务素质；学习新理论、新知识、新技术，提高专科技术水平；发现和重点培训有发展前途的人才，搞好专科技术骨干队伍建设，培训学科带头人，使专业人才结构保持合理状态。

6. 开展医学科学研究 科室医疗工作代表着医院科学技术水平。科室管理必须有目的、有重点地抓医学科学研究工作。科室的科学研究必须紧密结合医疗工作实践量力而行，突出临床医学、军事医学和中西医结合的研究，提高科研成果的可行性和实用性，注重科研成果的推广应用和经济效益转化，增强医院发展的后劲。

7. 抓好经济管理 经济管理是科室的主要组成部分，为了保证经济管理的健康发展，应做好以下工作：①正确处理经济效益和社会效益的关系，把社会效益放在首位，完善经营运行机制，坚持以最小的经费投入，获取最佳的医疗效果，并讲求经济效益。②强化科室人员对经济管理的参与意识，人人参与科室经济管理。③加强科室医疗经费的成本核算管理，严格挂靠财务管理制度和程序。④加强经济管理中的法规教育，树立经济管理法规观念，防止违反经济管理法规的现象发生。

四、科主任在临床科室管理中的作用与地位

在科室的各项工作和建设上，科主任处在十分重要的地位，具有十分重要的作用。临床科室管理的好坏，很大程度上取决于选准科主任，建好领导班子。

（一）科主任的地位与作用

1. 科主任在学科发展上是带头人，具有领衔作用；在人才培养上是导师，具有人梯作用；在优质服务和执行院规方面，具有表率作用；在医德医风建设上，具有楷模作用；在政治、医疗、行政管理上，具有核心作用。

2. 科主任不仅是学科带头人，而且是医院组织实施医教研工作最基础、最重要的管理者，肩负着组织和领导全科人员努力实现科室功能，向社会提供专业服务，保证科室服务质量，培养专业人才，提高技术水平，促进学科发展，提高学术地位，创造两个效益的重要任务，在医院建设中起着上情下达、下情上达、举足轻重的桥梁和纽带作用。

3. 实践证明，科主任的水平决定着学科的水平。一个学术水平和知名度很高、管理能力很强、在

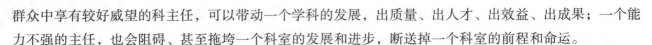

群众中享有较好威望的科主任，可以带动一个学科的发展，出质量、出人才、出效益、出成果；一个能力不强的主任，也会阻碍、甚至拖垮一个科室的发展和进步，断送掉一个科室的前程和命运。

（二）科主任在科室管理中应当注意克服的几个问题

科主任在院党委的领导下，以高度的政治觉悟，以对党、对军队、对医院高度负责的责任感，以恪尽职守的敬业精神，在科室全面建设和管理工作中，认真负责，奋发进取，以身作则，坚持原则，大胆管理，为科室的不断发展和进步作出了突出的贡献。这是我们能够很好地完成所担负的医教研任务，医疗技术水平和声誉不断提高的重要基础和保证。但是，科室管理工作毕竟难度很大，科主任的管理工作也还存在一些薄弱环节和问题。主要表现是松、软、散。

1. 学科技术建设和人才培养没有规划　有的科主任在抓学科技术建设和人才培养规划上，缺乏长远设想和规划，甚至心中无数，措施不力，付出的精力也不多，以致使一些学科长期停滞不前，甚至滑坡。不仅没有形成新的特色和优势，甚至过去的一些专长也快丢掉，人才也是接不上茬。

2. 心胸不宽，团结协作差　有的科主任心胸不宽，不能容人，团结协作差，唯我独尊，压抑和排斥他人，唯恐别人在技术上超过自己，结果是损伤了大家的积极性，形不成凝聚力，自己也成了孤家寡人。

3. 思想、政治素质不高　有的科主任在事关医院建院方向的重大原则问题上，不是按照医院的统一要求，从医院的整体利益出发，对所属人员做工作，很好地引导，而是为了小集体的利益，搞上有政策下有对策，甚至"唱反调"，导致贯彻医院各项规定、要求的梗阻，难以做到令行禁止，相同性质的问题在个别科室接二连三地不断发生。也有的不能很好地领会、贯彻上级和医院领导的工作意图，工作部署没有原原本本传达到位，组织动员和抓落实不够。

4. 严格管理不够　有的科主任虽然自己要求很严，各方面做得都很好，但坚持原则、严格管理、大胆管理不够，对于反映下属的一些问题甚至是错误行为，不仅没有坚决批评制止，严肃处理，甚至睁一只眼，闭一只眼。出了问题姑息迁就，想方设法说情、庇护、遮掩，大事化小，小事化无，实际上对不良问题起到了纵容作用，对科室管理极为不利。

5. 遵纪守规和职业道德方面表率作用发挥不好　有的在自身执行医院规章制度方面有一定差距，模范作用差，发生了不假外出的问题，个别人带头吃请、受礼、接受"红包"、私自外出会诊、手术、直接或者间接推销药品、器械的问题时有反映。大家普遍反映的"有些技术骨干，一到星期五，就忙于到外面搞副业，甚至有的不假外出"的现象与科主任有很大的关系。科主任自己做得不好，怎么谈得上管别人？有些科主任岗位职责不落实，在位率不高，一定程度上影响了科室的管理和建设。

以上这些问题和现象虽然只发生在少数科室、个别科主任身上，但从中反映出的科主任政治素质、个人修养、政策水平、管理水平上的缺陷和不足，需要引起每个科室领导的高度重视和深入思考。

（三）科主任在科室管理中必须强化的几个观念

"科主任这一层抓不住，医疗质量和服务水平就上不去。对技术骨干、管理骨干既要关心爱护，又要严格要求"。一方面，医院要选好科主任，配强科室领导班子，对科主任的工作给予全力支持、帮助和指导，创造良好的工作环境；另一方面，科室领导一班人也必须牢记肩负的重任，认真履行职责，切实抓好科室管理。科室管理是一个系统工程。科室的建设和发展千头万绪，但其最终的目标是通过各种努力，提高科室的综合水平，能够有效履行其所担负的职能任务，为医院的全面进步作出自己的贡献。

1. 增强责任感　科主任在科室和医院建设中具有十分重要的地位和关键作用。这也就要求科主任必须要有很强的责任感。科主任的工作做好了，带头作用、表率作用、楷模作用发挥好了，医院的工作就是抓住了核心，奠定了基础。院党委把一个科室交给了你，科室是发展进步、蒸蒸日上还是停滞不前、每况愈下，科主任必须有个交代。科主任肩负的责任确实非常重大，科室的工作能否上去，能否搞好，关键看科主任怎么抓，怎么管。科主任的责任感强了，就会有压力，有动力；就会想方设法，殚精竭虑，把科室管理好，建设好。每个科主任都应当有重任在肩、不负重托，为官一任，有所成就的责任和意识。

2. 增强紧迫感　医学发展很快，竞争日趋激烈。国内外、军内外的同行和院内各科室都在积极进取，进步和发展日新月异。这也犹如逆水行舟，不进则退。一些学科没有特色优势，发展方向不明，不思进取，停滞不前；个别科室甚至每况愈下，举步维艰。再不抓紧，再不努力，不要说有所作为、有所成就，恐怕面临的只能是落伍和淘汰。这种状况与医院发展的总体要求是极其不适应的，也是不允许的。因此，要求科主任都要有适应形势、适应要求、"争先创优"的紧迫感。对于科室的技术建设和人才培养，要有长远考虑和打算，要有具体的举措和办法。

3. 敢于管理、善于管理　管理既是一种责任，也是一门艺术。既要讲原则，又要讲方法，既要敢抓敢管，又要善管会管。既要严格按照上级的规定、要求和制度，狠抓落实，使各项工作有条不紊地运行，又能把科室一班人团结起来，凝聚起来，把大家的积极性和工作热情调动起来，把每个人的优势和专长发挥出来，体现出领导水平和管理艺术。特别需要强调的，就是科主任要注意团结问题。胸怀要宽广，要大度，不要怕别人超过自己；要善于和能够与自己有不同学术观点，甚至有成见的同志一同共事，能够忍让，主动消除隔阂和误解，共同谋求科室的进步和发展，不计个人恩怨和名利得失。要公道正派，不能掺杂私心，不能凭借个人的好恶处理问题，要一碗水端平；要讲政治，讲大局，有很强的政策性，对于科室中违反法规政纪，违背建院方向，影响学科建设的不良行为要坚决予以制止，决不能模棱两可，听之任之。在管理中，还要统筹兼顾，突出重点，着力抓好科室的政治、技术建设，抓好人才培养，抓好医疗质量和医德医风。

4. 严于律己、以身作则　要做到敢于管理，科主任自身的形象和楷模作用非常重要。所谓其身正，不令而行。抓一项工作，群众首先看领导是怎么做的。言教不如身教，要求别人做到的，我们自己必须首先做好；明令禁止的，我们首先要坚决不做。只有这样，才能够理直气壮，也只有这样，才能有资格管理别人，让被管理的人服气。我们的科主任绝大多数同时又是支部领导，要特别注意按照组织原则办事，充分发挥支部的战斗堡垒作用，这对加强科室管理是非常重要的。而且要严格地把自己置于组织的管理和监督约束之中，保证自己的行为不发生大的失误。

（四）科主任应当加强的领导艺术

1. 运筹帷幄，通观全局　领导者的主要职责就是对方针、策略、目标、重点、程序等问题，以及在实际工作中遇到的许多难题进行深思熟虑，制定目标并采取一切行之有效的手段，保证既定目标得以实现。要讲学习、讲政治、讲正气，运用全方位的眼光，观察和分析问题，并用纵横相连的方法解决问题。安排工作、制定目标，必须有通观全局的战略眼光。

2. 改革创新，抓住关键　领导艺术一个很重要的特点，就是对已知有效的管理手段进行"综合转换"。因此，是否最大限度地利用新的管理手段进行领导活动，是区别"传统领导艺术"和"现代领导艺术"的重要分界线。在统筹全局的基础上抓住重点，也叫抓"中心任务"或"中心环节"。毛泽东同志曾说："任何一级首长，应当把自己注意的重点放在那些对于他们所指挥的全局来说最重要、最有决定意义的问题或动作上。"从大量事务的复杂关系中判断出最重要、最有意义的东西，善于抓住事物的主要矛盾，是一种高超的领导艺术。

3. 因势利导，打开局面　要善于运用客观条件，包括国家的大政方针、组织内外环境和自然资源，以便极大提高领导的效率和效益。要设计和营造良好的工作环境，就应该善于组织和发挥本地区、本部门、本专业的各种优势，努力开创新局面。

4. 用人所长，同心协力　要善于发挥主体优势，就是用人所长。善于发现人的长处是一种本领，充分发挥人的长处则是"艺术"。要善于团结一切可以团结的力量，组织调动各方面的积极因素和发挥集体的智慧，同心协力，使共同的目标得以实现。要善于设计、改造和创造环境，包括物质环境、制度环境、人际关系环境和组织内部的基本价值观、工作节奏、工作态度、荣誉感等，增强环境对人们的感应力，提高领导自身的威望和在群众中的信任度。

5. 身教与言传并重　有些道理不是讲出来的而是做出来的。这就要求各级领导必须重视自己的言行举止，率先垂范，以身作则，用自己的模范行动影响和教育群众，要求群众做到的自己首先要做好。与此同时，也不能忽视言传的作用，要制止群众中的错误言论和错误行为。

6. 表扬与批评相结合　辩证唯物主义认为，人类社会无论其社会制度如何，它总是既有先进，也有后进；既有积极，也有消极；既有光明，也有黑暗。这就要求我们旗帜鲜明地表扬先进，鞭策后进，批评和揭露消极和阴暗面，切实把表扬和批评结合起来，只有这样才能教育人、调动人的积极性。要善于发现典型、培养典型，实事求是地宣传典型，运用典型做思想工作。同时，要以科学的态度对待典型。一方面，既要关心爱护先进人物，也要严格要求，使其健康成长；另一方面，要教育群众正确认识和对待典型，既要虚心学习先进，又要努力争当先进，形成学先进、赶先进的良好氛围。

7. 耐心教育与严格纪律相结合　耐心教育就是摆事实，讲道理，关心人，体贴人。然而，说服教育不是万能的，对那些严重违反纪律、屡教不改的人，就是要实行纪律处分。同时，要关怀体贴群众，密切联系群众，尊重和信任群众，热情帮助群众，真诚爱戴群众，建立起具有共同目标、共同理想的同志感情和朋友感情，才能到动之以情，晓之以理，情理结合，以情感化。同时，要倡导自我修养、自我批评、自我反思的自我教育。

8. 物质鼓励和精神鼓励相结合　物质鼓励，就是运用物质利益的原则来满足人们一定的生理需要和物质需求，调动人们生产、学习和工作的积极性。精神鼓励就是运用表扬先进、给予荣誉的办法来激发人们的事业心，鼓舞人们上进，调动其积极性。物质鼓励和精神鼓励互为补充，相辅相成，缺一不可。

五、临床科室质量管理效果的评价

衡量和评价临床科室管理的效果，就是看科室的医教研是否以医疗为中心，协调发展、整体推进；医疗质量、技术水平、工作效率、技术干部队伍、医德医风、服务态度、行政管理、后勤保障等方面的工作，是否适应医院对科室功能定位的具体要求；是否达到等级医院评审标准的要求；是否创造更大的社会效益和经济效益；是否最大限度地满足社会和不同层次伤病员对医疗服务的需求。简单地说，就是看是否做到了质量优，效率高，缺陷少，消耗低，医风正，服务好。评价采用定性与定量相结合，以定量为主的综合办法。

1. 医疗质量　在诊断质量上，要达到等级医院规定的各项要求。如，三级医院门诊诊断与住院诊断符合率、临床初诊与确诊符合率、手术前后诊断符合率要在95%以上；临床与病理诊断符合率在

90%以上。在治疗质量上，急诊抢救脱险率要在80%以上；住院抢救成功率在84%以上；治愈、好转率要在75%以上；与同类医院、相同转科比较，单病种治愈率处于较高水平。在基础医疗质量上，医疗文书甲级率在95%以上；技术操作和等级护理合格率在90%以上；住院患者陪护率低于8%；急救物品准备完好率、常规物品消毒灭菌合格率达到100%。在医护缺陷的控制上，无菌手术切口甲级愈合率要在97%以上；术后并发症发生率低于2%；院内感染发生率低于10%；尽量减少医护差错，杜绝责任和技术事故。全面推行以伤病员为中心的整体护理模式，护理工作适应医疗工作的需要。

2. 技术水平　达到等级医院标准中对本学科专业开展技术项目及其水平的要求。要积极探索学科发展的新支撑点，着力引进新项目，开展新技术，形成稳定、公认的高水平特色优势。能够接受下级医院转送的本专科疑难、危重患者。

3. 工作效率　核心是缩短无效（或低效）住院时间。在出院患者平均住院日、择期手术术前平均住院日达到等级医院评审标准要求的基础上，通过科学管理，计划诊疗，提高质量，合理使用病床，不断缩短无效（或低效）住院时间。

4. 教学和科研工作　能够接受并高质量地培养研究生、进修生和实习生，教学工作规范有序，专人负责，教材完善配套，教学效果好。科学研究紧密围绕临床，方向稳定明确，代表本学科领域发展现状和前沿的高水平课题多、课题资助多，科研成果丰硕。

5. 人才队伍建设　在年龄结构上，老中青梯次配备合理；在学历结构上，要在注重高学历的同时，强化能力和临床经验的培养；在业务发展上，高级专业技术职务人员实现定向培养、定向发展，形成不同的专长和特色，力求做到通科培养与定向使用相统一；在接班人的培养上，要强调综合素质，又红又专，早压担子早成才；在育人环境上，要形成有竞争、有压力、有培养、有使用的良好氛围。

6. 卫生经济管理和信息自动化建设　医嘱、收费、实物管理实现计算机联网；参加医院的成本核算工作，投入产出比较高；单病种治疗费用在同类医院中处于较低水平；药品收入在全部医疗费用中所占比例符合国家有关要求。

7. 医德医风和职业道德建设　以伤病员为中心、以提高医疗质量、切实方便患者为主要内涵的医德医风和职业道德建设成效显著，普遍推行文明用语、行为规范和服务忌语；有效杜绝收受"红包"、礼品、回扣、吃请、乱收费、私自购进和推销药品、器械等问题；有效克服服务工作中"生、冷、硬、顶"现象；门诊、住院伤病员对医疗工作的总体满意率在90%以上。

8. 思想政治工作和行政管理　经常性思想工作和管理工作严格到位，医务人员思想稳定，情绪饱满，精神振奋；各项规章制度健全完善、落实好，常规工作惯性运转；陪伴率符合等级医院标准要求，探视管理严格有序，伤病员诊疗环境清洁、安静。

（刘永涛）

第二节　临床科室质量管理主要内容

一、健全质量管理组织，强化个体质量控制

1. 建立健全科室质量管理组织，发挥其在质量控制中的作用　在院－科室－个人三级质量控制网络结构中，科室质量控制起着举足轻重的作用。从某种意义上讲，科主任的技术水平和管理能力决定了

该学科的质量水平。除非同行专家评审,作为一般业务行政职能部门没有可能做到直接控制质量形成的全过程。因此,医疗质量管理主要考评科室,责任在科主任。科室医疗质量管理是以科主任负责制形式展开的。基础质量、环节质量的控制和终末质量的检查评价是科主任的职责,是科主任必须投入较多时间和精力重点抓好的经常性重要工作。

根据工作需要和年度人员轮换情况,指定专人担任管病房主任医师(副主任医师)、主治医师、科秘书,明确各自在科室管理中应起的作用和承担的责任,协助科主任抓管理、抓落实。可由科室行政领导、老专家教授、年度管病房主任医师(副主任医师)、主治医师、护士长、科秘书共同组成科室质量管理小组。其任务是,根据医院工作的总体要求和安排,制定科室质量建设计划和年度目标,围绕本科室的工作特点和质量管理上存在的问题和薄弱环节,开展经常性的质量管理、检查监督活动,做到有计划、有重点、有记录、有成效。

2. 强化个体质量控制　临床科室医务人员多是在没有或无法由外部监控条件下进行操作、独立决断、独立实施各种诊疗工作的。因此,个体性诊疗控制就构成了医疗质量管理最基本的形式。职业责任、敬业精神、学识、技能和经验对质量的形成具有相当的重要性。临床科室医务人员在医疗工作和技术操作中都应该执行质量标准,实行质量自我检查,自主管理。自觉地与标准对照,发现问题及时纠正。在医疗工作中,要不断强化自主管理的自觉性。如诊疗常规、医院工作制度、操作规程、服务规范和护理工作"三查七对"都要严格执行。个体质量控制,一靠各级人员职责的制定和落实;二靠规章制度、工作程序和操作规程;三靠良好的作风养成和扎扎实实的工作。个体质量控制,既有自我约束性,又有互相监督性。

二、质量教育和培训

1. 严格"三严"标准,强化"三基"培训　根据医学科学发展新形势和管理工作的需要,不断补充完善"三基"内容,建立以各级各类医务人员不同标准、不同要求、不同形式的规范化学分制培训为核心、继续医学与学历教育相结合的教育培训体系,采用学术会议、学术讲座、专题讨论会、技术操作示教、短期或长期培训、自学等多种具有较强针对性和实用性形式,进行教育培训,做到训练、训练、再训练。制定管理规定,分岗前培训、岗位培训、转岗培训几个层次,以法律、法规、规章制度和工作规范的学习掌握,病案质量要求和书写水平,计算机操作能力等为重点,严格标准要求和考核检查,把好新上岗人员临床工作的"准入"关。

2. 制度规范培训　医疗护理技术操作常规是医学实践长期经验的科学总结,是确保医疗质量的重要举措。同时,医学是一门实践性很强的科学,随着医学科学的发展和医学实践的丰富,新年项目、新技术不断涌现,新的仪器设备和药品不断被研制开发出来,常规也需要不断地被修订、完善。因此,医务人员必须通过不断的培训和继续教育,才能紧跟医学科学的发展,不断充实、提高医疗技术水平和业务能力。

3. 职业道德教育　医疗机构对医务人员进行职业道德教育是卫生系统加强精神文明建设的一项重要工作,是促进卫生事业改革与发展的重要保障,是贯彻"三个代表"重要思想的具体体现。医疗机构要教育医务人员树立全心全意为人民服务的思想和"以人为本"的服务理念,学习先进典型的无私奉献精神,增强服务意识,改善服务态度,提高服务质量。要创造良好的医院文化环境,帮助医务人员树立高尚的道德品质和良好的医德医风。要按照《公民道德建设纲要》的要求进行道德教育,建立职业道德教育制度、考核评价标准及办法,普及道德知识和道德规范,帮助医务人员加强道德修养。

4. 医疗卫生法律、法规和规章的培训　一方面，要按照国家普法教育的重点内容和问题，结合本单位的实际，制定普法宣传计划，组织对医务人员进行《宪法》《刑法》《民法通则》等国家法律的宣传教育，提高医务人员学法、懂法、守法的法律意识。另一方面，要组织医务人员认真学习《执业医师法》《献血法》《药品管理法》《职业病防治法》《传染病防治法及其实施办法》《食品卫生法》《医疗事故处理条例》《医疗机构管理条例及其实施细则》《精神药品管理办法》《麻醉药品管理办法》《血液制品管理条例》等法律、行政法规和部门规章，严格依法执业，在保证患者合法权益的同时，也依法保护自身的合法权益。

三、临床工作的环节质量

（一）诊断质量

1. 掌握好内科诊断的原则和方法　诊断是主观反映客观的过程，首先是利用各种手段收集必要的资料，包括病史询问、体检、实验室检查等。其次是利用医师的医学理论知识和临床经验，对收集到的一切资料和结果加以整理、归纳分析，确定疾病的性质、轻重缓急等，之后产生初步诊断。在临床工作中，诊断和治疗在次序上虽然有先后，但是诊断工作是在整个医疗过程中持续不断地进行着的，因此要求医师不断观察病情的变化和发展，及时对诊断进行补充和修改。需要强调的是，临床医师在诊断过程中尤其应该重视病史的询问和体格检查，不能单纯依靠各种实验检查和仪器辅助检查而忽视这些十分重要的基础工作。

2. 做好对新入院患者、疑难病例的诊断工作　对新入院的患者要求及时、全面掌握病史，详细的体格检查，力求准确地做出诊断。诊断工作必须实行三级检诊制，在规定时间内检查病员、完成病历、明确诊断。诊断中的疑难问题首先应在本病区或本科内充分研究讨论，然后再提交内科或全院会诊讨论。经治医师及上级医师应通过这种机会，不断总结经验，在诊断水平上有所提高。

3. 不断提高诊断质量　医师诊断水平的高低，取决于是否有丰富的临床经验。因此要求医师在临床实际工作中勤于实践，不断积累经验。同时，由于医学知识的不断更新，大量新技术、新疗法的临床应用，要求内科医师不断学习新知识和新技术，努力提高基础理论水平与技术水平，要养成勤于动手做检查的习惯。在诊断工作中，不能单纯依靠实验检查和辅助检查下结论，培养严肃、严格、严谨的职业作风。

（二）治疗质量

1. 掌握好治疗原则和方法　内科是以药物为主的综合治疗，因此在用药问题上需全面考虑，坚持用药原则。既要考虑到药物对疾病局部的作用和效果，也要考虑对全身的影响。既要避免用错药，更应防止滥用药物。在用药问题上还应遵循医德原则，在疗效相同的情况下，费用少的药物优于费用高的药物，能口服的尽量避免注射。

2. 组织好重危患者的抢救　首先平时应做好准备工作，包括抢救器材和人员训练、抢救方案等。抢救中一方面要严密观察病情，及时处理，另一方面要适时组织会诊，集中大家的智慧和力量，防止判断上的失误。

3. 做好慢性病的治疗工作　内科慢性患者多，因此在慢性病的处理上，既存在着治疗问题，也存在着管理问题，在治疗上应千方百计，力求彻底治愈，若目前尚不能做到，也应争取阻止病情发展，防止并发症，最大限度地减轻患者痛苦。在管理上要体贴安慰，医护人员要善于观察患者思想情绪，勤于做心理疏导，使其安心配合治疗。

（三）手术质量

1. 术前管理　所有手术都要作术前准备，急诊手术也要争取时间尽快做好术前准备。

（1）心理上的准备：患者术前对自己的手术效果会有很多想法，尤其是对大手术更会有许多顾虑。外科医师应针对患者思想做必要的解释，给以安慰，消除不必要的思想负担，增强恢复健康的信心。同时取得患者和家属的信任和配合。讲解病情要实事求是，认真负责，各级医护人员的解释要一致。

（2）术前应完成所有必要的检查：尽可能明确诊断，只有正确的诊断才能有正确的治疗方案和取得良好的手术效果。

（3）做好术前讨论和小结：术前小结包括诊断手术适应证、手术方式、麻醉方法，术中可能出现的问题和对策，手术后注意的问题等。哪些病例需要进行术前讨论，应由主治医师作出决定。新开展的或复杂的大手术、疑难病例，需要多方面配合的手术都应有术前讨论，年轻医师、初次担任某种手术的术者也应有术前讨论。

（4）做好手术安排：应明确规定各级医师的手术范围，超过规定范围时应由科主任批准。每周进行哪些手术应事先做好安排，有计划地进行，不随意改变，否则影响病房工作秩序，容易发生差错事故。大小手术应搭配，复杂与简单手术交替进行，这样有利于安排术后护理，手术者也可得到充分的休息和做好术后的观察与处理。

（5）手术前晚应全面检查一次准备工作：如皮肤准备做得如何，是否配血，术前小结是否已填写等。患者有无发热、月经来潮、手术有无必要延期等。术者在术前必须亲自检查过患者，对手术方法和步骤应做必要的复习和思考。

（6）术前的其他准备：对术前患者应给予热情细致的照顾，告诉患者术后深呼吸、咳痰的必要性，保护伤口的方法和必须严格按医嘱饮食等事项。术前至少戒烟1~2周，练习能在床上大小便。进手术室前应排尿、摘下义齿等。

2. 术中管理　手术是一项集体劳动。既有严格的分工，又要密切配合。一般情况下，手术人员主要有术者、助手、麻醉医师、器械护士及巡回护士。手术者应对手术负主要责任，不仅要掌握手术技能，还要组织与指挥手术的全部过程，决定操作的原则、方法与步骤，保证手术效果和患者安全。手术台上，其他人员必须服从手术者指挥。助手应全力以赴配合术者做好手术。器械护士在手术时应密切注意手术的程序和需要，准确迅速地传递所需要的器械、纱布及缝针、线等，手术完毕前应严格执行清点制度，防止物品遗留在体内。

3. 术后管理　手术后一定时间内必须严密观察病情，注意保持呼吸道通畅，防止继发性出血或休克的发生。正确进行输血、输液、维持体内水电解质平衡等。协助患者翻身，鼓励患者咳痰，预防肺部并发症，防止切口感染。各种导管、引流管必须装置妥善，保持通畅，防止脱落。术后要给予必要的止痛和镇静药物，及时处理腹部胀气及尿潴留。同时要加强营养，鼓励早期活动与功能锻炼。

4. 落实好消毒隔离制度　外科病区内物品与医疗器械一般可分为每日消毒和周期消毒两种。每日消毒的物品一般为日常所用医疗器械及用品，如注射器、体温表、换药物品、各种引流管、引流瓶等。另外病区内凡装有消毒剂浸泡各种器械的盛器，以及各种治疗盘、污染敷料等应每周清洁和消毒1~2次。凡集中供应的消毒无菌器械和敷料，应用期限一般不超过7天，过期必须更换，重新消毒。

5. 无菌技术管理　在外科日常工作中，必须牢固地树立无菌技术观念，要意识到感染是外科最大的危害，是手术失败的主要原因之一，因此，要求外科医师在各项诊疗工作中，应有高度的科学性和严格的操作要求，任何环节脱节、失调或忽略都会影响治疗效果，小则发生并发症，大则治疗失败甚至影响患者生命。因此，患者手术前的清洁处理，严格的洗手规程，手术野皮肤的准备和消毒，各种器械、敷料、用品的消毒以及手术、换药、穿刺、注射工作中的无菌操作，均不允许有丝毫的疏忽。

（四）患者知情同意

1. 在不违背保护性医疗制度的前提下，医务人员在诊疗过程中必须履行对患方的告知义务，并尽量做到"全面告知、准确告知、通俗告知"。

2. 告知的内容　患者的病情，可能的病因、病情发展情况；治疗方案的选择及实施中采用手术、治疗仪器和药品等的目的、方法、预期效果、不良反应、患者可能承受的不适以及潜在的危险等；预计需要支付的费用；出现医疗纠纷时的解决程序等。履行知情同意手续分为口头告知和书面签字两种方式。告知工作须由项目实施者亲自完成，不得安排他人替代。

3. 医院应提倡和鼓励各专科根据本专业的特点，制定本专业符合法律要求、具有法律效力的个体化的知情同意书。特别需要强调以下情形必须履行书面签字手续：经批准在医院首次开展的新业务、新技术；试用于人体的新技术、新方法、新器材、新药物等临床实验性治疗项目；急诊或处于抢救状态下的危重患者，患者或其亲属要求终止治疗、出院、转院的；手术中需临时改变手术方案的；临时决定实施手术中冰冻切片快速病理检查的。

4. 诊疗工作中由患者本人或其监护人、委托代理人行使知情同意权。患者委托代理人时，应由患者本人和拟委托代理人共同签署《授权委托代理书》；被委托代理人应向医院提交个人身份证、证明与患者关系的户籍资料等有关材料。医院只对患者本人或其委托代理人进行告知。

（五）医患沟通

诊疗疾病、恢复健康是医患双方的共同目的。然而，由于有些患者对医务人员不理解，挑毛病、闹纠纷、索补偿，医务人员也不得不把患者当作潜在的"起诉者"和"假想敌"，导致医患关系在某些方面比较紧张、很不正常。医患沟通渠道不通畅、交流不充分是造成这种状况的原因之一。

1. 更新观念，换位思考　摒弃"求我看病""唯我独尊"的心理状态，消除传统的"求医"观念与要求平等的观念之间的冲撞。顺应现代医学模式，变"以疾病为中心，重病不重人"为"以患者为中心"。高度重视患者对健康权、咨询权、隐私权、知情权关注程度日益提高的现实，消除在疾病诊疗过程中"谁说了算"的摩擦。充分考虑到患者在医学知识上的匮乏和外行这一特点，即使遇到"低级"问题、"儿科"问题，也应耐心礼貌，把"话"说到，把"理"讲清。

2. 建立医患沟通的机制　把加强医患沟通与交流和落实知情同意一样，作为基础医疗工作的重要组成部分，纳入质量目标管理，定形式、定内容、定标准、定分工，组织沟通技巧培训，进行检查监督，及时反馈讲评。

3. 创造医患沟通交流的条件　定期召开医患座谈会，真心实意地倾听患者对诊疗工作、服务保障、病区管理等各方面的意见和建议，并及时加，以改进；召开病友联谊会，由医务人员宣讲康复知识、解答患者问题，患者之间交流心得体会，增加患者自身战胜疾病信心和对医院、医务人员的信任与信赖；合理设计、发放问卷调查表，了解患者的满意程度、潜在要求和心中的遗憾，作为医院进行持续质量改进的依据；开设健康学校，深入街道、社区开展健康教育、咨询服务，普及医疗保健知识，健康促进、宣传沟通。

（六）工作效率

作为临床科室，提高工作效率主要体现于在计划施治前提下，完成医院下达的医疗数质量指标，加快病床周转、提高病床使用率，有效缩短平均住院日。

1. 重视门诊工作，提倡住院前实施计划检查　加强门诊技术力量配置，指定一名副主任医师以上骨干专门负责本专科门诊各项工作，提高首诊确诊率；对 3 次复诊仍不能明确诊断的疑难病例，要及时报告科室领导和业务主管部门，组织联合会诊。根据本专业病种特点，规定对拟收入院患者在门诊就诊期间必须完成的检查项目，除个别大型有创性特殊检查住院后进行外，绝大多数检查项目在门诊完成，减少入院后大量检查未做导致住院日的延长。

2. 加强住院后的计划施治　规定经治医师在患者入院后 1 小时内检诊患者，主治医师在 24 小时内检诊患者，并审修经治医师制订的治疗计划，管病房主任 48 小时内查看患者，全面指导诊疗工作（急诊、危重患者要随来随查，立即展开抢救）。对于疑难、危重患者，要及时向科主任汇报病情，并适时组织主任查房、科内讨论，申请科间会诊、院内多学科联合会诊等工作；外科系统的三级检诊还要特别注意督促下级医师及时、全面地完成各项术前准备工作，避免因为准备不足或时间过长导致手术不能如期进行而延长术前住院时间。对临床科室普遍反映强烈的科间会诊时间长、预约检查时间长、医技检查结果报告时间长的问题，要及时研究解决。作为临床科室也要从自身抓起，防止出现一方面抱怨他科不及时会诊而他科邀请自己会诊也未按时限要求完成的现象。

（七）医疗缺陷和风险管理

对已经发生的医疗缺陷，要严格报告制度，按照"三不放过"（即：事实经过不查清楚不放过，经验教训不总结出来不放过，当事人不认真处理不放过）的原则进行严肃处理，切实吸取经验教训。发生医疗事故争议后，医疗风险处理机构要为患者提供投诉的条件，认真倾听患者的意见，使患者有陈述自己观点的机会。在接待患者投诉时，要做到耐心细致，认真做好解释说明工作，避免引发新的医患冲突。对于患者投诉的问题，要做必要的核实，问题重大、矛盾突出时，还要做好调查工作。确属由于医方原因引发的患者投诉事件，应立即按程序报告，立即采取措施，妥善处理，消除医疗事故隐患和减轻伤害后果；并应及时向患者反馈调查处理结果。

四、病历资料管理

（一）修订病历质量标准，改进病历检查工作

1. 修订和调整制度、标准　要本着"说到做到、诚信服务"的原则，筛查原有不适应形势发展需要的制度、标准，研究制定既符合国家卫生行政主管部门的规章、又符合医院工作实际和举证新规则要求的病历书写规范和检查标准。

2. 改进工作方法，提高质量检查效率　要建立院－科室－个人三级质量保证网络，明确职责分工，一级抓一级、级级抓落实。病历质量检查要从单纯的终末检查向终末检查、过程检查和网上实时监控相结合的模式转化，突出抓好病历资料内容的完整性、完成的及时性、知情同意谈话－签字的规范性，抓好重要讨论、会诊、查房内容的记录等容易出现问题的环节。

3. 电子病历管理　已经应用 HIS 系统并使用电子病历的医院，可尝试开发应用程序，建立病历质量网络监测系统，配备专门人员，确定专用检查标准，对电子病历的内容和完成时限进行网上实时监控，检查结果通过对话框的方式及时、不断地提醒医生，直到更正为止。由于目前电子病历法律效力存

在争议，要特别注意要求医师在计算机中书写完病历后，及时打印生成文本病历，并认真署名、审签；上级医师需修改时，应重新打印生成清洁病历并署名。

4. 严格限制病历返修工作 确需修改的，应在原有病历基础上，另加修改附页或使用修改说明，标明修改的内容、目的以及修改时间和修改人签名等内容，明确责任，保证病历资料的原始性和真实性。

5. 加大反馈、讲评和奖惩力度 机关和职能部门要把经常性深入科室检查病历质量作为重点工作之一，及时通报讲评，性质严重或带有倾向性的问题，要适时召开质量分析会，研究解决办法，确定处罚措施。要把病历质量与科室、医务人员的经济利益和晋升相挂钩，加大奖惩力度。

（二）强化门（急）诊病历管理

1. 正式档案病历管理 在医院建有正式档案病历的患者挂号就医时，医院应指定专人负责将病历送达患者就诊科室；患者一次来院在多科室就诊时，应指派的专门人员将病历送达后续就诊科室。患者每次就诊结束后 24 小时内，应由专人负责回收病历，并按规定归档。收到患者就诊结果报告单和影像检查资料后，应在 24 小时内由专人负责归入病历档案。

2. 简易病历管理 持简易病历的患者就诊时，接诊医师必须认真记录就诊情况，病历书写必须做到简明、准确、重点突出。有条件的医院可开发使用计算机挂号系统，尽可能详细地记录和保存患者的诊疗信息。

3. 门（急）诊病历质量的检查 门（急）诊病历质量检查往往是各医院病案质量管理中的薄弱环节，必须比照住院病历检查的模式，建立标准，组织专门人员对门（急）诊病历质量进行严格检查监督。对于正式档案病历，要不定期重点抽查与定期普遍检查相结合，根据各医院门（急）诊量大小和档案病历使用频次规定检查数量的覆盖率；通过定期通报检查结果、举办病历展览、与目标管理考评挂钩等方式，奖优罚劣，提高质量。对于简易病案，也要制定书写规范和标准，利用医疗纠纷处理收集的材料、临时抽查的材料，以个案分析讲评为重点，强化医务人员重视程度，规范病历记录行为。

（三）建立封闭的路径管理系统，防止住院病历资料丢失

1. 开发应用计算机病历资料综合管理系统 以医院 HIS 系统为平台，开发应用计算机病历资料综合管理系统，包括住院病历资料管理、门（急）诊病历资料管理、影像医学资料管理等若干个子系统，对病历资料的入库、使用（借阅）、归档情况实行计算机管理，提高管理效果和工作效率。

2. 主动下送式病历供应 患者办理住院手续时，由住院处向病案库提供有关信息，病案管理人员将患者以往住院病历、门（急）诊病历和影像资料按时限要求下送到患者所住临床科室，并与临床科室办理交接手续。

3. 临床科室分类加锁管理 可分类设病历资料柜，分别存放本次住院病历和既往住院病历、影像检查资料，严格加锁管理。住院期间各种病历资料原则上不得带离所住病区，确因医疗活动或复印、复制等需要带离病区时，应当指定专人携带和保管。患者需要转其他科室继续住院的，前往科室应按有关规定及时完成病历资料的书写和整理工作，护送患者前往拟转入科室时应同时移交病历资料，办理移交签字手续。

4. 病历资料的归档与回收 临床科室应按时完成病历资料的书写、整理和审签工作。病案科应安排专人在规定时限内到临床科室回收出院患者门（急）诊病历、住院病历和影像资料，并对回收资料按照目录进行清点并与临床科室办理交接手续。

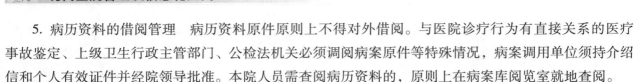

5. 病历资料的借阅管理　病历资料原件原则上不得对外借阅。与医院诊疗行为有直接关系的医疗事故鉴定、上级卫生行政主管部门、公检法机关必须调阅病案原件等特殊情况，病案调用单位须持介绍信和个人有效证件并经院领导批准。本院人员需查阅病历资料的，原则上在病案库阅览室就地查阅。

（四）加强病历资料的复印、复制管理

1. 医院应制定病历资料复印管理的相关规定，明确管理复印工作的人员职责，设定专门的复印场所，严格按《条例》规定的范围为患者提供复印或复制服务。

2. 复印或复制病历资料的程序　医院医政管理部门验证申请人资质、受理患方要求复印或复制病理资料的申请，在医务人员按照规定时限完成病历后，通知病案管理部门予以办理；由医院指定的专门人员将需要复印或复制的病历资料在规定时限内送达指定地点，并在申请人在场的情况下复印或复制，经申请人核对无误后，加盖证明印记并按规定收取工本费。提出复印、复制或封存病历的患方人员资质界定应严格执行卫健委和中医药管理局卫医发〔2002〕193 号文件。

3. 发生医疗事故争议时，医院有关人员在患者或其代理人在场的情况下封存死亡病例讨论记录、上级医师查房记录、会诊意见、病程记录等。封存的病历由医院指定专门机构或人员负责保管。患者仍需要诊疗的，为保证医疗工作不间断进行，可复制相关内容予以封存。

（五）规范医学证明的管理

目前，医院出具的医学证明主要有医学诊断证明、残情鉴定报告、尸检鉴定报告等。这些医学证明涉及法律相关问题如患者的伤害程度、赔偿额度和相关当事人的民事或刑事责任。因此，出具医学证明的行为必须非常谨慎。医院要规定出具不同医学证明人员的资格要求、证明书的书写内容要求和审批程序。作为医务人员，尽可能不出具书面资料；非出具不可的，也必须客观描述，严禁主观臆断疾病发生、发展、治疗、转归之间的因果关系。

五、检查监督和制度落实

1. 加强检查监督，逐级负责，多层控制　按照各级职责分工，一级抓一级。建立质量标准，实行量化考核，根据科室工作任务、特点和人员具体情况，对医院已经建立健全的各项规章制度和全员全面目标管理考评标准、考核方法和奖惩条件进行分解、细化，使每个岗位、每个工作人员都有自己严格、明确、量化的岗位职责和奖惩指标。在科室内部建立起严格、系统、正规的质量检查措施，上下级之间、同级之间、医护之间、医患之间相互检查、相互制约，共同督促规章制度的落实。

2. 严格奖罚　要根据科室实际，发挥全科人员的智慧，研究制订对医、护、技人员医疗工作数质量考核、评价方法，变无据可查的随意性管理为定量、定性结合，标准较为明确、科室人员评议、科务会议讨论的科学管理方式，真正把自觉执行、严格遵守规章制度作为晋职晋级、立功受奖、评选先进、出国深造的重要条件，实行"一票否决"。

（刘永涛）

第三节 临床科室质量管理实施要点

一、实施策划

（一）策划目的

策划就是为了设定目标，设定为达到目标所需要的手段。这个概述应用于质量策划，就是设定质量目标，开发为达到这些目标所需要的产品或过程。具体到临床科室的医疗质量管理策划，就是紧密围绕医院总体的办院宗旨、质量战略和质量目标，依据本科室职能任务、工作特点、工作流程、资源配置等实际，将医院的质量目标进行细化分解，确定本学科专业诊疗质量、技术水平、工作效率、服务水准等方面的分目标；从组织机构、资源利用、岗位职责、过程控制等方面，制定实现这些目标所采取的办法以及进行持续质量改进的举措，如优化工作流程，完善规章制度，明确职责分工等。

（二）策划应遵循的基本原则

1. 坚持质量第一的办院宗旨，以质量为生命线，把质量管理摆在医院管理的突出地位。

2. 坚持"大质量观"的医疗服务模式，以患者为中心，努力适应新的服务模式在服务范畴、服务深度以及服务的适用性、安全性、舒适性、经济性等服务质量特性对医院提出的更新、更高的要求。

3. 坚持质量－效益型医院管理模式，以质量求效益，以质量求生存，以质量求发展，走内涵发展的路子。

4. 坚持持续质量改进的原则，预防医疗缺陷，不断提高医疗质量和服务水平，增加患者和社会的信任。

（三）策划应围绕的主线

1. 以患者为服务对象，以医疗服务质量为核心，围绕与患者就诊相关的整个流程、保证诊疗质量的内部控制措施和职责不清、容易发生缺陷或既往曾经发生缺陷的重点、薄弱环节及"接口"部位三条主线进行策划。

2. 通过患者就诊相关整个流程的分析，进一步明确本科室在诊疗过程中扮演的角色、担负的任务、涉及的人员和岗位；诊疗工作中可能影响质量和效率的关键环节；完成整个诊疗工作所需要进行协作和配合的相关学科以及整个流程可以进一步优化、重组的环节及其实施的可能性等基础信息。

3. 在掌握上述信息的基础上，可以有的放矢地制定强化内部质量控制的规章制度，特别是关键环节、薄弱环节、容易发生问题环节的质量控制措施；明确科室岗位设置和岗位职责；合理调配科室人力、物质资源；在建立科室内部封闭的质量控制和质量改进路径的前提下，与上级质量管理部门和协作科室协商明确"接口"部位的职责与分工，各司其职、各负其责，有效衔接不同的质控路径，保证整个诊疗过程中不存在"真空"地带，不出现隐患环节。

二、实施目标确定

质量目标必须不断变动以便对新技术、新竞争、社会巨变、新的机会等变化的环境作出及时的反应。质量目标又是分等级、分层次的，犹如金字塔，塔的顶端有少数几个目标，每个指标都是最重要的；然后再细分这些目标为第二级、第三级，直至分配到每个岗位、每个员工。因此，医院大质量目标的实现有赖于每个岗位、每个员工细小质量目标的完成。临床科室必须紧密围绕医院总体的质量战略、质量方针和质量目标，依据科室担负的职能任务，结合科室工作特点、工作流程、岗位设置、人员和物资资源配置等具体情况，将医院的质量目标进行细化分解，做到"人人有目标"。

三、实施过程分析

作为临床科室，进行过程分析应围绕患者住院后初步诊断－修正诊断－明确诊断－及时合理处置这条线索进行，如图4－1所示。

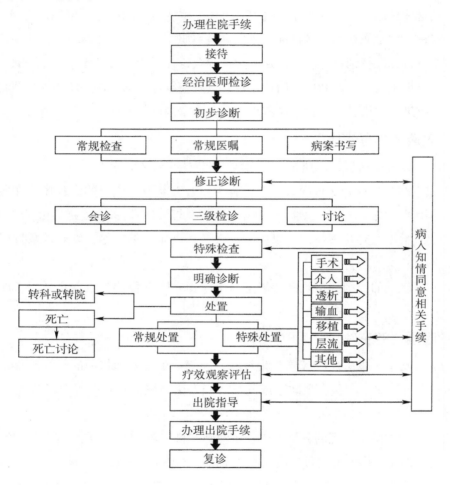

图4－1　临床科室工作过程

（一）明确整个工作流程

1. 护理人员接待和办理住院手续。

2. 经治或值班医师首次参与接诊，与患者进行沟通交流，了解患者一般情况、发病经过、病程进展和既往史、家族史情况，进行体格检查（物理诊断），结合门诊病历记载、检查检验结果以及患者提供的其他医学资料，做出本次住院的初步诊断。

3. 经治医师根据对疾病和病情急、危、重程度的初步判断，下达常规医嘱（含护理等级、饮食种类、基本治疗等）。

4. 从进一步验证或明确诊断、有助于实施治疗的角度，确定拟进行的检查、检验项目并开具相应申请单。

5. 按时限和质量要求，完成病历书写。

6. 对于诊断尚不明确的疑难病例，病情较为复杂的急症、危重病例，应按要求完成三级检诊，在上级医师的分析指导下，完成必要的检查、检验项目，修正或明确诊断，确定处置方案。

7. 经本专科三级检诊仍不能明确诊断的病例，应根据权限和职责划分，适时申请、组织科间、院内或院际联合会诊，必要时组织不同层次规模的病情讨论会，根据会诊、讨论意见，完成一些特殊检查、检验项目，进一步修正或明确诊断及处置方案。

8. 组织实施处置方案，严密观察病情变化，进行系统的疗效评估，适时调整治疗方案，获取最佳治疗效果。

（二）明确质量管理的路径和关键质控点

通过过程分析，从工作性质和流程以及加强管理的角度，可以把以患者住院接受诊疗的完整过程人为地划分为几个不同的路径。每个路径相对独立而封闭，可以作为一个质量管理的单元，完成 PDCA 循环；各路径之间，又存在明确的"接口"部位和区域，相互联系、相互影响、相互制约；各路径环环相扣，总体上形成一个患者诊疗全过程质量管理封闭的大环，通过对各路径的质量控制和质量改进，通过紧密衔接各路径之间的接口部位，切实保证并不断改进临床科室的医疗质量。

1. 诊断质量路径　以"诊断"为轴线展开，是患者诊疗过程中的重要基础环节。其基本线索是：综合分析发病情况、病程进展、体格检查结果、既往史、家族史和已有医学资料得出初步诊断，通过三级检诊、会诊、病情讨论和特殊检查检验结果作出修正诊断或进一步明确诊断。该路径的质控点包括物理诊断、全面了解病情、综合分析和归纳的能力，上级医师对下级医师工作的指导、把关和纠偏，及时、有针对性、高质量的会诊，及时、准确、有针对性、有价值的辅助检查。

2. 辅助检查质量路径　包括常规和特殊辅助检查。其基本线索是：检查项目的确定 – 提出申请 – 预约检查时间 – 检查前特殊准备 – 检查实施 – 检查结果的准确性和及时回报。该路径的关键质控点包括检查项目确定的合理性、知情同意、大型仪器检查项目的诊断阳性率、预约时间、检查标本的管理、检查结果的准确性、结果回报的及时性。

3. 处置质量路径　处置包括常规处置、特殊处置和转科、转院。其中特殊处置包括手术（图 4 – 2）、介入、血液净化、输血或血液制品、组织或脏器移植等等，每个特殊处置又都可以形成自身一个或若干个路径结构。处置质量路径基本线索是：明确诊断 – 确定处置方案 – 具体实施。该路径的关键质控点包括科学性、个性化处置方案的制订，知情同意，操作技术水平。

4. 病案质量路径　其基本线索是：原有病案资料的供应 – 病案书写与质量检查 – 病案使用管理 – 病案归档整理。该路径的关键质控点包括病案书写时限的及时性，形式的统一性，内容的真实和完整性，分析、归纳、总结的严谨性，使用和保管工作的规范性。

5. 标本管理路径　其基本线索是：标本的采集 – 唯一标识 – 保管与传送（记录） – 实施操作 – 确定结果 – 形成报告（记录） – 结果回报 – 结果追踪（随访）。该路径的关键质控点包括标本的唯一标识，传送交接过程中的验证、记录和职责分工，操作过程中的质量控制，结果确认中的审核把关，报告单的准确及时回报。

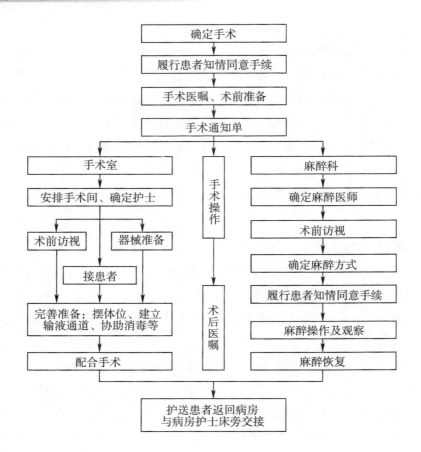

图 4 - 2 手术工作过程

（三）明确关键环节

1. 医师准入　重点是按照"三严"标准，强化"三基"培训，搞好岗前培训和考核验收，把好年轻医师临床工作准入关。

2. 医嘱的下达与执行　重点是医嘱下达要全面准确，规范标准，层次分明；医嘱执行要及时准确，三查七对。

3. 病案　重点是病案书写和记录要及时、完整、真实、准确；病案质量检查要突出重点，责任到人；病案使用管理要规范、严格，归档要及时。

4. 三级检诊　重点是保证时间，强化上级医师对下级医师在诊断、病情和资料的综合分析、治疗方案制定和调整以及落实上级医师指示方面的指导、纠偏、把关作用。

5. 会诊　重点是会诊申请质量把关、应诊时限和应诊人员的资质标准要求和会诊的效果。

6. 四讨论（疑难、危重、手术、急诊）　重点是讨论时机的掌握、讨论的形式、内容和解决问题的效果。

7. 患者知情同意　重点是诊断、处置方案、医疗费用、预后等内容的全面、准确、通俗告知和签字手续的履行。

8. 三查七对　重点是医嘱执行过程中标本采集、治疗处置、药品准备及发放过程中的准确无误。

9. 标本处置　重点是标本采集准确性，标本标识的唯一性和标本交接过程的可追溯性。

10. 值班、听班、交接班　重点是技术力量配置合理，值班人员资质符合要求，值班人员在岗在位情况，病情交接班突出重点，重要病情交接仔细，内容全面，有的放矢。

（四）明确"接口"部位

所谓"接口"部位，就是一件工作涉及多个不同隶属关系的单位或隶属关系相同但涉及不同工种的工作。衔接接口部位的前提，就是首先做好自己管辖内的各项工作，在此基础上，通过协商一致或行政指令明确接口部位的工作职责和任务划分，完善规章制度，从制度上保证消除扯皮和推诿现象。围绕患者诊疗过程这条线索，存在的较为重要的"接口"部位包括：

1. 住院处或门诊部急诊科与临床科室在患者转运中的"接口"。

2. 医护之间在医嘱下达和执行中的"接口"。

3. 临床与医技科室之间标本交接中的"接口"。

4. 临床和医技、辅诊科室在检查申请、预约、特殊准备和结果回报方面的"接口"。

5. 临床与医疗保障部门在药品、器械请领、发送上的"接口"。

6. 特殊处置（手术、麻醉）中临床科室和执行科室之间关于患者交接、病历资料交接等方面的"接口"。

四、健全规章制度体系

（一）基本依据

目前，除了国家颁布的法律、法规外，卫生部门以及相关部门还制定了一大批部门规章和诊疗护理规范、常规。这些法律、法规、规章是医疗机构和医务人员的工作依据和"指南"，在保证医疗质量和医疗安全方面有着举足轻重的作用。要根据医院的总体要求，在全面落实共同制度的前提下，对有关规章制度进行分解细化，同时针对本科室的工作特点、人员情况和薄弱环节，制订相应的规章制度、规定和要求，形成目标明确、要求明确、责任明确、奖罚明确、操作性强的科室规章制度体系。

（二）在规章制度建设上要注意把握好以下几个重要原则

1. 基本规章制度必须涵盖各部门、各流程工作的核心内容和关键环节，覆盖面要广。

2. 既要与以往已经执行并且行之有效的各项规章制度相互衔接，又要针对实际工作中存在的问题加以补充完善，政策要连续。

3. 以往已经施行的规章制度不适应工作需要的，该废止的要废止，该完善的要尽快完善；涉及多单位、多部门的工作，"接口"问题上有纰漏的，相关部门要共同调查研究、协商一致，明确责任，消除"真空"，从制度上保证不发生扯皮、推诿问题。

（三）规章制度体系的重点内容

对临床科室而言，除了劳动纪律、行政管理等方面全院性通用管理制度外，还必须建立或根据本科室工作特点和人员实际细化制订以下重点规章制度：《预防医疗事故预案》《科室医疗事故处理程序》《查房制度》《会诊制度》《医嘱制度》《危重患者抢救工作制度》《收容工作制度》《各级人员出门诊制度》《标本处理制度》《新上岗人员临床工作准入制度》《请示报告制度》《值班、听班与交接班制度》《知情同意制度》《全员全面目标管理考评及奖惩制度》等。此外，针对本单位工作性质和各工种工作特点，还要制订《仪器设备单机操作规程》《作业指导书》等文件。

（四）确定岗位设置，明确各岗位资质标准和职责

按照"按需设岗，按量定员"的原则，明确完成各项工作需要设置哪些岗位，每个岗位需要配置

多少人员，配置什么资质的人员以及各级人员该干什么、各项工作该怎么干，做到常规工作程序化，日常管理制度化，各项要求标准化，技术操作规范化，监督检查日常化，以期对本科室的全部工作、全部环节、全体人员进行定量与定性相结合、定量为主的综合考核和控制，做到"事事有遵循，件件有标准，人人有职责，项项有记录"。

（朱彦玮）

第四节　临床科室质量持续改进

对现有的质量水平在控制、维持的基础上不断加以突破和提高，将质量提高到一个新水平，这个过程就是持续质量改进。持续质量改进的特点，首先是搞好控制，充分发挥现有控制系统能力，使质量形成的全过程处于受控状态；在保持和稳定已经达到的质量水平的基础上，进行质量改进，全方位提升质量水平，不断增加为患者、为社会提供医疗服务的能力。要获得质量改进，重要的是抓好质量改进活动的一些重要环节。只有各个环节依据一定的原则实现各个阶段的目的，才能使质量改进工作取得好的效果。

一、科室持续质量改进的目标

科室的质量改进也就是操作层的质量改进，重点是提高医疗服务质量、医疗技术水平和日常基础工作质量。改进工作质量应表现在以下几个方面。

1. 工作质量的准确性　指符合有关标准、规范、程序的程度。
2. 工作质量的时间性　指工作要及时、准时和省时。
3. 工作质量的经济性　指在人力、财力、物力诸方面投入要少，产出要多。
4. 工作质量的主动性　指发挥人的主观能动性，主动开展各项工作。
5. 工作质量的有效性　指满足预期功能，实现经济效益和社会效益的程序。
6. 工作质量的服务性　指提供优良服务。
7. 工作质量的文明性　指符合法规和职业道德的要求。
8. 工作质量的安全性　指工作不能危及人身和财产的安全。

二、质量改进的组织机构

质量改进目标是先导，组织是保证。质量改进需要有效地利用资源、充分地优化资源配置，更需要造就一个质量改进的文化环境，从科室整体上制约和影响人们的质量行为。质量改进是多方面、全方位的。只有形成质量是大家来抓的事的共识，人人都积极参与质量改进的活动，质量改进活动才具有生机。QC小组是科室各级各类医务人员围绕科室的质量目标和存在的问题，以改进质量、强化服务、提高效益和人的素质为目的组织起来，运用质量管理的理论和方法开展活动的小组。质量改进可以通过过程管理小组、问题改进小组、质量文化小组、问题分析小组等改进小组形式进行。

三、质量改进的组织实施

1. 动员全体医务人员，积极参与各个层次的质量改进　医院和科室的领导要积极参与和支持质量改进工作。科主任是科室质量改进的倡导者，也是质量改进的策划和质量改进策略的决策者。只有科主任深刻认识到质量的重要性，树立坚定的质量观念，具有强烈的质量改进意识，带头实施并全力支持质量改进活动，精心组织，建立响应的激励政策和制度，配备必要的资源，科室医务人员才有信心坚持进行质量改进活动，医院、部门和科室的各级管理层才能使质量改进成为永恒的目标。

2. 制订计划，明确职责，保证资源 质量改进是一项复杂而牵涉面广的活动。组织好质量改进工作需要确定明确的质量改进目标，使全体医务人员明确质量改进方向和质量改进过程中各自的职责，而且要为质量改进活动提供必要、充分和适宜的资源。所以，质量改进工作要对质量问题的发现、分析、改进的措施、方法、进程、程序做出计划安排，使质量改进工作顺利进行。

3. 追根究底、详细调查收集质量改进的相关资料 质量改进最主要的追求是质量改进的效果，而效果的产生是要抓住导致质量缺陷的关键因素，制订改进措施。这就需要在调查导致质量问题的原因时，要有穷源溯流的精神，不但要调查导致质量问题的直接原因，还要调查导致质量问题的间接的、潜在的、深层次的原因。使质量改进方案的制订不但针对导致质量问题的关键因素采取相应的改进措施，而且通过质量改进活动的开展，消除一些影响医院和科室医疗服务质量的潜在因素，促动影响质量的一些深层次因素也有所变化，从而达到全面质量管理的预防为主、全过程控制的要求。

4. 正确分析资料，建立因果关系，剔除巧合性因素 对医疗服务质量而言，质量策划是首要环节。准确地进行质量问题原因调查分析是质量改进取得成效的前提，在进行质量问题原因分析时，诊断人员各人的经验、主观的判断是重要的，但诊断资料的翔实，诊断过程采取的科学态度和方法更为重要。这需要质量问题调查人员不但有客观公正的求实精神，而且要掌握科学的调查分析方法，正确认识事物发展规律的能力，通过分析质量问题的调查材料，排除一切因素的干扰，及时准确查清质量问题的因果关系，以便制订质量改进的对策。

5. 研究对策、方案并付诸实施 质量改进战略是关系到医院和科室质量改进全局性、未来性、根本性的重大决策。质量改进对策是实现质量改进战略的手段，对策服从和服务于战略。医院和科室为达到某一质量改进战略目标，需要在医院和科室具体的部门、具体的方面（如管理制度、技术改造、人才培训等上）制定改进对策，并形成质量改进的方案。质量改进的对策方案必须服从和服务于医院和科室的经营战略，具有科学性和切实可行性的特点。

6. 及时评估确认结果，措施无效或不力时，则予以强化 质量改进是一个过程，是一个不断达到质量改进目标的过程。为了使质量改进活动超过预定的目标进展，在改进过程中，需要在医院和科室建立健全质量改进活动的检测系统，控制质量改进活动，按照预定的进程和计划完成各阶段任务。对于质量改进过程，当实际改进方案无效或不力时，和各个改进活动发生矛盾时，还需要督促、强化协调。当质量改进完成后，还需要及时对改进成果评估确认，为持续地开展质量改进活动打好基础。

7. 总结经验教训，调整管理体系，巩固改进成果 现代医院和科室的运作，管理技术是重要的生产力，越来越被人们所共识。管理技术是医院和科室重要的资产，管理经验的积累是重要的财富。医院和科室在进行质量改进过程中，不但要注重质量改进的成果，还应注重质量改进过程中的改进方法经验的积累，以便医院和科室有能力使质量改进活动由对一点的改进到对一方面的改进，由对医院和科室运转系统的某一环节的改进到对医院和科室整体的改进，建立完善医院和科室的质量改进系统，使医院和科室质量改进持续有效地进行下去。

8. 在新的起点上寻找更大的突破 社会科学的发展不断开阔人们的视野，人们对质量的认识不断深入。对质量的追求是没有最好只有更好。质量改进重要的是发现问题，有两层含义。一是面对医院和科室在市场竞争力不强、效益不佳，善于寻找医院和科室管理中的质量缺陷，给予改进；二是在进行了一次质量改进活动后，取得了成果，在总结质量改进成功经验的同时，难得的是在成功中找到差距和不足，对自己提出更高的标准和要求，使质量改进在一个新的起点上寻找更高的突破点，不断地前进。

四、实施质量改进应把握的几个原则

1. 营造良好的质量改进的环境和氛围　质量改进需要科室全体人员在共同的价值观下，遵循共同认可的行为准则，形成领导重视、全员参与的良好环境和氛围。一是科主任的作用。科主任应当是质量改进的积极倡导者，对质量改进的关注程度和投入力度决定着科室质量改进的程度。科主任制定的质量政策、规章制度以及对质量改进活动的调研、监控，都直接关系到质量改进工作的成败。科主任对质量改进的影响力表现在对科室的质量管理问题具有远见卓识，抓住关键问题，击中要害，政策得当，承担责任，积极投入。科主任的言行如果深入人心，将会对科室的质量改进工作产生有效的影响力。二是科室工作人员价值观、态度和行为准则。要重视患者的需求，处处为患者着想；在质量改进活动中要人人有责，人人参与，相互配合、相互尊重、相互促进；质量改进工作要贯穿于医疗服务的整个过程，处处进行，持续不断；资料充足，信息通畅，公开交流，有理有据地分析并作出决策。三是创造良好的工作环境。管理就是创造和保持一种良好的环境，使医务人员在群体中高效率地完成既定目标。质量改进要想充分满足患者的需求，必须为工作人员创造良好的工作环境，最大限度地调动工作积极性，充分发挥主观能动性和聪明才智。

2. 进行教育和培训　质量改进取得成效的关键在于全体医务人员的热情参与和支持，取得业绩的大小取决于各类人员的质量态度、质量知识和质量技能。质量改进的进行首先要通过质量教育和培训，提高全体医务人员的文化和业务素质。质量教育的目的是提高医务人员的知识结构，需要持续地进行。要成立专（兼）职机构，负责培训教育工作；要制定培训教育计划，明确目的、目标、途径、进度和效果标准；采取正规系统教育、社会培训教育、医院内部培训、业余读书学习、研讨、咨询、讲座等形式，普及性培训教育与提高性培训教育、研讨性培训教育相结合，提高培训教育的针对性和效果。

3. 制定质量改进的计划　质量改进必须有组织有计划地进行。科室的质量改进计划必须与医院的整体计划相协调统一，要把质量改进作为科室的一项重要工作落实到各个岗位、各个环节和每个工作人员。制定的质量改进计划要分成长期和短期两个层次，长期计划注重质量改进的全局性、未来性和整体性，短期计划注重质量改进的具体实现途径和拟采用手段的策划，确定可行性和可操作性的方案；短期计划是长期计划的某一方面或某一部分的具体执行安排。

4. 重视激励机制在质量改进中的作用　质量改进最重要的是调动人的积极性，而激励是最重要的手段之一。激励的核心问题主要是看动机是否被激发，人们被激发的动机越强烈，激励水平越高，为完成目标所付出的努力程度也就越高，预定目标完成的越好，取得的工作成绩也会越大。激励的途径包括奖励、语言激励、给予医务人员发展提升的机遇、授予权力、减少约束和限制、给予具有挑战性的工作。

5. 抓好质量改进中成本、经济效益分析　主要两方面的内容。一是质量问题经济分析，即为了达到质量目标投入资源的经济效益如何；质量未达到规定要求而造成的经济损失的估量。二是质量过程经济分析，即质量成本与价值分析，质量改进的成本效益分析，信誉费用分析，质量信息的经济分析等。

（朱彦玮）

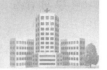

第五章

医疗安全管理

第一节　医疗安全概述

在医疗服务提供过程中，医院或医务人员总会由于种种原因出现某种过错，而这种过错可能会导致患者的损害，并严重影响医疗服务质量。因此，认识这种过错的发生，分析这种过错发生的原因，并采取措施来减少或避免这种过错的发生，对于加强医院质量管理来讲是非常重要的。

一、患者安全概述

（一）患者安全问题的历史发展

一直以来，人们对于医疗机构中发生的导致患者伤残甚或死亡的医疗事故都有所耳闻，但一般以为这是个体偶然事件，医院总体上应该是很安全的地方。对于医院服务中差错的发生频率和严重程度以及可能导致的损失等的系统研究报告于 1991 年在美国首次公布。这份名为《哈佛医疗实践研究》的报告，分析了纽约州 30 000 个出院患者中发生的医疗差错类型和严重程度。该研究发现住院患者在住院过程中曾经因医疗管理方面的原因而遭受伤害的比例为 2.9%。后来在美国不同的几个州都开展了类似的较大规模研究，也都得到了类似的结果，其中犹他州研究报告的比例为 3.7%。更令人震惊的是，研究发现这些伤害中有一半以上是可以预防的，即是由于医疗方面的差错而引起的。纽约州研究报告的可预防比例是 59%，而犹他州研究报告的可预防比例是 53%。

1994 年，美国波士顿环球报的一位健康专栏作者 Betsy Lehman 因服用过量化疗药物而死于 Daria Farber 癌症研究所。在其后两年内，美国国内又发生了多起类似的悲剧性事件，包括一位 7 岁小男孩在接受扁桃体手术时死于过量注射肾上腺素，一位男性本来健康的腿被错误地截取而有问题的腿则被保留了。这些事件都在第一时间内登上了全美主要媒体的头版头条，引起了大众的广泛关注，并开始讨论医疗服务机构是否足够安全这个问题；美国的各有关机构也都开始了他们各自在这个问题方面的努力。1996 年美国健康保健促进研究所启动了一个"减少药物不良作用项目"。这个项目表明大多数错误是可以通过解决"系统性问题"来得到解决的，而仅仅谴责个人或质疑医务人员的个人能力则于事无补。1997 年美国卫生保健机构联合认证委员会启动了一项自愿报告政策。

患者安全（patient safety）真正被国际社会广泛认识和重视是 20 世纪 90 年代中后期。1999 年美国医学研究所发布了一份里程碑式的报告"是人就会犯错：创建一个更安全的卫生系统"。该报告估计美国医院中每年死于可预防的医疗差错的患者在 4.4 万 ~9.8 万人之间，而许多专家认为死于可预防的医

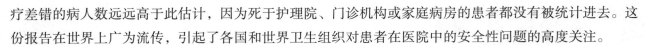

疗差错的病人数远远高于此估计，因为死于护理院、门诊机构或家庭病房的患者都没有被统计进去。这份报告在世界上广为流传，引起了各国和世界卫生组织对患者在医院中的安全性问题的高度关注。

2002年1月，世界卫生组织执行委员会对患者安全问题进行了广泛而深入的讨论。2002年5月，在第55届世界卫生大会上通过了WHA55.18决议；号召会员国对患者安全问题给予最密切的关注，并呼吁各成员国采取适当的行动来改善患者安全，提高医疗质量。自此，全球许多国家已经开始重视患者安全问题了。2004年9月，世界卫生组织在中国上海召开了全球患者安全联盟日活动。同年11月，世界卫生组织在美国纽约正式启动了全球患者安全联盟。

我国对于患者安全问题尚没有进行广泛而深入的研究，但考虑到我国的总体医疗水平以及地区之间的不平衡，应该说患者安全也是一个很大的潜在问题，需要我们及时采取措施，以保障人民群众的健康和生命，促进我国有限的医疗卫生资源能得到更有效的利用。

（二）患者安全与医疗差错

如前所述，患者安全问题有一半以上是由可预防的医疗差错（medical error）引起的。因此，解决患者安全问题的重点应该放在医疗差错的预防。而要预防医疗差错，首先要认识医疗差错。

医疗差错可以定义为："没有达到应该达到的效果的一项行动或一系列行动组合。"在这个定义下，医疗差错可以进一步分为以下几种情况。

1. 产品方面 主要指医用产品本身存在的、可能引起患者安全问题的缺陷。

（1）药品：药物和各种医用生物生化制剂本身存在的质量问题，如消毒溶液没有达到应有的消毒浓度、使用了假药或劣药、药品中有毒物质含量超标等。

（2）医疗器械：医疗器械本身的质量和安全性，如放射性设备对人体的影响、陈旧设备。

2. 服务方面

（1）诊断方面：如诊断错误或诊断延迟，没有进行针对性的实验室检查，使用了过时的查或诊标准等。

（2）治疗方面：如在一项医学程序（如手术）的执行过程中出现错误，治疗方案管理过程中存在过错，药物剂量或使用方法错误，检查结果出来后治疗措施的无故延迟，无针对性的治疗措施等。

（3）预防方面：如没有提供预防性的治疗措施，没有做好随访。

（4）其他方面：沟通问题引起的不良后果，其他系统性过错，如火灾、食物中毒、废弃物污染等。

在界定医疗差错的时候，必须与医学科学的局限性所引起的一些问题相区分。例如，青霉素皮试阴性但注射时为阳性反应的现象不属于医疗差错，因为医学上无法完全避免这种现象；但如果医院在给患者注射完青霉素之后就放任不管，没有对这种情况采取针对性的措施导致严重后果，则属于医疗差错。前者是不可预防的，而后者是可以控制和预防的，也是改善患者安全工作的重点。

二、风险与医院风险概述

（一）风险与医院风险概念

1. 风险和医院风险的定义 对于风险的定义由来已久，我国《现代汉语字典》把风险定义为"可能发生的危险"，美国《韦伯字典》将风险定义为"遭受伤害或损失的可能性"。两者的意思基本统一，都指"可能带来损失的不确定性事件"。

根据上述风险的定义，如果单纯从医院管理角度出发，那么可以把医院风险理解为"可能给医院

（二

带来额外资源消耗的不确定性事件"。必须注意的是，这里的"额外资源消耗"除了医院的经济赔偿支出之外，还包括处理医疗纠纷和投诉所消耗的人力、物力和时间，以及医务人员的情感冲击和伤害、医院和医务人员声誉的下降等无形资源消耗。后者对整个卫生服务提供体系的伤害可能远远大于前者。

但是，由于医院服务的对象是特殊的健康和生命，故从凸显人的生命的神圣性的角度，医院风险的定义必须反映"对患者健康和生命的不应有的损害"的内容。也就是说，医院风险管理中应该重点关注的是"患者安全"，应重点预防和控制的也是对患者安全造成威胁的那些医疗风险。

结合以上两点，我们可以给医院风险定义为："医院风险是指那些可能会给患者安全造成威胁的，或者可能会给医院带来额外资源消耗的事件。"在这个定义中，前者实际上包含在后者之中，突出前者是为了强调医院风险管理中以患者为中心的理念。但是，认为医院风险仅仅是指前者的观点是不正确的，因为很多医疗纠纷中医院实际上并没有对患者造成不应有的损害，但纠纷还是给医院带来了经济、人力、时间、情感等方面的额外资源消耗。从实际的角度，对医院而言，医院风险的最终表现形式是医患关系的破裂。美国一项为期15年的研究也发现，医疗诉讼的最根本原因之一是医方没有能力与患方建立和谐的关系，而不是医院的技术能力和病情的复杂程度。因此，从实际管理的角度来看，后者才是医院风险的真正内涵。

2. 医院风险与不良事件、医疗质量、医疗纠纷和医疗事故的区别　医院风险需要与医院管理中其他一些重要概念相鉴别。

（1）医院风险与不良事件（adverse event）：不良事件是医院风险的外显，是已经确实发生了不良后果的事件。不良事件显然属于风险，但是更多的风险没有表现为不良事件。例如，手术患者术后院内感染是不良事件，但是消毒溶液使用期限过长则是一个风险事件，因为这个事件不一定百分之百引起伤口感染，只是一个高度风险的事件。不良事件一般由医院自行界定，主要包括较大的医疗差错、患者投诉等。

（2）医院风险与医疗质量：医院风险与医疗质量是一体两面，避免风险是保证医疗质量的前提。但是，风险的控制并不一定意味着高质量，因为质量与风险有着不同的内涵。例如，假设有一个患者到两家不同的医院，都没有发生不良事件，但是在甲医院的治疗结果好于乙医院，则我们说甲医院质量比乙医院好。质量强调好结果的出现，风险强调坏结果的避免。

另外，医院风险管理虽然也强调真实质量，即客观诊疗质量的提升，但风险管理的另外一个重要理念是"认知质量"，并认为医院如果能够提升"认知质量"，那么真实质量也会自然而然得到显著改善。所谓"认知质量"，是指患者及家属心目中医院的服务质量如何，而不是从客观的角度来描述医疗质量。之所以强调这一点有两个理由。首先，患者与医院医生的信息是不对称的；患者一般并不知道自己的病能被治成什么样，他们很多时候是通过医务人员的一些语言、态度、行为等方面来做间接观察的，如果医务人员的言行等给了患者及家属很不负责任、很冷漠、很不专业等消极感受，那么他们就会觉得这个医院质量不怎么样；如果治疗结果不太理想，可能就会引起纠纷。其次，从医院的角度来看，快速提升医疗水平是很困难的，但通过改善态度等方式改变"认知"质量是比较容易的，而且事实也已经证明医务人员如果更加关注患者，那么很多错误都是可以避免的，也就是说整体医疗质量是可以得到改进的。

（3）医院风险与医疗纠纷和医疗事故：医疗纠纷和医疗事故是医院风险的极端外显形式，是"浮出水面的冰山"，而整个冰山则是医院风险。单纯在发生医疗纠纷和医疗事故之后进行处理属于"事后处理"，并没有减少医院的额外资源消耗，也不能预防未来的再次发生；而风险的管理则是试图减少整个冰山的体积，从而减少额外资源消耗。此外，医院风险管理中的医院风险一般不包括其他一些也很重要的风险领域，如医院财务风险等。医院风险管理中的医院风险一般是指直接与医患关系有关的风险。

（二）医院风险分类

符合上述定义的医院风险种类还是非常多的。医院风险可以按不同的分类方式进行分类。

1. 按科室分类　按科室分类，医院风险可以分成麻醉科风险、外科风险、手术室风险、药房风险、妇产科风险等。各个科室的风险有各自不同的特点，但也有共性。在进行风险分析和控制的时候，应该根据各个科室的情况有针对性地采取措施。

2. 按医院责任分类　按医院是否承担责任，医院风险可以分为可容许风险和不可容许风险。如无过错输血感染属可容许风险，但是在法律上要证明是可容许风险则要求医院必须能提供无过错证据；而手术刀留在腹腔内、去左肾变成了去右肾属不可容许风险，这种事件不管医院提出何种理由都是不可容许的。

3. 按可预防的程度分类　按可预防程度分类，医院风险可以分为可预防风险、一般可预防风险、可管理风险、非预防性风险和不可预防性风险。

（1）可预防风险：这一类风险在花费必要成本时就可以防止，其发生成本远远大于管理成本，如对错误的患者进行手术、将大块外界物体遗留在手术患者的体内、陈旧设备导致患者健康受损等。这种风险一般属于不可容许风险，其发生是不可接受的，将让人们对医院的服务质量和管理水平产生严重质疑。这种风险发生之后，无论如何不得隐瞒，应尽早报告、尽早处理，否则一旦隐瞒之后再被发现，将导致非常严重的后果。

（2）一般可预防风险：这类风险尽管不能完全预防，但在适当努力之后，风险频率或严重性可极大减轻，如患者从病床上跌落、院内感染等。一般可预防风险往往是大部分医疗纠纷的基础，这是因为任何一般可预防风险的发生都可能是医务人员疏忽的结果。对于这一类风险，首先医院应做好适当的预防措施，如消毒技术的正确应用等；其次应做好详细记录，以便未来发生纠纷时可以作为医院无过错的证据，如输血前检查的记录等。

（3）可管理风险：与一般可预防风险类似，但需要花费更大成本去控制，其发生的原因往往也不是医院员工的疏忽所引起的。最典型的例子如给医院职工接种乙肝疫苗以预防员工感染乙肝。是否对这种风险进行控制取决于医院决策层的价值取向和其他方面的考虑。

（4）非预防性风险：医院和医务人员不是有意允许这种风险发生，而只是没有采取任何行动来防止其发生。如一个患严重疾病但外表并不显得生病的人到医院急诊看病，由于症状不明显且不能支付费用，而遭到急诊分检护士的拒绝，患者在未得到及时诊疗后死亡；再如医院由于医保使用总额已经超限而不收医保患者、只收自费患者引起的纠纷。如果说前者的焦点可能是护士能否作出正确判断与决定；那后者实际是医院的一种无奈做法。对这种风险的性质认定取决于国家有关法律的规定和行业内通行做法，与医院是否采取措施来预防无关。

（5）不可预防性风险：它是指地震、洪水、战争等超出医院能力范围之外的事件。只要医院采取了合理的防范措施减轻后果，就不必对此类风险负责。如医院已经按要求建立了发生洪水时的紧急预案，但还是有患者来不及转移被淹死，则医院不应承担责任。

4. 按基本特征分类　按基本特征分类，医院风险可以基本分为医疗差错（medical error）、沟通风险、安全性风险和程序性风险四类。

（1）医疗差错：医务人员没有完成计划中的行动；使患者遭受不应有的痛苦和伤害的事件。医疗差错一般可分为诊断类差错、治疗类差错、预防类差错和其他差错。诊断类差错如诊断错误、延迟诊断、做了不恰当的诊断试验等；治疗类差错如药物使用中的错误（剂量、配伍、用法、针对性等）、手术错误、没有及时根据诊断试验的结果采取行动、麻醉过错、使用消毒不彻底的手术器械等；预防类差错指没有进行及时的随访和监控，没有提供适当的预防服务等；其他差错主要指医疗设备故障引起的伤害事件，如手推车散架引起患者跌落骨折等。医疗差错是损害患者安全的主要事件，是医院风险的主要来源之一。

（2）沟通类风险：由于医患双方没有进行有效而及时的沟通所引起的风险。如药物剂量改变、用药方式改变而没有与患者沟通；不同的医生给患者不同的解答；医院员工态度恶劣；对患者及家属的问题不理不睬等。沟通类风险也是医院风险的主要来源之一，在某种意义上甚至可以理解为是决定性的风险。如果医务人员对患者有足够的爱心和关怀、足够负责的话，一些差错往往是可以避免的；其次，患者并不一定知道一些医疗差错是否发生了，但是由于态度和沟通上的问题，他们可能会"觉得"医院犯了错，并提起了医疗诉讼，最终可能发现确实存在医疗差错。因此，对于医院风险管理来说，沟通类风险的界定和控制是最重要的内容之一。这种风险会严重影响患者对于医院的"认知质量"，应该得到高度重视。

（3）安全性风险：如危险废弃物和有毒药物、消防火警管理、意外伤害事件、实验室安全事件、危机应急事件、工作场合暴力、医院食物中毒等。这一类风险与医疗服务没有直接关系，发生的频率一般也很低，但是一旦发生的后果可能会非常严重。

（4）程序性风险：程序性风险往往不是指医院或医生犯了什么医学上的错误，而是在整个服务提供过程中的程序上存在一些问题，如红包事件、病史记录不全、拒绝医保患者、大处方等。这些事件往往也会成为医疗纠纷的诱因。

（三）医院风险特点

1. 医院风险的多样性　在医院服务过程中，可能涉及上千种药物、数百种技术程序、数以百计的设备和材料，每个患者的病情和身体特征不一样，不同医生由于不同的背景对同样疾病的判断和治疗措施也可能不一样。因此，医院风险的种类是非常多样的，要一一列举是一项长期的、艰苦的、近乎不可能的任务。这一点也决定了医院风险管理工作应该是阶段式的和成长式的，首先从本医院发生最频繁、导致损失最严重的风险抓起，然后一步步地完善整个风险管理体系。

2. 医院风险的累积性　除了少数严重的医疗差错如做错手术等之外，患方提起医疗争议或纠纷或诉讼的原因往往是多方面的，是多种风险事件累积的结果。例如，一个住院患者，在接受检查的时候可能就对工作人员的态度不满意，但是他可能选择了忍受；然后在治疗过程中，医务人员在解答患者的疑问时态度很差，他也忍受了；医务人员可能还收红包，他也忍受了；但如果最后医疗结局低于期望值，所有这些不满累加在一起就可能促使患方提起纠纷。如果治疗过程中的这些不满都尽可能地消除了，那么即使最后医疗结局低于期望，医患纠纷的可能性也会大大降低。

3. 医院风险的情感性　医院风险与其他风险的很大不同在于医院风险往往包含情感冲击性。现代医院和医务人员可能过分重视了技术的作用，但忽视了医患关系本身是一种人文关怀的关系，而不仅仅是机械修理工与机器之间的关系。因此，如果患者及家属觉得自己没有得到应该得到的关怀，那么不管医疗处理有没有问题，他们在情感上的不满仍然可能会导致他们提起医疗诉讼。医院管理者和医务人员必须充分重视医患关系的人文特征。

4. 医院风险的难以归因性　由于医疗服务的特殊性，医疗后果与医学措施之间的因果关系往往是很难建立的。因此，在我国的文化传统和司法环境下，更要求医院应该遵守医疗指南，按照逻辑顺序详细地撰写病史，并按法律要求在必要的条件下获得患者的知情同意。

（王剑茹）

第二节　医院风险管理

传统上，世界各国医院医疗安全管理的实践主要集中在医疗纠纷和医疗事故的处理上，对如何防范风险没有进行深入、系统的探讨。目前我国有些医院则似乎认为医院风险管理的中心内容就是为医院或医务人员购买医疗责任险（medical liability insurance）。这里其实存在一个误区，因为两者都只属于"事后处理"，只解决了发生纠纷和事故后的处理和赔偿责任问题，却并没有避免或者说消除不良后果的发生。因此在患者安全方面、在减少社会资源消耗方面几乎没有任何改进作用。美国医院风险管理的发展历史表明，单纯购买医疗责任险远不是处理医疗风险的最佳途径。

一、医院风险管理的历史发展

在 20 世纪 70 年代中期以前，美国几乎没有一个医院有"风险经理"这样的职位，医院和医生防范风险的主要措施就是购买医疗责任险，发生医疗事故争议后由保险公司来处理赔偿事宜。当时的医院并没有建立系统的事前风险预防和管理机制。进入 20 世纪 70 年代中期之后，随着医疗诉讼数量和法院判决赔偿数量的大量增加以及医疗责任险保费计算方式的转变，医院和医生购买责任保险的成本大大上升，形成了所谓的"责任保险危机"。这时，医院的经营者认识到只有开展全面的风险管理项目和质量保证项目才能避免医院风险、减少事故的发生，从而更好地保障患者的安全，减少医院购买责任保险的保费支出，维护医院的声誉。时至今日，美国医院在向保险公司购买医疗责任险时，保险公司都会到医院检查该医院是否有全面的医院质量改进和医院风险管理项目，并从而确定是否签订保险合同以及保险费率的核定。美国卫生保健组织认证联合委员会（Joint Commission on Accreditation of Healthcare Organizations，JCAHO）在对医院进行认证的时候，很重要的一部分内容也是考察医院是否建立了医院质量控制和风险管理体系。

二、医院风险管理组织

从国际的经验来看，要真正建设一个全面的医院风险管理项目，医院应至少在以下方面进行努力。

（1）医院领导层要给予真正的重视和支持，提供风险管理所需的人、财、物等资源。医院领导层应真正认识到风险管理工作在提高质量、促进患者安全、维护医院资源和声誉方面的作用，并从而提供坚实的支持。要从医院领导层出发来发动全院职工，让职工都认识到医院风险管理工作的重要性，打消职工的顾虑。

（2）医院应制定风险管理活动的各种相应规章制度，如不良事件（adverse event）报告制度、信息共享和保密制度、基于各科室的教育制度和奖惩制度等。没有相应的规章制度，风险管理体系就无法顺利运行。

（3）由于医院风险管理工作涉及医院各部门，风险事件每天都可能发生，风险事件的处理和信息分析需要相应专业知识，以及风险信息涉及保密性等，医院应任命专人具体负责风险管理工作的开展和协调，构建医院风险管理工作的组织体系。同时，各个科室应该有风险协调员（一般可由高年资护士担任），负责与风险管理专员沟通协调。

（4）医院应该积极提高妥善处理内外部关系的能力，这种关系主要包括与保险公司或医疗保险局的关系、与律师的关系、与法院的关系等。

（5）医院应该建立一套完整的风险识别系统，做好不良事件的报告和分析、医疗纠纷和医疗事故的处理和原因分析、患者及家属不良情绪的报告和原因分析、科室医疗分析自评等工作；并认真研判第三方认证组织的评价报告和建议。医院风险识别应该是一个动态的、连续的过程。

（6）医院应该建立完整的风险评价体系，评价被识别出来的风险是否高发、是否容易导致不良后果、能否控制、控制的成本是多少等，为进一步采取风险控制措施做准备。

（7）医院应建立完善的风险控制体系，这种控制体系包括基于科室的教育项目、部门间风险信息的共享、定期自查病史记录和进行患者满意度调查、定期进行医院绩效改进研究、制定风险控制的规章制度和具体程序、对风险控制活动进行监督评价等。

（8）医院应加强对医疗保险患者的医疗服务的监管，以避免遭受医疗保险公司拒付等损失。

（9）医院应该定期对已开展的风险管理工作进行评价，分析工作的效果和效率，以决定工作重心的转移，对项目进行修正。

（10）医院应该购买适当的医疗责任险，并定期对医疗责任保险合同进行评价。

医院在发展医院风险管理项目的时候，一般可以先从一个或几个重点科室做起，然后慢慢延伸至全院。建立医院风险管理项目的步骤是：项目的描述和范围界定；配套发布有关政策；组织架构建设；建设风险管理职能部门；风险信息委员会和信息交流渠道建设；风险管理相关的政策；风险筹资；索赔管理；工伤补偿项目管理；安保管理项目。

从风险管理的组织架构上来看，目前发达国家中开展风险管理的医院一般都设有风险管理经理一职。风险管理经理直接由医院的主管领导负责，而下面所有科室和工作人员以及风险管理协调员则直接向风险管理经理报告医院风险及其管理状况。风险管理经理应该具有跨学科的知识，如对医学、法律、护理、理学、社会学、沟通技巧、公共关系、保险、流行病学、统计学等应该有所了解。

三、医院风险识别、分析评价和控制

1. 医院风险识别的原则

（1）第一个发现风险的医院员工应该在第一时间向风险管理人员当发现医院风险事件后，及时的报告有助于及时采取应对措施，避免事态恶化；不是所有的风险事件都会产生不良后果，但是如果患者及家属知道了存在的风险事件之后，会增加未来纠纷的可能性，因此应该进行秘密报告。

（2）风险识别只为风险管理服务：风险识别的主要目的是改进医院内部工作，一般不对外公开、不用作公共科研、不作为人员考核和奖惩的直接依据。不恰当地对外公开这些信息可能会引起患者不必要的怀疑或担忧；而如果把风险的报告作为对员工的考核依据，则可能会使当事员工不愿意报告一些风险事件。因此，除了严重违反规章制度的事件，对报告风险的员工不应据此作出惩罚。

2. 识别医院风险的途径

（1）不良事件报告、跟踪和变化趋势分析：不良事件（adverse event）指计划外的、未曾预料到的，已经引起或可能引起对患者的伤害、导致医院需要消耗额外资源的事件。对不良事件的报告、跟踪和分析可以帮助医院识别一些可能会重复发生的风险行为或风险因素，从而在很大程度上避免或者减少这些因素对医疗保健质量和结局的影响；也能帮助医院更好地对所涉及的患者及其家属进行安排，以免事态恶化、升级，导致更大的损失；也有助于医院更好地评价自身的总体风险状况，在购买医疗责任险的时候，能做到心中有数。

国外发达国家大多数医院都有一套完整的不良事件报告、跟踪和分析体系。

（2）患者及家属的不良情绪报告和满意度调查：不管医务人员如何努力，不是所有患者都能恢复得很好，也不是所有患者及家属都对医务人员的服务感到满意，更何况有时服务上可能确实存在问题。患者及家属的不良情绪，包括埋怨、哀伤、愤怒、绝望等情绪，可能会对医疗结局产生不良影响，是引发医疗争议和纠纷的主要原因之一，特别是在医疗结局不是很理想的情况下。因此，患者及家属的不良情绪本身就属于风险事件，对不良情绪的及早发现、及早处理能够在很大程度上减少医疗争议和纠纷的发生；而对患者及家属为何会产生不良情绪原因的分析和研究，能有助于医院发现服务中存在的风险因素（主要指医务人员的行为模式等），如是否存在医务人员对患者及家属不够关注、不够温暖、不愿意倾听患者及家属的讲述、不愿意和患者及家属详细交谈、不愿意回答问题等情况，医院的服务程序是否存在不合理性等。医务人员在与患者及家属的日常接触中可以发现他们的不良情绪；此外，定期进行患者满意度调查也是很好地发现医务人员行为问题的工具。

（3）绩效改进研究：医院绩效评价一般可以分成综合性绩效评价和病种绩效评价，是对医院工作的各个方面进行的评价，包括医院在临床效果方面、以患者为中心方面、员工发展方面、安全性方面、反应性方面、费用/效率方面等的表现。医院绩效评价指标与参照标准指标的比较、自身历史比较或者与其他同类医院的比较，有助于让医院认识到自身工作中存在的不足，这种不足可能就是医院工作中潜在的风险，如临床流程设计上的不合理、医院安全管理工作的疏漏等。

（4）对医疗纠纷和医疗事故的分析：医疗纠纷或医疗事故的发生就意味着医院额外的资源支出，是医院风险的具体化。因此，对医疗纠纷和医疗事故的原因分析，能帮助医院认识到自己工作中存在的很多风险因素。值得指出的是，既有文献中对医疗纠纷原因的分析很多是从医院的角度来分析的，常见的表述方式如把"患者不理解"作为医疗纠纷的很重要的原因。但是，实际上大多数"患者不理解"可能是由于医务人员没有与患者或家属进行足够的、良好的沟通所引起的。因此，对医疗纠纷和医疗事故的原因分析应注意从患者一方的角度来进行，只有这样才能找到那些容易引起纠纷的医院工作中的风险因素。

（5）安全性报告：医院工作中存在很多安全性因素，这些因素可能和医疗服务没有直接关系。但是，一旦安全性因素出现了问题，可能会引发极大的损害。因此，医院有必要定期进行安全检查，排除安全风险因素。医院的安全性检查内容一般包括：危险废弃物管理；火警管理；意外伤害事件报告和调查；实验室安全；应急反应；危险物资管理；生物医学工程项目；安全措施；工作场合暴力预防。在进行安全性检查的时候，必须注意方法的有效性。例如，如果要进行医院工作人员消防知识的检查，不能仅仅询问医务人员是否接受过相关培训，而应该设计一些最重要的问题让医务人员来回答。对消防通道和指示标记的检查也不能停留在询问负责人员上，而应该进行实地检查。

（6）科室报告：由于医院各个科室所面临的风险因素有所不同，故可以要求各个科室自查工作中存在的风险因素。一般在自查中，以有关标准、程序、规章制度为依据，检查本科室的工作是否存在不符合规定的情况。例如，药房应定期检查冷冻柜的温度，外科应定期检查外科护士的基本操作技能和知识等。

（7）口头报告：已有的医院风险识别体系不可能已经识别出了所有的风险，新的风险也会不断出现。因此，如果医院员工在日常工作中感觉某种行为或情况可能存在风险，也应该向风险管理人员报告。这种口头报告的风险可能是患者的某种异常情况，也可能是后勤工作中临时碰到的一些新问题，或者是新技术应用后的新问题等。

（8）第三方认证报告：医院的科室自查能发现很多潜在的风险行为和因素，但是由于医务人员长期处于同样的环境下，对很多因素和行为已经从心理上和行为上习惯了，故自查有时会忽略一些问题。例如，在对某医院的药房进行随机检查的时候，发现储藏药品的冷柜里放了一些药房工作人员早上刚买的猪肉；又如一些医院消毒完毕的器具直接就放在敞开式的手推车里，通过露天环境运送至临床科室。类似这种风险行为；由于在个别医院已习以为常，医院自查可能查不出这些问题。而第三方认证报告则从局外人的角度，或者从标准的角度，对医院进行更客观的检查，如国内有些医院通过 ISO 认证，检查出医院更多的安全风险问题。

（9）对保险合同的回顾：一般来说，医疗保险公司和医疗保险局都会定期对住院病史进行检查，发现是否存在不合理服务的地方，如大处方、检查过多等。如果发现医疗有问题的，可能就会部分拒绝或者全部拒绝支付医疗费用。那么，对这些被拒绝支付的病史的回顾和检查，能够发现医院在病史书写规范和质量方面的问题，能够找到哪些科室或者哪些疾病的医疗服务程序上存在问题等，从而可以有针对性地进行改善，有助于将来降低医院被拒付的风险。

需要指出的是，医院风险识别不是一个一劳永逸的过程。由于新技术、新设备、新药物等的不断应用、医院人员的更替及患者病情的变化发展，新的风险事件会不断出现，医院管理者需要设计一个较好的、全面的风险识别机制，来应对这种风险的变化。

（一）医院风险分析评价

在找出医院风险之后，接下来的一个重要环节就是对风险进行分析和评价。医院风险分析和评价工作的核心内容是要回答以下问题：哪些风险应该进行调查、采取针对措施？在明确了上述一点后，要回答：发生了什么风险事件？这个事件是怎么发生的？为什么会发生这种事件？我们从这个风险事件中应该吸取什么教训？我们应该据此采取什么行动？

1. 风险原因分析的原则

（1）查找"根原因"：不良事件的发生可能是偶然的，但是导致不良事件发生的背后却可能存在必然性。因此，识别医院风险时不能简单地找到表面风险就结束了，而应继续查找引起该不良事件的根本原因是什么（root cause analysis）。如果单单把冰山露出水面的部分削掉，水面下的冰山又会浮出，这样做并不能消除风险。当发生不良事件之后，简单地谴责或处罚直接当事人当然是最容易的做法，但是这种做法已经被证明并不是最好的办法。美国医学研究所的研究显示是人就会犯错，虽然医疗服务机构中发生的错误大多数与人的错误有关（少部分是机器、设备等发生故障），但真正完全由于个人原因所致的比例很小，大多数错误存在系统性原因。只有找到这种系统性原因并采取针对措施，才有可能在未来避免这种风险的再度发生。

（2）医院风险原因的多重性：研究表明，不良事件的发生往往不是单一因素的结果，而是多重原因协同作用的结果。在深圳妇儿医院感染事件中，医生不及时报告固然是事件恶化的重要原因，但是让不合格的消毒溶液进入医院，并且这种溶液还能长期被使用也是更重要的原因。患者挑起医院纠纷固然可能有对医疗结局不满的原因，但绝大多数情况下也有对医务人员和医院的服务态度等不满意的原因。

（3）医院风险原因分析应是"链条式"层层深入的：由于医疗服务工作的高度复杂性，发生医疗错误的根本原因往往不是一步就能找到，而需层层深入分析。以我国1998年深圳市妇儿医院的重大院内感染事故为例，查找"根本原因"的链条是从主刀医生，到被污染的手术刀，到浓度远远不够的消毒溶液，到消毒溶液消毒前为何没有进行检查，到浓度不够的溶液如何能进入医院。最后的根本原因可以归结为医院在制度上的设计不合理：消毒溶液采购的把关和监督制度，消毒溶液使用中的检测登记制度，发生感染后的报告分析制度等。

2. 分析不良事件原因的框架　目前，在医院风险管理中所应用的风险分析和评价的理论和方法基础来自其他领域，如航空、石油和核工业等（这些领域中的风险管理理论和方法已经相当完善）。由于医疗卫生服务行业的高度复杂性，医院风险管理的理论和框架则还没有完全建立。下面介绍两个被广泛讨论并在改进后用于医院风险分析和评价的框架。

（1）DEPOSE框架：在探索不良事件原因的方法上，Perrow提出了一种非常有效的DEPOSE指导框架，即通过设计（design）、设备（equipment）、程序（procedures）、操作人员（operators）、物资（supplies and materials）和环境（environment）这6个方面来寻找不良事件发生的可能原因。

①设计：主要考虑在医疗服务的某个过程的设计上是否存在缺陷。例如，手术器具的清点核对制度是否设计合理，消毒程序设计是否合理等。

②设备：主要考虑在医疗服务的某个过程中所用到的设备是否存在缺陷。例如，病房手推车是否工作正常，X射线设备是否工作正常等。

③程序：主要考虑在医疗服务的某个过程的操作程序上是否发生了错误。例如，伤口消毒时是否顺序颠倒等。

④操作人员：主要考虑在执行医疗服务的某个过程的人员是否存在缺陷。例如，该人员的技术水平和经验，该人员当天的情绪状况等。

⑤物资：主要考虑在医疗服务的某个过程所涉及的物资是否存在缺陷。例如，消毒溶液浓度是否符合规定，使用时间是否符合规定等。

⑥环境：主要考虑在医疗服务的某个过程所处的大环境是否存在缺陷（包括整个机构的因素）。例如，工作人员的服务量是否太大了，患者转院模式，医院对某具体服务的管理支持等。

当然，DEPOSE只是提供了一个分析的思路，发生不良事件不一定是上述所有的6个环节都发生了错误。

（2）Reason模型（Reason's Model）：这个模型被扩展后成为分析不良事件各种原因的一个框架。

①患者因素：医疗服务行业区别于其他行业的一个本质区别之一，每个患者都是不一样的。因此，患者的身体情况对医疗服务的结果有最直接的影响，而其他患者因素如性格、语言和残疾等也很重要，因为这些因素都会影响患者与医务人员的沟通，从而影响不良事件的发生概率。

②员工个人因素和团队因素：个人因素包括医务人员的知识、技术、经验及身体和精神方面的健康程度等。由于医务服务的提供是一种团队行为，故团队中的每个人都对服务过程和服务结果能否令患者满意产生影响。一个医生的水平再高，如果护士水平很差，也很难想象出现好的结果。团队因素包括工作人员间的语言沟通、书面沟通、督察和寻求帮助、团队的结构等。

③工作任务因素：包括一项任务的设计和权责结构的清晰程度，是否有相应的规范，是否采用了这种规范等。

④工作环境因素：包括医院员工构成（水平、种类等），工作量，设备的设计和维护，管理和行政支持等。

⑤组织和管理因素：财政资源和限制，组织结构，政策目标，安全性文化等。

⑥宏观背景因素：经济和立法背景，国家卫生服务管理，医疗事故处理体系，医疗保险体系等。

3. 医院风险分析评价的步骤　医院风险分析评价可以分为两个层面：一个是个体不良事件分析评价层面，一个是整体层面。前者是指在发生一件具体的医疗差错之后，进行分析和评价的步骤；后者则指医院管理层回顾医院在过去一段时间内的总体状况，以及确定优先干预领域。

（1）个体不良事件分析评价：个体不良事件分析评价一般按照回顾事件记录、确定调查内容、开展访谈、形成分析报告和建议 4 个步骤进行。

①回顾事件记录：主要是对病史、患者投诉记录、保险公司或保险局拒付记录等进行回顾。这个步骤的主要目的是对问题有一个概括的了解，界定本次服务提供中最可能存在的问题；形成事件序列表（按时间顺序记录一些重要节点的事件）。

②确定调查内容：主要根据"问题最早出现在哪里"这一条来确定对该次服务提供全过程中的哪一个环节进行调查。

③开展访谈：书面中的记录经常并不能完全反映事件的发生和发展情况以及背后的原因，因此对患者和医务人员的访谈是非常重要的。访谈一般要了解以下内容。

发生了什么事情：建立事件序列表和结局。

怎么会发生的：界定服务提供过程中存在的问题。

为什么会发生：找出影响因素。

区分特殊的和共性的影响因素。

④形成分析报告和建议：包括对事件的描述、定性、相应建议。

（2）医院整体风险分析评价：医院整体风险分析评价的主要目的是确定优先干预领域，并可以作为阶段性地评价前一段风险控制工作的工具。整体风险分析评价一般包括以下内容。

①各类风险发生的频率：有些风险的发生频率很高，例如医务人员的态度问题；有些风险的发生频率很低，例如患者跳楼自杀。

②各类风险后果的严重程度：后果包括对患者健康的损害程度，医院的赔偿程度等。

③各类风险控制的难易程度：有的风险很容易控制，有的风险很难控制。例如，在药房的冷柜里放猪肉这个风险事件是很容易得到控制的，只要进行教育、不定期检查和建立惩罚制度就可以了。而有的风险，比如与技术水平有关的风险，则很难在较短时间内降低或消除，只能循序渐进。

④各类风险控制的成本如何：对于医院来说，如果控制风险的成本大于风险避免后所减少的额外支出，那么这种风险控制可能从经济学角度是没有必要的。例如，有一个院长决定对医院所有员工进行乙肝疫苗接种以避免员工感染乙肝，这种做法的成本很大，但避免的风险损失则很小，因此从经济学的角度并不可取。而上述冷柜猪肉事件的风险控制成本则很低。

⑤医院目前是否具备控制某些风险的条件和能力：例如，医务人员的技术能力决定是否能够避免某些技术风险，医院感染控制人员的能力决定医院是否能够合理控制院内感染风险，医院的信息系统完善程度决定医院是否能够在何种层面上对风险进行识别、分析和评价等。

简言之，医院风险管理中必须强调不良事件的根本原因和多重原因，要认识到对事件原因的分析往往是层层深入而不是一步到位的。风险分析和评价一方面有助于医院确定优先的干预领域，另外一方面也有助于医院根据特定的风险类型制定有针对性的控制措施。

（二）医院风险控制

医院风险管理循环中的最后一步是对风险进行控制，即在风险识别及风险分析和评价的基础上，采取相应的措施来降低风险，减少医院损失，增进患者安全。风险控制既是最后一环，同时也涵盖了前面环节的内容。

医院风险控制一般包括：制定风险管理政策、规章制度和操作程序，强调部门间风险信息共享，对一些不良事件的即时处理，在风险识别和分析的基础上开展基于科室的教育项目，采取有效的措施对医生和其他工作人员的行为方式进行监督和控制，定期评阅病史、进行满意度调查、进行绩效改进研究，对风险控制措施效果的监督和反馈。

1. 制定风险管理政策、规章制度和操作程序　实施良好风险控制的前提是制定完善的、有执行力的政策、制度和程序。这包括建立医院风险管理的组织架构，风险报告、分析评价和控制制度，风险信息流动和保密制度，奖惩制度，教育制度，监控制度；临床指南和操作程序等。风险管理的各个环节都应建立相应的制度来保障实施。

随着各种风险事件的出现，医院必须随时制定相应的具体风险管理制度。例如，一个患者在医院里可能会不仅仅询问主治医生的意见，而非主治医生提供的意见有可能与主治医生相左，这有可能在最后引发纠纷。基于此，医院可以制定一项制度，严禁非主治医生向患者私下提供诊断和治疗意见，即使他确实觉得其他医生的诊断和治疗有错误，也应该向上级医生汇报或者直接与患者的主治医生沟通。

2. 部门间风险信息共享　在医院风险控制工作中，部门间和人员间信息共享是非常重要的。例如，CT 室的 CT 发生故障，那么 CT 室应立即把有关信息传送到各病房或科室，不然如果等患者来到 CT 室吃了闭门羹，容易引发不满情绪。又如一个实际的案例，南京一位老太太到医院做手术，家属事先跟负责医生打过招呼，声明患者胆子特别小，要求医院隐瞒情况，只说是一个很小的手术，医生同意了。结果麻醉师来术前检查的时候，告诉患者这是个大手术，有相当的危险，结果患者当即心脏病突发死亡。虽然这个结果不一定完全是由这番话引起的，但由此引起了医患双方长期的激烈纠纷。这就是风险信息没有及时沟通的结果。

医疗服务是一种高度集合化的团队行为，其最终结果受到团队中各个因素的影响。因此，医院各部门和各有关人员必须及时共享信息，以避免不必要的风险。这种信息涵盖患者病情、当前的情绪状况、特殊的要求、某部门的工作负荷、设备运行状况等各种可能影响服务提供的信息。

3. 一些不良事件的即时处理　风险事件的处理一般包括对不良事件的即时处理和对风险进行分析评价并采取措施预防未来再次发生。不良事件是风险因素的显性表露，发生后应该进行即时的处理。例如，在发生了新生儿死亡、患者死在手术台上、患者投诉、患者情绪极度抑郁或激动等各种情况时，当事工作人员都应该立即向风险管理负责人报告，并立即采取行动来进行处理。对这些情况的延迟或拖延处理可能会引起更严重的后果或医患矛盾。

4. 基于科室的教育项目　基于科室（department－based）的教育项目和下面将要讨论的医务人员行为方式监督控制是医院风险控制中最重要的技术性内容。

之所以要强调基于科室的教育项目而不是全院性的教育项目，是因为不同科室在所面临的风险上存在很大差异。例如，麻醉科、手术科、妇产科、内科、药房等所面临的具体风险有各自特点，所以需要基于各个科室的自身情况进行有针对性的教育。

教育项目的主要目的：首先，让各个科室的员工理解本科室、本工作岗位和本人在工作中所存在的不足之处和潜在风险；其次，通过临床指南、操作程序、行为规范等的制定和培训，让员工能够尽量采取风险避让行为。教育项目的形式可以是科室内部培训（技术层面）、考试（如"三基"考试、培训后考试等）、外请培训（患者心理、职业礼仪、沟通技巧、医事法律常识等）及同行评议等。

要强调的是，"知识－态度－行为"（KAP）的转变不是通过一次教育项目就可以完成的。教育项目不是一次性的，而是应该持续、定期地进行，但每次的重点可以根据风险控制的进展情况而有所不同。教育项目进行之后必须进行考核和监控，并有相应的奖惩措施来保障。

5. 医务人员行为方式监督和控制 行为方式监督和控制主要不是针对医务人员的技术水平，而是关注于他们的言行、态度等是否职业化、是否体现出了医务人员应该具备的素质，是否让患者及家属满意。

对行为方式的监督和控制很难通过自评、科室检查等方式来实行。医院可向驾驶员的记分制度学习，在医院实施"医务人员道德记分卡"制度。其做法是在医院中设立 24 小时热线，采取措施让每个患者及家属都了解这个热线，并接受患者及家属的投诉。投诉的主要内容不是医务人员的技术水平（事实上这方面患者也很难判断），而是医务人员和医院的行为、态度等"软服务"。例如，患者或家属是否能够很快地找到医生和护士、医生护士回答问题的态度、药房工作人员的态度、医生在看病时有没有接电话等，都可能成为投诉的内容。医院在接到投诉后，应立即核实、采取纠正行动，并根据事先设定的评分表，在医生的道德记分卡上记分，达到一定分数之后，医院应采取相应的惩罚措施和教育行动等。

6. 风险控制措施的监督评价和反馈 风险控制措施实施之后必须进行定期的评价，了解所采取的措施是否产生了效果，实施中还存在哪些问题，制度上是否还存在缺陷，未来进一步应该采取什么措施等。

风险控制的监督评价主要采取前后对照的办法，对于各个科室在采取风险控制措施前后潜在风险的减少情况、不良事件的发生情况、员工的满意度、患者的满意度等进行评价。具体的办法可以是定期评阅病史（病史是否完整、规范；质量情况等）、进行员工和患者满意度调查、开展绩效改进研究、召开焦点组访谈（科室负责人、各个科室的质量控制和风险管理协调人等）等。

必须强调的是，风险控制不是一步到位的，而是一个不断完善的过程。医院的人员更替在不断发生，新的技术、新的药物、新的设备和新的程序在不断出现，疾病谱和社会文化特征也在不断演变，法律环境等大环境也在不断变化，因此新的风险总是会出现。在这个过程中，从医院的长期发展来看，制度和标准的建设是最为重要的。完善的制度和标准，可保证医院的新老员工了解风险知识，约束他们采取符合风险控制要求的行为。

（王剑茹）

第三节　医疗纠纷与医疗事故

如上文所述，如果不对医疗风险进行适当防范和处理，那么就可能引发不良事件，并最终可能导致医疗纠纷和医疗事故。此外，不是所有风险都是可以防范的，而且医学上客观存在意外，医务人员也有犯错的时候，因此医疗纠纷和医疗事故就可能会发生。在发生医疗纠纷和医疗事故之后，需要医院及时做出反应和适当的处理，从而使医疗纠纷和医疗事故所带来的损失最小化。

一、医疗纠纷

自 20 世纪 90 年代以来，我国医疗纠纷的例数持续快速上升，成为许多医疗机构和医务人员的一大困扰，消耗了医疗机构和医务人员大量的时间、精力、财力和情感。一些恶性医疗纠纷事件对医疗机构的正常工作秩序带来了很大的破坏，并造成恶劣的社会影响。因此，如何尽量减少医疗纠纷是医院所必须面临的课题。

（一）医疗纠纷的概念

传统上，我国把医疗纠纷（medical dispute or medical entanglement）定义为发生在医患双方之间因患者方对医务人员或医疗机构的不满意而与医方发生的争执。

医疗纠纷根据原因可以分成很多种，其中冲突最大、最难处理的一类是那些医患双方对医疗后果认定有分歧，而分歧焦点在于双方对医疗后果（主要指不良后果）产生的原因、性质和危害性的认识差距的医疗纠纷。对于这一类纠纷，患者及其家属往往要追究发生不良后果的责任，并要求对造成的损害进行经济赔偿。其他不涉及医疗后果判的医纠纷相对较易处理。

（二）医疗纠纷的原因

对于医疗纠纷原因的研究非常多，以往研究大多数集中在从医院方面的角度来进行分析，从患者及家属方面去研究为何患者会发起医疗纠纷的不多。事实上，绝大多数（如果不是全部）医疗纠纷是由患者发起的，因此，我们必须从管理学的角度，调查患者发起医疗纠纷的原因，并进一步分析深层次的原因，找出解决的可能方案。

综合患者发起医疗纠纷的原因，不外乎以下 4 类。

1. 医疗结局与期望不符　这包括：医疗结果正常，但患者期望过高或医务人员给予过高期望；结果不正常，且存在医疗差错、患者不配合、病情意外变化或医疗意外。

2. 对求医过程不满意　患者可能对医护人员态度，医疗环境，医疗过程中难找到医生，医疗费用高、入院难、"红包事件"等不满意。

3. 对医疗处理存疑　患者对医疗过程不信任、存在疑问，如："蓝色药品怎么换成白色的了？手术怎么又不做了？不同的医生怎么不同说法呀？诊断怎么又换了？两天让我做 3 次 CT？"

4. 其他诉求　患者期望得到经济赔偿、需要得到同情、需要亲人的关心等，也可能导致医患纠纷。

对于上述第二和第三类原因，其中所包含的内容繁多，无法一一列举。实际上，患者及家属挑起医疗纠纷的原因往往是上述多种原因的综合。首先有求医过程中的一些不满意和不痛快，但因为种种原因没有向院方提起；然后在诊疗过程中可能也有一些疑问，或者医务人员没有很好的解答，患者及家属也会积蓄一些不满；如果最后结果不如预期，那么所有累积的不满将会有一个大的爆发，从而引发医疗纠纷。

中国地域广大，文化习俗千差万别，引起医疗纠纷的原因也有很多。在某省的某一个县，家属挑起医疗纠纷的一个重要原因居然是这样的行为可以显示他们有身份、有能力，因为如果不闹一闹，就显得家属没有能力。因此，医院管理者还需要根据实际情况，对原因进行深入分析，研究是否有缓解或解决医疗纠纷的方案。

根据世界卫生组织所推荐的诊断树（diagnosis tree）方法，对每一个列出的事件原因，应该继续深入分析"导致原因的原因"，直到所找出的原因可以通过制度化的措施来加以解决为止。

二、医疗事故及医疗事故处理

在众多医疗纠纷中，真正属于医疗事故的只占极少数。但是，一旦被判定为医疗事故，也往往意味着医院大量的经济支出和声誉受损。

医疗事故（medical malpractice）是一个法律专用名词。一些医疗结果不良，医院也存在过错的事件，实质上可能都属于医疗事故，但由于患者及家属没有"发现"，也就被免于追究，也没有被认定为医疗事故。实际上，根据哈佛大学医学院的一项研究，在医院及医务人员存在过错的不良医疗事件中，真正被患者发现并最后赔偿的案例只占10%左右。根据有关研究，我国的情况也大致如此。医疗纠纷越多，医院的过错被发现的可能性就越大，如果医院和医务人员能够改善服务态度，增强责任心，在患者及家属心目中的"认知质量"提高，也会使医疗纠纷减少，很多差错就可以避免。

（一）医疗事故的界定

不同国家的司法体系或有不同，但在认定医疗事故方面，一般强调3个要件，即过错、伤害以及过错和伤害之间的因果关系，其他还有一些围绕这3个要件的要求。

根据我国2002年9月1日生效、目前实行的《医疗事故处理条例》（下简称为《条例》），医疗事故被定义为：医疗机构及其医务人员在医疗活动中，违反医疗卫生管理法律、行政法规、部门规章和诊疗护理规范、常规，过失造成患者人身损害的事故。

这个定义界定了我国确定医疗事故的基本要素：在取得资格的医疗场所内；拥有资质的医务人员；医疗行为存在违反规定（医疗卫生管理法律、行政法规、部门规章和诊疗护理规范、常规）的情况；存在过失，但不是故意；存在人身损害，并与过失有因果关系。

违反前两项的案件，属于我国《刑法》下的非法行医罪范畴（《刑法》第三百三十六条，未取得医生执业资格的人非法行医，情节严重的，处三年以下有期徒刑、拘役或者管制，并处或者单处罚金；严重损害就诊人身体健康的，处三年以上十年以下有期徒刑，并处罚金；造成就诊人死亡的，处十年以上有期徒刑，并处罚金）。如果是医务人员严重不负责任，虽非故意，则纳入《刑法》下的医疗事故罪范畴（《刑法》第三百三十五条：医务人员由于严重不负责任，造成就诊人死亡或者严重损害就诊人身体健康的，处三年以下有期徒刑或者拘役）。这两者皆不纳入医疗事故处理范畴。

此外，根据医学的特殊情况和"紧急避险"的原则，《条例》还规定了一些例外情况，即尽管符合上述要件，但不认定为医疗事故。这些例外情况包括：在紧急情况下为抢救垂危患者生命而采取紧急医学措施造成不良后果的；在医疗活动中由于患者病情异常或者患者体质特殊而发生医疗意外的；在现有医学科学技术条件下，发生无法预料或者不能防范的不良后果的；无过错输血感染造成不良后果的；因患方原因延误诊疗导致不良后果的；因不可抗力造成不良后果的。

（二）医疗事故的分级分类

被判定为医疗事故的，需要根据伤害情况确定医疗事故等级。按照《医疗事故处理条例》及其附件，医疗事故被分为四级十等。其中一级乙等至三级戊等对应伤残等级一至十级。具体请参看《条例》。

（三）医疗事故的处理程序

按照《条例》，发生医疗争议之后，应根据步骤进行处理。具体卫生行政部门是否受理、医学会是否受理的条件，首次鉴定和再次鉴定的情况，专家库的建立，鉴定程序、技术鉴定书等内容，请参看《条例》。

在事故鉴定中，涉及的一个重要环节是确定赔偿。在确定事故赔偿中，主要参考 3 个方面的影响因素，即事故等级、医疗过失行为在损害后果中的责任程度，以及损害后果与患者原有疾病之间的关系。在具体赔偿项目及其标准计算方面，也请参考《条例》及其附件。

（杨智翔）

第四节　医疗事故责任保险

医疗事故责任保险一般是指医院为医务人员或医务人员为自己向专业责任保险公司投保，以便在发生医疗事故需要支付赔偿时，避免医院或医务人员的巨额经济负担。医疗事故责任保险一般会确定责任上限，既确定最高赔偿限额，超出部分，仍然需要由医院或医务人员，自己承担。

医疗事故责任保险在国外的历史非常悠久，例如在美国，医务人员和医院购买责任保险已经有百年的历史。而在我国，20 世纪 90 年代发展医疗责任保险的呼声非常高，最近则慢慢平息下来。

回顾，国外的医疗事故责任保险历史是非常有意义的，这将对我国开展这方面的工作提供有价值的参考。

一、美国医疗责任保险历史

传统上（一直到 20 世纪 70 年代），医生和医院自行购买责任保险，保费很低，判决赔偿数量也很少。自 20 世纪 70 年代中后期开始，美国责任险的成本大大增加，主要是由于责任事故和被判决案例数量大大增加（趋势上），同时美国责任保险采用了新的"发生险"计费方式，导致保费大大增加。

在美国传统的医疗责任保险中，也存在大锅饭问题，仔细认真的医生和马虎的医生保费一样，认真进行质量控制的医院和马虎的医院保费一样。后来，随着质量认证体系和医院风险管理体系的推进，对于未曾通过两个体系验收的医疗机构，保险公司或者不予购买，或者提高了保费。

到了 21 世纪初期，根据美国医学会的一份报告，美国的医疗责任保险危机已经蔓延全国。2001年，美国的医疗责任保险公司每收入 1 美元，却要支出 1.65 美元，这样的收支状况已经让责任保险公司几乎无法生存。根据有关分析，美国认为摧毁医疗责任保险行业的罪魁祸首是律师，而未来发展方向主要有 3 个：进一步进行风险分摊、当地的医疗责任保险市场崩溃或向政府寻求保护。

美国目前的例均医疗事故赔偿已经达到了几百万美元，因此，如果医疗责任保险市场崩溃，那么对于美国独立执业的医生管理体系，而言是灭顶之灾。因为任何医生只要遭受一次医疗事故，可能就意味着破产。

二、关于我国开展医疗责任保险的若干考虑

从我国近几年的医疗事故赔偿判决来看，尽管数量上距离美国还非常遥远，但增长势头也相当快速，从而对医院和医务人员也构成了一定的威胁。但是，这是不是意味着国内的医疗机构也一定要购买

医疗责任保险呢？

从 20 世纪末和 21 世纪初开始，我国不同地区的医疗机构都纷纷开始购买医疗责任保险，一些地区是政府行为（如北京），一些地区则是医疗机构自身行为。有部分人士认为：医疗责任保险在国内似乎是多此一举，没有太大必要。

发生这种情况的主要原因很简单，即我国和美国的医疗服务组织体系是不一样的。美国的医生大多数是独立执业的，财务上也完全独立，如果发生医疗事故赔偿，可能就此破产；医疗机构则往往实行预算管理，因此，如果发生大的医疗事故赔偿案例，医疗机构将无法顺利运行，而购买医疗责任保险的支出可以作为常规项目列入财务报表，便于监管和预测。因此，在美国，医疗机构和医务人员都要购买医疗责任保险。

在国内，医生和医疗机构是一体的，发生医疗事故赔偿后，医生自身所需要承担的责任并不大，对于公立医疗机构而言，到最后终究还有政府托底。从风险分散的角度来看，国内较大规模的医院都有几百上千的医务人员，已经是一个比较好的风险分散规模，自身具备较强的抗风险能力，向保险公司购买保险的支出和赔偿支出最终也不会有太大差异。此外在很多地方，医疗机构向保险公司索赔的申请会被明确列入医疗事故案件计数，并最终影响政府对医院的考核，因此，很多医疗机构即使买了保险，最后也没有向保险公司索赔。

综上所述，在目前国内的状况下，医院要降低医疗事故的风险，最重要的应该是加快医院质量管理体系和风险管理体系的建设，从而减少风险和事故的发生。

（杨智翔）

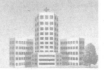

第六章　医院感染管理

第一节　医院感染概述

一、医院感染定义及相关概念

（一）医院感染的定义及内涵

1. 医院感染定义

（1）广义定义：任何人员在医院活动期间遭受病原体侵袭而引起的任何诊断明确的感染或疾病，均称为医院感染。

（2）狭义定义：凡是住院患者在入院时不存在，也非已处于潜伏期的，而在住院期间遭受病原体侵袭而新引起的任何诊断明确的感染或疾病，不论受感染者在医院期间或是出院以后出现症状，均称为医院感染。

2. 医院感染定义的内涵

（1）医院感染的对象：从广义上讲，应当是指在医院范围内所获得的任何感染和疾病，其对象涵盖医院这一特定范围内和在医院时这一特定时间内的所有人员，包括住院患者、门诊患者、探视者、陪护家属、医院各类工作人员，等等。但是，由于门诊患者、探视者、陪护家属及其他流动人员，在医院内停留时间短暂，院外感染因素较多，其感染常常难以确定来自医院。因此医院感染的对象主要指住院患者和医院工作人员。实际上，医院工作人员与医院外的接触也较为频繁，很难除外医院外感染，因此通常在医院感染统计时，对象往往只限于住院患者。而且，住院患者也只限于有临床和亚临床症状的感染类型，至于病原携带状态和感染后遗症均不包括在医院感染中。目前，由于管理和技术等方面的原因，在应用广义定义时尚不能做到统计全面，故在实际操作时，只使用狭义定义，即只针对住院患者进行医院感染发生率的统计。

（2）医院感染的时间界限：医院感染的"感染"是指患者在住院期间和出院后不久发生的感染，不包括患者在入院前已开始或在入院时已处于潜伏期的感染。虽然规定了"不论受感染者在医院期间或是出院以后出现症状"，均为医院感染，而实际上当患者出院后（48小时内）才发病的医院感染，在统计时一般都没有计入。对潜伏期不明的感染，凡发生于入院后皆可列为医院感染。若患者这次住院前和入院后的感染是在前次住院期间所得，亦列为医院感染。

3. 几种不同的医院感染定义

（1）名词演变："医院感染"这个名词，在国外先后有各种表述，hospital associated infection，hospital acquired infection，hospital infection，nosocomial infection 等，目前常用的是后二者；国内称之为"医源性感染""医院获得性感染""医院内感染"（亦简称"院内感染"），近年来逐渐统一称为"医院感染"，体现出其准确性和简洁性。

（2）几种不同的医院感染定义。①世界卫生组织在 1987 年哥本哈根会议上的医院感染定义：凡住院患者、陪护或医院工作人员因医疗、护理工作而被感染所引起的任何临床显示症状的微生物性疾病，不管受害对象在医院期间是否出现症状，均视为医院感染。②《流行病学词典》（Last J. M.，1983）中的医院感染定义：在医疗机构中获得的感染，如某患者进入某个医院或其他卫生保健机构时未患某病也不处于该病的潜伏期，但却在该院或机构中新感染了这种疾病，即为医源性感染。医院感染既包括在医院内获得的但出院后才显示的感染，也包括医务人员中的这种感染。③美国疾病控制中心（CDC）1980 年的医院感染定义：医院感染是指住院患者发生的感染，而在其入院时尚未发生此感染也未处于此感染的潜伏期。对潜伏期不明的感染，凡发生于入院后皆可列为医院感染。若患者入院时已发生的感染直接与上次住院有关，亦列为医院感染。④我国原卫生部于 2000 年的定义：医院感染是指住院患者在医院内获得的感染，包括在住院期间发生的感染和在医院内获得出院后发生的感染；但不包括入院前已开始或入院时已处于潜伏期的感染。医院工作人员在医院内获得的感染也属医院感染。⑤近年来，对医院感染的定义又从另一个侧面有了新的诠释，如 2007 年美国医疗机构评审国际联合委员会编著的《医院评审标准（第 3 版）》将"医疗相关的"（health care – associated）替换了"院内的"（nosocomial），引入了"医疗相关感染"［health care – associated infection（s），HAI］：指个人在医疗机构接受治疗或服务时获得的任何感染。常见的医疗相关感染有泌尿系感染、手术伤口感染、肺炎和血液感染。包括一切与医院或医疗活动相关的感染，不局限于医院内感染，也包括社区感染，不再强调"医院获得"。又如"医疗护理相关感染"除医院外，还包括各种提供医疗护理服务的机构，如老年护理院、救护车等。

4. 医院感染与医源性感染　医院感染是指住院患者在医院内获得的感染，包括在住院期间发生的感染和在医院内获得出院后发生的感染，但不包括入院前已开始或者入院时已处于潜伏期的感染。医院工作人员在医院内获得的感染也属医院感染。广义地讲，医院感染的对象包括住院患者、医院工作人员、门急诊就诊患者、探视者和患者家属等，这些人在医院的区域里获得感染性疾病均可以称为医院感染，但由于就诊患者、探视者和患者家属在医院的时间短暂，获得感染的因素多而复杂，常难以确定感染是否来自医院，故实际上医院感染的对象主要是住院患者和医院工作人员。

医源性感染是指在医学服务中，因病原体传播引起的感染。

医院感染和医源性感染既有相同点，也有不同点，前者强调的是在医院这个场所发生的感染，后者所强调的是患者接受医疗服务过程中由病原体所致的感染。在医院感染中，感染发生的场所局限于有住院患者的医院，而在医源性感染中，场所包括了所有从事医学诊疗活动的医疗机构，如门诊部（所）、社区卫生服务机构等。在对医院感染管理内涵的界定中，已包含了医院感染和医源性感染。

（二）医院感染学的概念

随着对医院感染这种特殊感染形式研究的深入，医院感染学成为一门新兴的交叉学科，并首先由中国的有关专家提出学科概念。医院感染学是研究在医院发生的一切感染的发生、发展和控制管理的一门学科。其专业范围是，研究医院感染病原体特征、研究医院感染流行病学特征、研究和评价医院感染各种控制措施、研究医院感染的临床特点和诊断方法、研究建立医院感染管理制度等。其相关学科包括基础医学、临床医学、预防医学、流行病学等。

（三）医院感染管理的概念

医院感染管理就是针对在医疗、护理活动过程中不断出现的感染情况，运用有关的理论和方法，总结医院感染发生规律，并为减少医院感染而进行的有组织、有计划地控制活动。医院感染管理是医院管理中的重要组成部分。

二、医院感染管理发展简史

作为一种相对特殊状态的感染和疾病发生形式，医院感染是伴随着医院的产生和发展而产生和发展的。而从科学的角度来全面认识医院感染、认识预防医院感染重要性、对医院感染进行监控、管理以及进行与之相关的研究实践活动，则是随着医学科学的发展逐步开展起来的。以抗生素的发现和应用为标志，可将其分为抗生素前时代和抗生素（现代医学）时代。

（一）抗生素前时代

最初作为医疗场所的医院出现时，条件很差，传染病在其间暴发、流行，医院感染非常严重。在我国，对传染性疾病可以相互传染很早就有论述。《本草纲目》中有对患者穿过的衣服进行消毒的记载，但只是根据实践经验。近代医院开始于"文艺复兴"之后，医院成为社会医疗的主要形式，在医院发展的过程中，医院感染问题逐渐被认识。当时，交叉感染在医院里横行肆虐，患者遭受着巨大痛苦，造成了大量的死亡，而医务工作者最多只能看到一些现象，却不知所措。

19 世纪早期英国成立了"发热患者专科医院"（即传染病院），对发热患者进行隔离治疗，效果很明显。对于医院感染的研究开始于产褥热。霍尔慕士（Oliver Wendell Holmes）根据大量观察，采取了一些预防措施降低了产褥热的发生率，并于 1843 年在英国首先提出了自己的看法。之后，奥地利的 IF Semmelweiss（1818—1865）对产褥热进行了系统研究，为控制产褥热作出了很大贡献。1847 年他提出一项规定：所有做完尸检的医生或医学生，要在漂白粉溶液中刷洗手，直到手上的尸体味消失为止。这项措施收到了显著效果。Semmelweiss 的研究成果《产褥热的病原学观点和预防》于 1861 年发表。但尚未认识到疾病的发生是由于微生物在患者之间传播的结果。

在预防外科术后感染方面，Lister 作出了划时代的贡献。Lister 在寻找防止术后感染方法的探索中，指出术后切口化脓是微生物作用的结果，杀死微生物，感染可以得到控制和预防。其著名的外科无菌操作制度的论文于 1867 年发表。Halstead 首先在手术中使用了橡胶手套。外科无菌操作制度和橡胶手套一直沿用至今。之后，无菌术和消毒开始在医院中大量应用，卓有成效地降低了术后感染的发生率。

近代护理学创始人英国的南丁格尔（Florence Nightingale，1820—1910）强调医院卫生条件在减少患者死亡中的作用，建立了医院管理制度，加强护理，做好清洁卫生，采取隔离传染患者、病房通风等措施。她还建议建立病房护士应负责记录医院死亡病例和进行上报的制度。南丁格尔所做的工作开创了护士负责医院感染监测工作的先河。

在造成不同医院感染的各种危险因素的调查研究中，有两项工作值得一提。Simpson 证明了医院规模越大，截肢患者感染死亡率越高，医院感染发生的机会也越多。Cuthbert Dukes 提出了根据尿中白细胞数来判定尿路感染的诊断方法和标准。

（二）抗生素时代（现代医学时代）

1928 年英国弗莱明在实验中发现了青霉素。1940 年青霉素在英国应用于第一个患者，肯定了其疗效。之后投入市场大量使用，从此开始抗生素时代。其后一系列抗菌药物的发现，为预防和治疗各种感染症提供了有力的武器，一度缓解了医院感染问题，也一度削弱了对无菌技术的重视。抗生素长期使用的结果，细菌产生了耐药性，疗效降低，用药后仍继续发生感染。在寻找和使用新的抗生素的过程中，人们发现每种抗生素，无论开始应用时多么强有力，不久总有耐药菌株产生；实际上，几乎没有一种细菌对常用的抗生素不产生耐药性。在此期间，医院感染的菌株也发生显著变化。20 世纪 40 年代前的医院感染几乎都是革兰阳性球菌；进入 50 年代，人们发现革兰阳性球菌已对许多抗生素（如青霉素、链霉素等）具有耐药性；从 60 年代起革兰阳性球菌作为医院感染的主要病原地位逐渐下降，并被革兰阴性杆菌、肠球菌及其他菌所代替。人们还从耐药问题研究中发现，细菌的耐药质粒具有传递耐药性的功能，并因此形成特殊的医院耐药性菌株。

在现代阶段，对医院感染起到很大促进作用的就是 20 世纪 50 年代在欧美首先发生的耐甲氧西林金黄色葡萄球菌（MRSA）感染。这种感染很快席卷了全球，形成世界大流行。1958 年在美国疾病控制中心（CDC）召开了关于 MRSA 感染的学术会议。这次会议从微生物学和流行病学监测、控制措施到医院感染管理都建立了雏形，从此揭开了现代医院感染管理研究的序幕。广大医务人员再次把注意力转向无菌技术和其他各种措施上来，并且和抗生素治疗相结合来解决医院感染问题。

在 MRSA 医院感染得到控制后，免疫抑制剂应用和插入性操作等危险因素在医院感染中产生的巨大影响，也引起了人们的关注。在 20 世纪 70 年代后期免疫抑制剂出现后，使器官移植有了长足进展，但同时由于机体免疫功能受到严重抑制，条件致病菌引起各种感染，成为十分棘手的问题。为诊断和治疗目的而采用的各种插入性操作，如各种插管和内镜等，损伤了机体防御系统，增加了病原体的侵入途径，也就大大增加了医院感染的机会。此外，其他各种危险因素不同程度地影响着医院感染的变化特点。

为了全面地控制医院感染的发生，世界各国，首先是在西方发达国家开始有组织地开展医院感染监测活动。美国于 1963 年召开医院感染学术会议，建议用流行病学方法建立医院感染监测系统，并强调了对医护人员教育的重要性。20 世纪 60 年代末，CDC 组织了 8 所医院参加的医院感染监测试点，雇用了专职的医院感染控制护士。取得基本经验后，于 1970 年召开了第一次医院感染国际会议，重点探讨医院感染监测的重要性。1974 年，美国疾病控制预防中心（CDC）主持开发了国家医院感染监测（NNIS）系统，以监测医院感染的发生及相关的危险因素和病原体。NNIS 系统一直致力于应用统一的医院感染病例的收集方法和感染率的计算方法，建立全国医院感染发生率的数据库，用于衡量医院内各专业科室及不同医院之间医院感染水平。2005 年，美国 CDC 将 NNIS 系统与透析监测网（DSN）、国家医务人员监测网（NaSH）3 个监测系统进行整合，形成了国家医疗安全网（NHSN），参与医院感染监测的医疗机构也从 20 世纪 70 年代的 10 余所医院增加到 2007 年的 923 所。20 世纪 90 年代，法国、英国、德国、加拿大、澳大利亚等发达国家分别在美国之后建立了各自的医院感染监测系统，在医院感染的预防与控制工作中发挥了积极、有效的作用。

为了评价医院感染监测及干预措施对医院感染控制的效果，美国 1974 年开始"医院感染控制效果的研究（SENIC）"，该研究结果证实了医院感染监测本身就是一个有效的干预过程，不仅是降低医院感染发生率的过程，也是对临床及相关工作人员医院感染知识进行持续培训的过程。

全院医院感染监测在占用大量的时间和资源的同时，却无法对所有影响因素进行危险度分层或调整，不能实现医院、区域或国家间医院感染水平的比较。鉴于此，在已经了解全国医院感染发生率和危险因素的前提下，部分专家于 20 世纪 80 年代提出了选择性地进行全院综合性医院感染监测，部分医疗机构由于自身资源限制和监测重点等问题，不再进行全院综合性医院感染监测。1999 年，NNIS 系统取消了全院医院感染监测模块，将监测的重点转移到 ICU 和抗菌药物应用与耐药性监测等目标监测上。

成立于 2000 年的 ICNet 公司组织研发的医院感染案例管理与监控软件，受到英国国民保健署（NHS）推荐，英国已有 80 多个医疗机构参与其中。该监控软件包括了患者基本信息、感染控制过程、感染病原体、疫情、感染控制医师信息、感染场所历史记录和手术切口部位监控，共 7 个模块。1995 年，德国在 NNIS 的基础上建立了第一个国家医院感染监测系统（KISS），包括 ICU、新生儿 ICU、手术患者及骨髓/造血干细胞移植患者 4 个监测内容，医疗机构自愿参与该系统。澳大利亚医院感染标准化监测（HISS）系统与医院信息系统建立了良好的连接，直接通过网络收集医院感染的资料，在实现实时监控的同时节省了大量人力资源。

近些年来，医院感染已成为全球医学界的研究课题，医院感染管理研究工作发展很快，管理研究队伍不断扩大。很多国家成立了相应的学会，如英国、日本的"医院感染学会"、美国的"医院感染工作者协会"、我国的"中国医院协会医院感染管理专业委员会"等。1958 年美国的医院感染协会就建议每所医院均应设立感染管理委员会，并提出了其职能和成员职责等要求。不少国家成立有专门的管理研究机构，国际上有"国际医院感染联合会"、美国有"疾病控制中心"及"医院评审联合委员会（JCAH）"。它们制定了分析医院感染的各项原则，还拟定了医务人员操作规范和医疗保健机构的各种管理条例，采取有效措施来监测管理医院感染。很多国家在医学院校都开设了医院感染课，美国 JCAH 在 1985 年制定了"医院感染控制标准"，并把它列为评价医院的标准之一。不少国家出版了专著及杂志，如美国的《医院感染管理》《综合医院隔离技术的应用》《美国感染控制杂志》《感染控制》，英国的《医院感染杂志》，我国的《医院感染学》《现代医院感染学》《医院感染管理学》《中华医院感染学杂志》等。世界卫生组织非常关注医院感染问题，编印了有关预防医院感染的书籍，制定了《医院感染预防和监测指南》《医院感染检验方法指南》等，还推荐美国 CDC 的《医院感染的制定和分类标准》供各国参考，举办了许多培训班。世界患者安全联盟 2005—2006 年的安全目标：清洁的医疗是更安全的医疗（clean care is safer care）。其目的在于加强会员国对处理卫生保健相关感染问题的承诺。为实现这一目标，该行动在开展血液安全、注射和免疫接种安全、临床操作安全、安全饮水、卫生设施和废弃物处理行动的同时，推出新制定的《WHO 卫生保健中手部卫生准则（最新草案）》。

我国原卫生部于 2001 年颁布了新的《医院感染诊断标准》和《医院感染管理规范（试行）》。我国 2003 年突如其来的 SARS 疫情，众多医务人员在医疗活动中受到感染，甚至牺牲了生命，血的教训使人们对现代社会的传染病防治和医院感染预防与控制有了新的认识，国家加大了疾病预防与控制的投入，各级医院也增加了传染病的医疗救治力量投入，医院感染管理工作得到了应有的重视和新的发展机遇。我国相继出台了一系列法律、法规、规范、指南和标准，如重新修订《中华人民共和国传染病防治法》，制定了《医疗废物管理条例》及其配套文件，发布了《内镜清洗消毒技术操作规范（2004 年版）》《抗菌药物临床应用指导原则》《公共卫生突发事件应急处理条例》《病原微生物实验室生物安全管理条例》。特别是 2006 年原卫生部发布施行《医院感染管理办法》，这是我国医院感染管理的一个纲领性文件。2009 年发布实施了《医院消毒供应中心管理规范》等 3 个规范，《医院隔离技术规范》《医院感染监测规范》《医务人员手卫生规范》等 6 项卫生行业标准和《医院感染暴发报告及处置管理规范》。2010 年又发布了《医疗机构血液透析室管理规范》。我国还成立了医院感染管理标准委员会，各地相继成立了医院感染管理质量控制中心，在当地卫生行政部门的直接领导下，进行行业内部的管理与督导、检查工作；中国医院感染管理网站等多个网站、论坛的建立，信息技术在医院感染监测、预防、控制方面的应用，极大地提高了医院感染管理专兼职人员相互沟通和交流；在"医院管理年"活动中，医院感染管理专家参与其中，提高了医院感染在医院管理中的重要地位，同时，加强对医院感染暴发事件的问责，2008 年的《医院管理评价指南》以及目前正在开展的医院等级评审内容中，医院感染管理均为其重要内容之一，促使医院管理者提高了对医院感染管理工作的重视和支持；各地根据国家法规、指南和标准等制定了本地的医院感染管理质量考核评价实施细则，给医院感染管理者及医务人员明晰的责任和检查标准，促进了医院感染管理知识的普及和防控措施的实施。我国医院感染管理事业的发展迎来了快速发展的大好时机，也使我国医院感染管理水平得到了很大的提升。

现代医学模式已由单纯生物医学模式转变为生物－心理－社会医学模式，从而使医院的医疗服务由个体扩大到群体、由生理扩大到心理、由单纯医疗服务扩大到预防、医疗、保健、康复等有机结合的综合医疗服务。医疗模式从医疗救治向预防转变，也促进了医院感染预防与控制的发展，但我们也要看到，医院感染管理具有复杂性和艰巨性，可以说有医院，就会有医院感染。在现代医学时代，在同医院感染做不懈斗争的过程中，必将能找到更新的方法，采用更有效的措施，控制医院感染，并使医院感染管理研究不断向前发展。

三、医院感染管理的意义

医院感染的发生可引起如下不良后果。

1. 医院感染会给患者增加痛苦　严重的医院感染常使患者原发疾病的治疗不能达到预期的疗效或完全失效，甚至产生难以治愈的后遗症或死亡，严重影响医疗质量。

2. 医院感染会延长住院时间，加重医疗护理工作的负担，影响床位周转使用，降低医疗工作效率。据解放军总医院 1994 年调查资料，医院外感染平均住院天数 22.50 天，医院内感染平均住院天数 54.42 天，后者比前者长 31.92 天。

3. 医院感染会增加个人及国家的经济负担，造成卫生资源的浪费　据解放军总医院 1994 年调查资料，全年出院人数 16 797 人。若医院感染按 10% 计算，则应有 1 680 人；每人多住院 31.92 天，则长达 53 625 天；按平均住院天数计算，全年少收 2 271 人；按每天住院收费 128 元计算，则多收费 686.4 万元。

4. 医院感染也是妨碍许多现代先进技术的应用和进一步发展的重要原因　有一个显而易见的现象是，医院感染易发生在施行多种现代先进技术检查和治疗的患者中。目前，心、肺、肝等大脏器的移植手术不能广泛应用发展，不是由于手术的技术水平不高，重要的是因为医院感染的困扰，往往因为并发医院感染而使移植手术失败。

5. 医院感染会造成医院经济损失和影响医院的社会形象和信誉　医院感染监测、控制、管理水平是衡量一个医院管理水平、技术水平和整体形象的标志，医院感染的发生，特别是医院感染暴发事件的发生会给医院带来严重的后果，影响医院在社会的形象和信誉，会造成大量患者流失，甚至造成医院领导的问责。2009 年以来，国家对公布的医院感染暴发事件均进行了问责，发生医院感染暴发的医院领导均被撤职、处分。

6. 医院感染会使医院蒙受巨大的经济损失　美国联邦医疗保险与医疗救助服务中心 2008 年 10 月

开始，拒绝支付部分医院感染造成的费用支出，即在出院的患者中，如果出现插管相关尿路感染、血管插管相关感染、手术部位感染、冠状动脉搭桥术后的纵隔炎等所造成的费用被拒绝支付。这是迄今最具有冲击力的政策改变，也是医院感染与经济效益最直接的关联事例。医院不能收回为患者感染进行治疗的费用，就意味着医院自己来支付患者这方面的费用。我国正在大力推行临床路径和单病种付费，未来我国医院也将面临患者部分感染治疗费用收不回来的问题。

因此，加强医院感染管理，提高医务人员预防医院感染的意识，在医疗实践中通过一系列制度和措施的落实和执行。降低医院感染发生率，对于提高医疗质量，减少不必要的医疗护理负担，节约卫生经费，确保医疗安全，促进医学的发展都有着极为重要的作用。

四、医院感染的分类

医院感染可按病原体来源、感染部位、感染的病原体种类等方法进行分类。

（一）按病原体来源分类

医院感染按其病原体来源分类，可分为内源性医院感染和外源性医院感染两大类。

1. 内源性医院感染　内源性医院感染也称自身医院感染，是指在医院内由于各种原因，患者遭受其本身固有细菌侵袭而发生的感染。

病原体来自患者自身的体内或体表，大多数为在人体定植、寄生的正常菌群，在正常情况下对人体无感染力，并不致病；当它们与人体之间的平衡在一定条件下被打破时，就成为条件致病菌，而造成各种内源性感染。一般有下列几种情况：①寄居部位的改变，例如大肠杆菌离开肠道进入泌尿道，或手术时通过切口进入腹腔、血流等。②宿主的局部或全身免疫功能下降，局部者如行扁桃体摘除术后，寄居的甲型链球菌可经血流使原有心瓣膜畸形者引起亚急性细菌性心内膜炎。全身者如应用大量肾上腺皮质激素、抗肿瘤药物、放射治疗等，可造成全身性免疫功能降低，一些正常菌群可引起自身感染而出现各种疾病，有的甚至导致败血症而死亡。③菌群失调，是机体某个部位正常菌群中各菌种间的比例发生较大幅度变化超出正常范围的现象。由此导致的一系列临床表现，称为菌群失调症或菌群交替症。④二重感染，即在抗菌药物治疗原有感染性疾病过程中产生的一种新感染。长期应用广谱抗生素后，体内正常菌群因受到不同抑菌作用而发生平衡上的变化，未被抑制者或外来耐药菌乘机大量繁殖而致病。引起二重感染的细菌以金黄色葡萄球菌、革兰阴性杆菌和白色念珠菌等为多见。临床表现为消化道感染（鹅口疮、肠炎等）、肺炎、尿路感染或败血症等。若发生二重感染，除停用原来抗生素外，对检材培养过程中过多繁殖的菌类须进行药敏试验，以选用合适药物。同时要采取扶植正常菌群措施。

2. 外源性医院感染　外源性医院感染也称交叉感染，是指患者遭受医院内非本人自身存在的各种病原体侵袭而发生的感染。

这种感染包括从患者到患者、从患者到医院职工和从医院职工到患者的直接感染，或通过物品对人体的间接感染。病原体来自患者身体以外的地方，如其他患者、外环境等。因此，所谓医院内的环境感染，亦应属于外源性感染。①患者：大部分感染是通过人与人之间的传播。患者在疾病的潜伏期一直到病后一段恢复期内，都有可能将病原体传播给周围他人。若能对患者及早作出诊断并采取治疗措施，是控制和消灭传染源的一项根本措施。②带菌者：有些健康人可携带某病原菌但不产生临床症状，也有些传染病患者恢复后，在一定时间内仍可继续排菌。这些健康带菌者和恢复期带菌者是很重要的传染源，因其不出现临床症状，不易被人们察觉，故危害性有时甚于患者。脑膜炎球菌、白喉杆菌等可有健康带菌者，伤寒杆菌、痢疾杆菌等可有恢复期带菌者。

（二）按感染部位分类

根据医院感染发生的部位，可分为以下各类：呼吸系统感染、心血管系统感染、血液系统感染、腹部和消化系统感染、中枢神经系统感染、泌尿系统感染、手术部位感染、皮肤和软组织感染、骨、关节感染、生殖道感染、口腔感染、其他部位感染。

（三）按感染的病原体种类分类

病原体包括细菌（革兰阴性杆菌、革兰阳性球菌等）、真菌、病毒、支原体、衣原体、立克次体、放线菌、螺旋体等 8 类医学微生物，还包括寄生虫、藻类等。根据感染的病原体不同，而将医院感染分为不同的类别。

五、医院感染的诊断与防治

（一）医院感染的诊断

1. 医院感染诊断步骤

（1）由医护人员依靠临床资料、实验室检查结果及各种专业诊断指标来判断为感染：临床资料包括直接观察感染部位及患者的体征和症状或通过检查病案而得出结论；实验室检查包括病原体的直接检查、分离培养及抗原抗体的检测；其他还包括 X 线、B 超、CT 扫描、MRI、内镜、组织活检和针刺抽吸物检查等。

（2）按医院感染的诊断标准判定是否属于医院感染。

2. 诊断原则　医院感染按临床诊断报告，力求作出病原学诊断。下列情况属于医院感染。

（1）无明确潜伏期的感染，规定入院 48 小时后发生的感染为医院感染；有明确潜伏期的感染，自入院时起超过平均潜伏期后发生的感染为医院感染。

（2）本次感染直接与上次住院有关。

（3）在原有感染基础上出现其他部位新的感染（除外脓毒血症迁徙灶），或在原感染已知病原体基础上又分离出新的病原体（排除污染和原来的混合感染）的感染。

（4）新生儿在分娩过程中和产后获得的感染。

（5）由于诊疗措施激活的潜在性感染，如疱疹病毒、结核杆菌等的感染。

（6）医务人员在医院工作期间获得的感染。

注：在免疫力低下的患者中可先后发生多部位或多系统的医院感染，在计算感染次数时，应分别计算。例如：肺部感染或尿路感染同时或先后发生时，应算作两次。

下列情况不属于医院感染：

（1）皮肤黏膜开放性伤口只有细菌定植而无炎症表现。

（2）由于创伤或非生物性因子刺激而产生的炎症表现。

（3）新生儿经胎盘获得（出生后 48 小时内发病）的感染，如单纯疱疹、弓形虫病、水痘等。

（4）患者原有的慢性感染在医院内急性发作。

（二）引起医院感染的因素

经过大量临床调查与分析证实，引起医院感染的主要因素有三个方面，即易感人群自身因素、病原体因素和媒介因素。三个方面的因素相互作用，而使医院感染呈现出不同的情况。

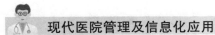
1. 易感人群因素　包括年龄、基础疾病、皮肤黏膜防御功能破坏、免疫功能低下、正常菌群防御功能破坏等因素。

2. 病原体因素　包括病原体种类（细菌、真菌、病毒、支原体、衣原体、立克次体、放线菌、螺旋体等）、病原体耐药性、特殊致病因子等。

3. 媒介因素　包括介入性器械污染程度、无菌操作制度执行情况、清洗消毒灭菌质量控制程度、抗菌药物使用情况等。

（三）医院感染的防治系统

1. 医院感染的预防系统　医院感染的预防系统主要有三个子系统：医院感染监测、管理、控制子系统。三者互相联系，互相制约，缺一不可。通过对医院感染诸环节的监测，了解掌握情况；只有情况清楚，才能做出正确的决策，制定有效的管理措施；决策正确，控制才会有的放矢，收到成效。控制措施实行后，其效果又通过监测来进行评价，为管理提供依据，以便采取有效的控制，持续改进。如此循环，组成一个封闭的回路，形成自律性的规律，从而使感染监控工作水平逐步提高。

医院感染监测、管理、控制三个子系统又有其要素和环节。这些要素和环节已有其所依据的理论基础和技术手段，并有不同实施方法。

2. 医院感染治疗系统　医院感染治疗系统包括病原微生物、抗感染药物和机体三个子系统，治疗过程中这三者及其各环节的相关性要全面考虑。病原微生物是引起医院感染的根本因素，不同种类微生物对人体的致病性和对抗感染药物敏感性不同；机体抵抗力不同对不同病原微生物防御性和对抗感染药物耐受性不同；抗感染药物的种类、用药剂量等的不同，对病原微生物和机体均有不同作用。在治疗医院感染过程中，三者形成一个封闭的系统，并形成自律性的规律，使感染治疗水平不断提高。

六、医院感染管理组织与工作内容

（一）医院感染管理体系的建立与运行

1. 医院感染管理体系的建立　医院感染管理不仅贯穿于医疗、护理活动的全过程，而且涉及医院管理的诸多方面，并且与全体医护人员、科研技术及后勤人员密切相关，也涉及临床医学、微生物学、流行病学、护理学、建筑学等多学科，任务十分艰巨，因此建立健全完整的医院感染管理体系是做好医院感染管理工作首要的组织措施。

2. 医院感染管理体系的运行　借鉴管理学的理论和医院质量管理的实践经验，将医院感染管理纳入医院管理大体系之中，其体系运行必然也符合质量管理的过程，采取相似的流程和方法，工作流程也必须在 PDCA 循环中进行。医院感染管理职能同样体现在计划、组织与协调、控制、指导和教育、学习和提高等方面。①进行全院医院感染管理的规划，明确组织机构与领导作用、制定详细的管理计划。②利用各种手段，加大预防医院感染宣传力度，努力做到人人皆知，全员参与。③各负其责，分工合作。医院感染管理工作涉及全院各个部门，要求各部门明确职责，针对存在问题，要在调查研究的基础上，相关部门共同研究，避免关键环节的推诿现象。④建立完善的监测系统，必须有专职人员负责定期的监测工作，对存在问题提出改进意见，并进行信息反馈。⑤医院应根据实际情况，每年有计划地解决 1～2 项关键性的医院感染问题，专业人员应发挥骨干作用。⑥实施奖惩制度。

（二）医院感染管理委员会

1. 住院床位总数　住院床位总数在 100 张以上的医院应当设立医院感染管理委员会和独立的医

感染管理部门。住院床位总数在 100 张以下的医院应当指定分管医院感染管理工作的部门。

医院感染管理委员会由医院感染管理部门、医务部门、护理部门、临床科室、消毒供应室、手术室、临床检验部门、药事管理部门、设备管理部门、后勤管理部门及其他有关部门的主要负责人组成，主任委员由医院院长或者主管医疗工作的副院长担任。

2. 医院感染管理委员会的职责

（1）认真贯彻医院感染管理方面的法律法规及技术规范、标准，制定本医院预防和控制医院感染的规章制度、医院感染诊断标准并监督实施。

（2）根据预防医院感染和卫生学要求，对本医院的建筑设计、重点科室建设的基本标准、基本设施和工作流程进行审查并提出意见。

（3）研究并确定本医院的医院感染管理工作计划，并对计划的实施进行考核和评价。

（4）研究并确定本医院的医院感染重点部门、重点环节、重点流程、危险因素以及采取的干预措施，明确各有关部门、人员在预防和控制医院感染工作中的责任。

（5）研究并制定本医院发生医院感染暴发及出现不明原因传染性疾病或者特殊病原体感染病例等事件时的控制预案。

（6）建立会议制度，定期研究、协调和解决有关医院感染管理方面的问题。

（7）根据本医院病原体特点和耐药现状，配合药事管理委员会提出合理使用抗菌药物的指导意见。

（8）其他有关医院感染管理的重要事宜。

（三）医院感染管理科

1. 医院感染管理科及专职人员的设置　医院感染管理部门、分管部门及医院感染管理专（兼）职人员具体负责医院感染预防与控制方面的管理和业务工作。医院感染管理科在医院领导或医务部（处）领导下开展工作，是具有管理和业务的职能科室，承担全院医院感染控制的技术指导、管理与监督工作。医院应按每 200～250 张实际使用病床，配备 1 名医院感染管理专职人员。

2. 医院感染管理部门的主要职责

（1）对有关预防和控制医院感染管理规章制度的落实情况进行检查和指导。

（2）对医院感染及其相关危险因素进行监测、分析和反馈，针对问题提出控制措施并指导实施。

（3）对医院感染发生状况进行调查、统计分析，并向医院感染管理委员会或者医疗机构负责人报告。

（4）对医院的清洁、消毒灭菌与隔离、无菌操作技术、医疗废物管理等工作提供指导。

（5）对传染病的医院感染控制工作提供指导。

（6）对医务人员有关预防医院感染的职业卫生安全防护工作提供指导。

（7）对医院感染暴发事件进行报告和调查分析，提出控制措施并协调、组织有关部门进行处理。

（8）对医务人员进行预防和控制医院感染的培训工作。

（9）参与抗菌药物临床应用的管理工作。

（10）对消毒器械和一次性使用医疗器械、器具的相关证明进行审核。

（11）组织开展医院感染预防与控制方面的科研工作。

（12）完成医院感染管理委员会或者医疗机构负责人交办的其他工作。

（四）科室医院感染管理小组

1. 科室医院感染管理小组的组成　由科室主任、护士长及兼职监控医师（或有关科室的药师、技师）和护士组成。

2. 科室医院感染管理小组的工作内容

（1）根据医院感染管理规章制度，制定本科室相关的医院感染管理措施，并组织实施。

（2）对医院感染病例和法定传染病按有关要求登记、报告；发现医院感染流行、暴发趋势时应立即向医院感染管理科报告。

（3）按要求对疑似或确诊医院感染病例留取临床标本，及时送病原学检查和药敏试验。

（4）制定本科室抗感染药物使用方案，组织开展个体化治疗，监督检查本科室抗感染药物使用情况。

（5）组织和参加预防医院感染知识的培训。

（6）严格监督执行无菌操作技术、消毒隔离制度。

（7）开展预防医院感染健康教育，做好对卫生员、配膳员、患者、陪住、探视者的管理工作。

（五）医院各部门医院感染管理工作内容

1. 医务部门的工作内容

（1）协助组织医师和医技部门的人员进行预防医院感染知识的培训。

（2）贯彻医院感染管理制度，督促医师和有关人员严格执行无菌技术操作规程、抗感染药物应用的管理制度等。

（3）发生医院感染流行或暴发趋势时，负责协调各科的关系，组织和处理有关问题。

2. 护理部门的工作内容

（1）协助组织对全院护理人员进行预防医院感染知识的培训。

（2）贯彻执行医院感染管理的有关规章制度，监督检查有关人员对无菌操作、消毒、灭菌、隔离、一次性使用无菌医疗用品管理等制度的执行情况。

（3）发生医院感染流行或暴发趋势时，协助医院感染管理科调查和整顿。

3. 药剂部门的工作内容

（1）贯彻和督促医师和有关人员严格执行抗感染药物应用的管理制度和应用原则。

（2）对本院抗感染药物的应用定期总结、分析和通报。

（3）及时为临床医师提供抗感染药物信息。

4. 检验部门的工作内容

（1）负责医院感染控制的病原体检验工作。

（2）开展医院感染病原微生物耐药性监测，定期总结、分析有关情况，并向有关部门通报。

（3）发生医院感染流行或暴发时，承担相关检测工作。

（4）发现特殊病原体感染，或同一医疗护理单元某种病原体感染突然增多，应及时向医院感染管理科报告。

5. 医务人员在医院感染管理中的工作内容

（1）严格执行无菌技术操作规程等各项医院感染管理规章制度。

（2）掌握抗感染药物临床合理应用原则，合理应用抗感染药物。

（3）掌握医院感染诊断标准，熟练处理本专科医院感染性疾病。

（4）发现医院感染病例，及时送病原学检验及药敏试验，并向科室医院感染管理小组报告；发生医院感染流行趋势时，及时报告感染管理科，并协助调查和处理。

（5）参加预防医院感染知识的培训。

（6）掌握自我防护知识，正确进行各项技术操作，工作中预防锐器刺伤。

（7）对患者进行医院感染知识教育和指导。

七、医院感染管理的教育培训

随着现代医学科学的发展，引起医院感染发生的因素越来越多。第一，抗生素的滥用造成了大量的耐药菌株，直接导致了感染的发生。第二，近年来大量新技术、新疗法引进医院，各种监护仪、导管、插管、内镜等侵入性操作大大增加了患者感染的机会。第三，器官移植、免疫失衡性疾病治疗、肿瘤的化疗放疗等，都使患者机体抵抗微生物的能力减弱，使感染的发生率大大增加。第四，也是最主要的原因，就是医院管理者、医院各级各类医务工作者，对医院感染的认识水平、知识能力不能适应控制和降低医院感染的要求。因此，加强医院感染管理知识和技术的培训，特别是医院感染专业人员的培训，显得尤为重要，更是搞好医院感染管理的重要前提和保证。

（一）基本要求

医院感染专业教育培训应作为医学教育和继续医学教育工作的内容，制定切实可行的培训目标和计划，健全制度，完善考核措施，建立培训档案。采用举办各类学习班、讲座、知识问答、医院感染管理简讯等不同形式，对各类人员采取有针对性的培训，及时总结经验和方法，做到全员培训与骨干培训相结合。不断强化全体工作人员对预防医院感染的认识与相关知识的学习，把医院感染的预防和控制工作始终贯穿于医疗活动中，从而提高全体工作人员对医院感染的防范意识，增强责任心，共同参与，减少医院感染的发生，提高医疗护理质量。

医务部、护理部和医院感染管理科应组织本单位各类人员（包括医务人员、新参加工作的人员、实习、进修人员、工勤及相关人员）的在职培训。每年医院感染专业培训率应达到95%。医院感染专业知识考试合格率应达到90%。

（二）培训时间

各级各类人员医院感染专业知识培训时间分别如下。

（1）院、部（处）领导等行政管理人员每年在职培训至少3学时。

（2）医院感染管理专职人员每年在职培训至少15学时。

（3）各类医务人员（特别是科室主任、高级技术职称人员）每年在职培训至少6学时。

（4）新上岗工作人员及进修生、实习生岗前培训时间至少3学时，经考试合格后方能上岗。

（5）后勤及相关人员岗前培训时间至少2学时，经考试合格后方能上岗。

（三）培训内容

1. 医院各类人员的共同培训内容

（1）国家有关医院感染管理的法律、法规、规范、制度和标准等，职业道德规范。

（2）预防和控制医院感染的目的、意义。

（3）手部卫生，环境卫生学，医院废弃物管理，锐器伤及其所致血液、体液传播疾病的预防，职业暴露与防护要求。

2. 各类人员的培训基本内容　根据人员知识结构和工作职责，管理人员、医师、护士、检验人员应有所侧重。

（1）行政管理人员的培训基本内容：①国家有关医院感染管理的法律、法规、规章、制度和标准等；手部卫生、消毒隔离防护的基本知识。②医院感染管理工作的新方法和新理论。③本院、本管辖范围的医院感染管理程序、要点，相关管理知识与方法。

（2）医院感染管理专职人员的教育与培训：医院感染专业人员是医院内预防与控制医院感染的决策和实施主体。他们负责制定本医院感染管理工作计划；负责制定本医院各项有关医院感染管理的规章制度，并检查指导落实情况；进行业务指导、提供技术咨询等。医院感染专业人员应当具备良好的职业道德，扎实的专业知识，较强的管理能力，敏锐观察问题、发现问题的能力，以及科学地解决问题的能力。医院管理专业人员素质的高低，直接关系到医院感染管理工作开展的好坏。因此，开展医院感染专业人员的教育，提高医院感染专业人员的素质，是确保医疗安全和医疗质量的基础，对发展医院感染管理这门学科具有不可忽视的作用。

医院应当建立医院感染专业人员岗位规范化培训，上岗前接受医院感染专业课程培训并取得相应的学分，经考核合格后方可从事医院感染管理工作；并加强继续教育，提高医院感染专业人员的业务技术水平和管理水平，制订长远的医院感染专业知识和管理知识教育目标和计划，按照医院感染专业人员岗位职责分期分批地进行培训。通过建立规范化培训课程与教材使医院感染的教育达到制度化、规范化。同时，医学院校应逐步开设医院感染方面的课程的教育，为医院感染培训一流的专业人才。在加强培训的基础上，定期对专业人员进行医院感染知识的考核尤为重要，要建立专业人员医院感染知识考试和考核档案，将医院感染理论知识和实际操作技能的考试和考核纳入专业人员的岗位资格和晋升考评之中，以加强考核力度，促进专职人员医院感染知识的提高。随着我国医院感染工作的深入开展，医院感染培训必须向更高层次方向发展，使专业人员掌握医院感染的发生基础、发病规律和临床特点，不断更新知识，能够科学有效地进行医院感染的监测、控制、管理，成为医院感染管理的主导者和专家，充分调动大家的积极性，将医院感染管理的意识贯穿到临床工作的每一个环节中。

基本内容：①国家与医院感染相关的标准与法律、法规。②医院感染管理的新进展、医院管理学知识和方法。③医院感染的发病机制、临床表现、诊断与鉴别诊断方法、治疗与预防措施，了解医院感染的发生、发展及转归，掌握对医院感染性疾病的正确评估，并能对在治疗中发生的医院感染性疾病患者的预后进行综合性评价。④医院各科室和部门医院感染的特点、管理要点及控制措施。⑤掌握手卫生知识、无菌操作技术方法和消毒隔离防护知识和技能。⑥医院感染暴发、流行的预防与控制，医院感染监测方法。⑦抗感染药物学与感染病学的主要内容，医学微生物学、分子生物学、临床疾病学、流行病学、统计学、传染病学、药学（抗菌药物）的有关内容。⑧医院感染管理的科研设计与方法。⑨医院建筑卫生学的有关内容。

（3）医师医院感染知识的教育培训：预防和控制医院感染知识是一个合格的临床医师所必须掌握的基础知识，是一个高素质的临床医护人员必须具备的基本要素。医院应当组织进行对医师（本院医师、进修医师、实习生等）预防和控制医院感染知识的培训，达到相应学时，合格后方能上岗，培训记录可作为职称晋升参考。通过培训，医务人员能够重点掌握无菌技术操作规程、医院感染诊断标准、抗菌药物合理应用与耐药菌的防治、消毒药械正确使用、医院感染的流行病学、医院感染的预防与控制方法和综合防控措施、手部卫生和职业卫生安全防护等知识，以及医院和科室的医院感染防控特点、变化趋势和防控措施。能够在工作中落实医院感染管理规章制度、工作规范和技术要求，并能在预防和控制医院感染中发挥积极作用。

（4）护士医院感染知识的教育培训：对护士定期进行预防和控制医院感染知识的教育培训极为重要，尤其是对新上岗的护士应将预防和控制医院感染知识教育作为岗前教育的一项重要内容。开展继续教育除加强基础知识学习外，还应增加医院感染新知识、新技术以及医院感染监测等知识。护士培训的主要内容有医院感染诊断标准、医院感染的流行病学、医院感染与护理管理、职业卫生安全防护、医务人员手卫生、医院感染的隔离技术、消毒与灭菌技术，重点科室的医院感染预防与管理，各种消毒、灭菌剂的正确应用，医院环境微生物学监测标准、空气、物体表面、手的采样方法，标本的采集、运送、侵入性操作相关医院感染的预防，一次性使用无菌医疗用品的管理，抗感染药物的合理给药与不良反应和本专科常见医院感染的预防与控制措施等。

（5）医技人员的培训：①本科室医院感染的特点与控制。②消毒隔离防护基本原理和技能，手部卫生知识。③本科室仪器设备、器械用品的消毒、灭菌方法及操作防护。④侵入性操作相关医院感染的预防。⑤检验科临床微生物人员还应学习临床微生物学（包括细菌培养、药敏试验和相应药物选择）与医院感染管理相关知识。⑥药剂科人员还应学习抗感染药物的管理与合理应用、作用机制与不良反应。

（6）后勤人员的培训：①各后勤部门人员都应掌握的内容，消毒隔离防护基本知识，消毒剂的选用，洗手知识；医院各类物体表面的消毒方法；医院废弃物的分类、运输、储存与处理。②污水站人员应掌握的内容，医院污水消毒处理的规定。③垃圾站工作人员应掌握的内容，医院污物消毒处理的规定和职业防护知识，医疗废物处理程序和应急处理方案。④太平间工作人员应掌握的内容，太平间消毒的规定。⑤食堂工作人员应掌握的内容，餐具和洁具的消毒、餐饮人员个人卫生等有关规定。⑥洗衣房工作人员应掌握的内容，洗衣房消毒的规定。⑦卫生（保洁）员应掌握的内容，消毒隔离基本知识，相关消毒药械的正确使用，卫生清洁程序和方法，医疗废物的分类管理等。

（7）患者、陪住、探视家属的培训：采用宣传栏、科普书、张贴画、知识卡和入院须知等形式对他们进行预防和控制医院感染的宣传教育，增强清洁、卫生观念，配合落实医院消毒隔离制度、探视及陪住制度，规范他们在医院的行为，监督医护人员落实医院感染预防与控制措施。

（王晓菊）

第二节　医院感染的监测

一、医院感染监测概述

（一）医院感染监测定义

医院感染监测（nosocomial infection surveillance）是指长期、系统、连续地收集、分析医院感染在一定人群中的发生、分布及其影响因素，并将监测结果报送和反馈给有关部门和科室，为医院感染的预防、控制和管理提供科学依据。

医院感染监测主要目的主要有：①降低医院感染率，减少获得医院感染的危险因素。②建立医院的医院感染发病率基线。确定各自医院的医院感染流行基线。90% ~95%的医院感染都是散发的，因此监测的主要目的除及时发现流行或暴发流行的趋势外，就是降低医院感染散发率。绝大多数医院报告他们的医院感染散发基线都是来自监测。③发现暴发流行，一旦确定散发基线，可以据此判断暴发流行。5% ~10%的医院感染属暴发流行。需要注意的是局部暴发流行更多是依靠临床和微生物实验室的资料，而不是常规监测。④利用调查资料说服医务人员遵守医院感染控制规范与指南，用调查事实说话，用自己医院的监测资料说话，可以使医务人员易于接受推荐的预防措施，降低医院感染率。⑤评价控制效果。只有通过持续的监测，才能判断控制措施的效果。⑥调整和修改感染控制规范。⑦防止缺乏经过证据支持的医院感染控制措施，评价干预措施在医院感染控制方面的效果。⑧进行不同医院间医院感染率和感染控制效果的比较。

医院感染监测是预防和控制医院感染的基础，是医院感染控制专职人员的"眼睛"，实施有效的监测就是全面地、立体地、动态地分析和掌握医院感染的发生、发展和结局，及时准确掌握第一手资料并随机开展前瞻性的预警预测和危险性评估，为实施有效干预提供科学的依据。"良好的监测工作虽然不是保证做出正确决定的必要条件，但可减少做出错误决定的机会。"感染监测是否有效，直接关系到医院感染的变化。

（二）全面综合性监测和目标性监测

医院感染监测分为全面综合性监测和目标性监测，全面综合性监测是连续不断地对医院所有单位、所有患者和医务人员的所有感染部位及其有关因素进行综合性的监测，此种监测方法的费用高、劳动强度大，近年来已不提倡，而目标性监测，省时省力，目标明确，事半功倍。

目标性监测是针对高危人群、高发感染部位等开展的医院感染及其危险因素的监测，如手术部位感染的监测，成人及儿童重症监护病房（ICU）医院感染监测，新生儿病房医院感染监测，细菌耐药性监测等。也就是在综合性监测的基础上，对高危科室、高危人群、高危因素等有目的、有重点、有计划地开展相关目标监测监控和跟踪干预，逐步形成和健全目标监控管理新模式，加强临床微生物实验室与感染监控部门的密切联系，有效地控制医院感染的发生，提高医疗质量和确保医疗安全。

我国《医院感染监测规范》中规定，医院应按以下要求开展医院感染监测：①新建或未开展过医院感染监测的医院，应先开展全院综合性监测。监测时间应不少于 2 年。②已经开展 2 年以上全院综合性监测的医院应开展目标性监测。目标性监测持续时间应连续 6 个月以上。③医院感染患病率调查应每年至少开展一次。

（三）国内外医院感染监测的特点和结果

2005 年世界卫生组织（WHO）资助了 14 个国家的 55 所医院开展现患调查，这些医院代表了 4 个 WHO 区域（欧洲、东地中海、东南亚和西太平洋），结果表明平均 8.7% 的住院患者发生了医院感染。全世界有 1 400 多万人获得医院感染并发症。据报道，医院感染发生率最高的是东地中海和东南亚区域的医院（分别为 11.8% 和 10.0%），欧洲和西太平洋区域分别为 7.7% 和 9.0%。2001 年我国 193 所医院的现患率调查报告，大多数医院的医院感染现患率在 6% ～8%。2003 年医院感染监测网现患率报告：共监测 107 496 位患者，其中发现医院感染人次 5 614 人次（5.22%），6 001 例次（5.58%）。美国每年有约 200 万人发生医院感染，造成近 10 万人死亡，经济负担每年达 45～60 亿美元；英国每年至少有 10 万人发生医院感染，导致 5 000 人死亡，经济负担每年达 10 亿英镑。中国医院感染发生率 6% ～8%，每年 400 多万人感染；经济损失近 200 亿元人民币。

美国自 1970 年建立全国医院感染监测系统，包括全面监测、ICU 感染监测、手术部位感染监测、高危护理单元监测，2005 年改为 NHSN（National Healthcare Safety Network），由全面监测转为全部目标性监测，主要包括器械相关感染监测模块（呼吸机相关肺炎、插管相关血流感染、透析相关感染），药物相关感染监测模块（抗菌药物使用及耐药菌），操作相关感染监测模块（手术部位感染、手术后肺炎）。美国目前已有 50 个州 2 100 所医院加入了监测系统，并有 20 个州使用 NHSN 网络，公开医院感染数据。通过 NHSN 系统的监测，使美国医院的医院感染率有明显下降，血流感染下降 18% ～66%，肺炎下降 38% ～55%，尿路感染下降 17% ～69%，手术部位感染下降 26% ～54%。

欧洲各国结合自身实际也建立了医院感染监测网，如德国的 KISS（Krankenhaus Infections Surveillance System，KISS）、英格兰的 NINSS（Nosocomial Infection National Surveillance Scheme，NINSS）等。我国医院感染监控系统每年监测住院患者约 140 万人，如果按每年住院患者 5 000 万人计算，约有 2.8% 的住院患者处于监测状态。

（四）医院感染的危险因素监测

随着医疗技术的不断发展，大量介入性诊断、治疗技术普遍应用于临床，放疗、化疗以及抗菌药物广泛应用，加之疾病谱的变化和人口老龄化程度的不断提高，使得导致医院感染传播的三个主要环节，即感染源、传播途径和易感人群等方面都发生了很大改变。医疗机构应通过调查与监测，发现引起医院感染的主要危险因素，并采取有针对性的措施，以提高医院感染预防与控制的效果。

1. 在病原体方面，医院感染病原体日趋复杂、多样。原已被控制的一些传染病存在死灰复燃、卷土重来的可能，新发传染病的陆续出现，医院内耐药菌和多重耐药菌的不断增加，使得医院感染的问题愈来愈突出，管理的难度逐步加大。引起各种传染病的病原体均可引起医院感染中的外源性感染，如可致暴发的鼠伤寒、乙型肝炎病毒等血源性感染疾病、严重急性呼吸综合征（SARS）、人感染高致病禽流感（H_5N_1）、甲型 H_1N_1 流感等呼吸道传播疾病等。但传染病病原体不是导致医院感染发生的主要病原体，医院感染的病原体 90% 为条件致病菌，可以引起外源性感染或内源性感染，如军团菌通过空调机、水塔、淋浴喷头产生的气溶胶而引起呼吸道感染；凝固酶阴性葡萄球菌产生黏质，加强了对塑料和光滑表面的黏附力，成为人工置入物感染的常见菌株；由于抗菌药物的滥用，耐甲氧西林金黄色葡萄球菌（MRSA）已占医院金葡萄球菌的 40% ～60%。

2. 在易感人群方面，患者的易感性主要包括年龄、免疫功能低下、所患的基础疾病、皮肤黏膜防御功能破坏、正常菌群防御功能破坏及所应用的诊疗方法。患者对感染的抵抗力与年龄有关，婴幼儿和老年人的抵抗力明显较低；患有慢性疾病者，如恶性肿瘤、白血病、糖尿病、肾功能衰竭等，易于受到条件致病菌的感染；使用免疫抑制剂或者放射治疗也可以降低患者的抵抗力；人的皮肤或者黏膜发生损伤而破坏了自然屏障机制以及营养不良也是发生感染的危险因素；大量、长期使用抗菌药物可造成患者正常菌群失调，损伤正常菌群的定殖能力，削弱了抵抗感染的生物屏障作用，促进了耐药菌株的产生、繁殖和致病。

3. 在感染途径方面，大多数病原体的传播依赖于环境中媒介物的携带和传递，侵入人体的某一部位进行定植而造成感染。在医院中，外源性微生物传播给宿主的方式通常可分为接触传播、飞沫传播、空气传播、共同媒介传播、生物媒介传播等。介入诊疗技术的发展和广泛应用，如：内镜检查、活检、导管技术、机械通气以及手术等，增加了感染的危险性，污染的物品或者材料直接进入人体组织或者器官也可以引起感染。

（五）医院感染监测指标

1. 医院感染发病率（incidence rate）

医院感染（例次）发病率 ＝（同期新发医院感染病例数/观察期间危险人群人数）×100%

观察期间危险人群人数以同期出院人数代替。

日医院感染（例次）发病率＝（观察期间内医院感染新发病例数/观察期间危险人群人数）×1 000‰

2. 医院感染率（infection rate）　医院感染率为最常用的衡量指标，是指每100名入院患者或转归患者发生医院感染的频率，通常具有地点特殊性，如血源性医院感染率。

医院感染率＝（医院感染病例数/入院病例或转归病例数）×100%

3. 医院感染现患率（prevalence rate）和实查率

医院感染患病率＝（同期存在的新旧医院感染数/观察期间实际调查的住院患者人数）×100%

实查率＝（实际调查的新旧医院感染例数/观察期间实际调查的住院患者人数）×100%

现患率调查是为衡量所有当前的医院感染，在大的高危人群调查中很有用。

4. 手术部位感染监测指标

（1）手术部位感染发病率。

手术部位感染发病率＝（指定时间内某种手术患者的手术部位感染数/指定时间内某种手术患者数）×100%

（2）不同危险指数手术部位感染发病率。

某危险指数手术部位感染发病率＝（指定手术该危险指数患者的手术部位/指定手术某危险指数患者的手术数）×100%

（3）外科医师感染发病专率。

①外科医师感染发病专率。

某外科医师感染发病专率＝（该医师在该时期的手术部位感染病例数/某医师在某时期进行的手术病例数）×100%

②不同危险指数等级的外科医师感染发病专率。

某医师不同危险指数感染发病专率＝（该医师不同危险指数等级患者的手术部位感染例数/某医师不同危险指数等级患者手术例数）×100%

③平均危险指数。

平均危险指数＝［∑（危险指数等级×手术例数）/手术例数总和］×100%

④医师调正感染发病专率。

医师调正感染发病专率＝（某医师的感染专率/某医师的平均危险指数等级）×100%

5. 医院感染漏报率　为确保医院感染监测资料的准确性，可以定期或不定期地进行漏报率调查。医院感染漏报率调查一般以一年为期，也可以日为单位，其计算公式为：

医院感染漏报率＝［某医院感染漏报病例数/（已报病例数＋漏报病例数）］

医院感染漏报率的高低是评价一所医院感染监测质量好坏的重要指标。一般要求漏报率不应超过20%。

6. 器械使用率及其相关感染发病率

（1）器械使用率。

尿道插管使用率＝（尿道插管日数/患者总住院日数）×100%

中心静脉插管使用率＝（中心静脉插管日数/患者总住院日数）×100%

呼吸机使用率＝（使用呼吸机日数/患者总住院日数）×100%

总器械使用率＝（总器械使用日数/患者总住院日数）×100%

（2）器械相关感染发病率。

泌尿道插管相关泌尿道感染发病率 = （尿道插管患者中泌尿道感染人数/患者尿道插管总日数）×1 000‰

血管导管相关血流感染发病率 = （中心静脉插管患者中血流感染人数/患者中心静脉插管总日数）×1 000‰

呼吸机相关肺炎感染发病率 = （使用呼吸机患者中肺炎人数/患者使用呼吸机总日数）×1 000‰

7. 临床抗菌药物监测指标

（1）出院患者抗菌药物使用率。

出院患者抗菌药物使用率 = （使用抗菌药物患者数/调查患者数）×100%

（2）住院患者抗菌药物使用率。

住院患者抗菌药物使用率 = （使用抗菌药物患者数/调查患者数）×100%

（3）每千住院日某抗菌药物的 DDD 频数。

每千住院日某抗菌药物的 DDD 频数 = （抗菌药物的 DDD 频数/累计住院日数）×1 000‰

（4）治疗使用抗菌药物构成比。

治疗使用抗菌药物构成比 = （治疗使用抗菌药物患者数/总的使用抗菌药物患者数）×100%

（5）预防使用抗菌药物构成比。

预防性使用抗菌药物构成比 = （预防性使用抗菌药物患者数/总的使用抗菌药物患者数）×100%

（6）门诊处方抗菌药物使用率。

门诊处方抗菌药物使用率 = （使用抗菌药物处方数/调查处方数）×100%

（六）监测的管理与要求

医院应建立有效的医院感染监测与通报制度，及时诊断医院感染病例，分析发生医院感染的危险因素，采取针对性的预防与控制措施。并应将医院感染监测控制质量纳入医疗质量管理考核体系。医院应培养医院感染控制专职人员和临床医务人员识别医院感染暴发的意识与能力。发生暴发时应分析感染源、感染途径，采取有效的控制措施。

医院应建立医院感染报告制度，发生医院感染暴发，医疗机构应报告所在地的县（区）级地方人民政府卫生行政部门。报告包括初次报告和订正报告，订正报告应在暴发终止后一周内完成。医疗机构经调查证实发生以下情形时，应于 12 小时内向所在地的县级地方人民政府卫生行政部门报告，并同时向所在地疾病预防控制机构报告：①5 例以上的医院感染暴发。②由于医院感染暴发直接导致患者死亡。③由于医院感染暴发导致 3 人以上人身损害后果。医疗机构发生以下情形时，应按照《国家突发公共卫生事件相关信息报告管理工作规范（试行）》的要求在 2 小时内进行报告：①10 例以上的医院感染暴发事件。②发生特殊病原体或者新发病原体的医院感染。③可能造成重大公共影响或者严重后果的医院感染。医疗机构发生的医院感染和医院感染暴发属于法定传染病的，还应当按照《中华人民共和国传染病防治法》和《国家突发公共卫生事件应急预案》的规定进行报告。

医院应制定切实可行的医院感染监测计划，如年计划、季度计划等。监测计划内容主要包括人员、方法、对象、时间等。

医院应按每 200 ~ 250 张实际使用病床，配备 1 名医院感染专职人员；专职人员应接受监测与感染控制知识、技能的培训并熟练掌握。医院应在医院信息系统建设中，不断完善医院感染监测系统与基础设施，保障监测设施运转正常。

（七）医院感染监测的组织实施与信息反馈

1. 监测的组织实施　医院感染监测的组织系统由院长领导下的医院感染管理委员会、医院感染管理科、科室医院感染控制小组三级组成。其共同任务，就是对医院感染的重点科室、重点部位和区域开展定期和经常性的监测工作。

2. 监测信息的收集　宜主动收集资料。发现感染病例主要是由医院感染专职人员、医师、护士共同来完成的，可以通过医生自报、医院感染专职人员做前瞻性调查、横断面（现况）调查、回顾性调查、感染监控护士登记、相关科室信息记录等方法收集医院感染信息。收集的信息资料包括：患者感染信息的收集包括查房、病例讨论、查阅医疗与护理记录、实验室与影像学报告和其他部门的信息。病原学信息的收集包括临床微生物学、病毒学、病理学和血清学检查结果。同时收集和登记患者基本资料、医院感染信息、相关危险因素、病原体及病原菌的药物敏感试验结果和抗菌药物的使用情况。

3. 资料整理

（1）原始资料整理核实：对缺少的项目要立即补上；对诊断不确实的感染病例可再核实，对重复的病例要去除。

（2）统计指标的计算：全院及各科的医院感染病例发病率及例次发病率；医院感染现患率及各部位感染率及构成比；抗生素使用率、病原菌及其耐药性、各种危险因素情况等。

（3）结果分析：将不断监测所取得的结果进行分析研究，找出造成医院感染的各种因素，为采取针对性措施提供依据。

4. 监测信息的反馈　对监测结果根据不同情况分别采用书面报告、大交班会议、参加科室交班会、个别指导和座谈等形式进行信息交流和反馈。对发现的与医院感染有关的严重违章问题，采用《医院感染监测质控信息反馈通知单》形式指出问题，提出要求，限期改正，经有关领导签字后发给有关科室。

（八）监测资料的利用

1. 对医院感染发展趋向预测和预报　医院感染资料是医院感染工作的信息库，是医院的宝贵资料，应充分利用。它能帮助了解全院医院感染发生发展趋向，进行预测和预报，以便提早采取预防控制措施。例如，在监测中发现某时期散发感染病例增加，明显超过了本地感染率，或者流行菌株及耐药性有变化，可以预测将有可能发生医院感染的流行或暴发。此时应立即加强调查研究，找出原因，有针对性地采取控制措施。利用监测资料及时通报全院人员，使本医院感染的信息在院内畅通，教育全院医护人员，提高对医院感染认识，使医院感染监控工作形成良性循环。

2. 探索危险因素　随着医疗技术的不断进步，很多损伤机体正常防御机制的诊断、治疗操作的增加，新的抗生素大量应用，尤其老年患者增加，慢性病发病率不断上升等，使医院感染不断出现新的危险因素，必须通过监测去探索。在监测中可以发现新的医院感染危险因素，而且必须要深入开展专题研究。

3. 防治效果的评价　通过监测工作可跟踪观察某项防治措施对医院感染发病率的动态变化的影响，凡是使用后发病率能明显降低者，可认为该项措施是有效的，反之则认为无效。

二、消毒灭菌效果监测

（一）消毒、灭菌效果监测标准与方法

消毒、灭菌效果合格率必须达到100％，不合格物品不得进入临床及有关部门使用；监测方法参照

《消毒技术规范（第 3 版）第二分册：医院消毒技术规范》第 20 章执行。

1. 消毒后的各种内镜（如胃镜、肠镜、喉镜、气管镜等）及其他消毒物品应每季度进行检测，不得检出致病微生物。

2. 灭菌后的各种内镜（如腹腔镜、关节镜、胆管镜、膀胱镜、胸腔镜等）、活检钳、各种导管和其他已灭菌物品应每月进行检测，不得检出任何微生物。

3. 进入人体无菌组织、器官或接触破损皮肤、黏膜的医疗用品必须无菌。接触黏膜的医疗用品细菌总数不高于 20 CFU/g 或 20 CFU/100 cm^2，不得检出致病微生物。接触皮肤的医疗用品细菌总数不高于 200 CFU/g 或 20 CFU/100 cm^2，不得检出致病微生物。监测方法参照 GB 15982 - 1995 执行。

4. 血液净化系统必须每月进行检测，透析液检测样品应取自渗水输水管路的末端。细菌总数不得超过 200 CFU/mL，并不得检出致病微生物。内毒素检测至少每 3 个月 1 次，要求细菌总数 < 200 CFU/mL，内毒素 < 2EU/mL；采样部位同透析液检测。化学污染物情况至少每年测定 1 次，软水硬度及游离氯检测至少每周 1 次。当疑有透析液污染或遇有严重感染病例时，应增加检测采样点，如原水口、软化水出口、反渗水出口、透析液配液口等；当检测结果超过规定值时，必须采取适当处理措施，复查合格后方可再使用。

（二）消毒、灭菌方法的监测要求

1. 消毒质量的监测

（1）湿热消毒：应监测、记录每次消毒的温度与时间或 A$_0$ 值。应每年检测清洗消毒器的主要性能参数。

（2）化学消毒：应根据消毒剂的种类特点，定期监测消毒剂的浓度、消毒时间和消毒时的温度，并记录，结果应符合该消毒剂的规定。

①生物监测：消毒剂每季度检测一次，其细菌含量不得超过 100 CFU/mL，并不得检出致病性微生物；灭菌剂每月检测一次，不得检出任何微生物。

②化学监测：根据化学消毒、灭菌剂的性能定期进行。含氯消毒剂、过氧乙酸等应每日检测，戊二醛每周检测至少一次。

（3）消毒效果监测：消毒后直接使用物品应每季度进行监测。每次检测 3～5 件有代表性的物品。

2. 灭菌质量的监测

（1）通用要求：对灭菌质量采用物理监测法、化学监测法和生物监测法进行，物理监测不合格的灭菌物品不得发放。包外化学监测不合格的灭菌物品不得发放，包内化学监测不合格的灭菌物品不得使用。生物监测不合格时，应尽快召回上次生物监测合格以来所有尚未使用的灭菌物品，重新处理；并应分析不合格的原因，改进后，生物监测连续三次合格后方可使用。灭菌置入型器械应每批次进行生物监测，生物监测合格后，方可发放。按照灭菌装载物品的种类，可选择具有代表性的 PCD 进行灭菌效果的监测。

（2）压力蒸汽灭菌的监测。

①物理监测法：每次灭菌应连续监测并记录灭菌时的温度、压力和时间等灭菌参数。温度波动范围在 ±3 ℃ 以内，时间满足最低灭菌时间的要求，同时应记录所有临界点的时间、温度与压力值，结果应符合灭菌的要求。

②化学监测法：应进行包外、包内化学指示物监测。具体要求为灭菌包包外应有化学指示物，高度危险性物品包内应放置包内化学指示物，置于最难灭菌的部位。如果透过包装材料可直接观察包内化学

指示物的颜色变化，则不必放置包外化学指示物。通过观察化学指示物颜色的变化，判定是否达到灭菌合格要求。采用快速压力蒸汽灭菌程序灭菌时，应直接将一片包内化学指示物置于待灭菌物品旁边进行化学监测。

③生物监测法：应每周监测一次。紧急情况灭菌置入型器械时，可在生物 PCD 中加用 5 类化学指示物。5 类化学指示物合格可作为提前放行的标志，生物监测的结果应及时通报使用部门。采用新的包装材料和方法进行灭菌时应进行生物监测。小型压力蒸汽灭菌器因一般无标准生物监测包，应选择灭菌器常用的、有代表性的灭菌包制作生物测试包或生物 PCD，置于灭菌器最难灭菌的部位，且灭菌器应处于满载状态。生物测试包或生物 PCD 应侧放，体积大时可平放。采用快速压力蒸汽灭菌程序灭菌时，应直接将一支生物指示物，置于空载的灭菌器内，经一个灭菌周期后取出，规定条件下培养，观察结果。

④B – D 试验：预真空（包括脉动真空）压力蒸汽灭菌器应每日开始灭菌运行前进行 B – D 测试，B – D 测试合格后，灭菌器方可使用。B – D 测试失败，应及时查找原因进行改进，监测合格后，灭菌器方可使用。

⑤灭菌器新安装、移位和大修后的监测：应进行物理监测、化学监测和生物监测。物理监测、化学监测通过后，生物监测应空载连续监测三次，合格后灭菌器方可使用。对于小型压力蒸汽灭菌器，生物监测应满载连续监测三次，合格后灭菌器方可使用。预真空（包括脉动真空）压力蒸汽灭菌器应进行 B – D 测试并重复三次，连续监测合格后，灭菌器方可使用。

（3）干热灭菌的监测。

①物理监测法：每灭菌批次应进行物理监测。监测方法为将多点温度检测仪的多个探头分别放于灭菌器各层内、中、外各点，关好柜门，引出导线，由记录仪中观察温度上升与持续时间。温度在设定时间内均达到预置温度，则物理监测合格。

②化学监测法：每一灭菌包外应使用包外化学指示物，每一灭菌包内应使用包内化学指示物，并置于最难灭菌的部位。对于未打包的物品，应使用一个或者多个包内化学指示物，放在待灭菌物品附近进行监测。经过一个灭菌周期后取出，据其颜色的改变判断是否达到灭菌要求。

③生物监测法：应每周监测一次。

新安装、移位和大修后，应进行物理监测法、化学监测法和生物监测法监测（重复三次），监测合格后，灭菌器方可使用。

（4）低温灭菌的监测：低温灭菌方法包括环氧乙烷灭菌法、过氧化氢等离子灭菌法和低温甲醛蒸汽灭菌法等。

通用要求：新安装、移位、大修、灭菌失败、包装材料或被灭菌物品改变，应对灭菌效果进行重新评价，包括采用物理监测法、化学监测法和生物监测法进行监测（重复三次），监测合格后，灭菌器方可使用。

①环氧乙烷灭菌的监测。

物理监测法：每次灭菌应连续监测并记录灭菌时的温度、压力和时间等灭菌参数。

化学监测法：每个灭菌物品包外应使用包外化学指示物，作为灭菌过程的标志；每包内最难灭菌位置放置包内化学指示物，通过观察其颜色变化，判定其是否达到灭菌合格要求。

生物监测法：每灭菌批次应进行生物监测。

②过氧化氢等离子灭菌的监测。

物理监测法：每次灭菌应连续监测并记录每个灭菌周期的临界参数，如舱内压、温度、过氧化氢的浓度、电源输入和灭菌时间等灭菌参数。灭菌参数符合灭菌器的使用说明或操作手册的要求。

化学监测法：每个灭菌物品包外应使用包外化学指示物作为灭菌过程的标志；每包内最难灭菌位置放置包内化学指示物，通过观察其颜色变化，判定其是否达到灭菌合格要求。

生物监测法：应每天至少进行一次灭菌循环的生物监测，监测方法应符合国家的有关规定。

③低温甲醛蒸汽灭菌的监测。

物理监测法：每灭菌批次应进行物理监测。详细记录灭菌过程的参数，包括灭菌温度、湿度、压力与时间。

化学监测法：每个灭菌物品包外应使用包外化学指示物作为灭菌过程的标志；每包内最难灭菌位置放置包内化学指示物，通过观察其颜色变化，判定其是否达到灭菌合格要求。

生物监测法：应每周监测一次。

3. 紫外线消毒应进行日常监测、紫外线灯管照射强度监测和生物监测

（1）日常监测：包括灯管应用时间、照射累计时间和使用者签名。

（2）紫外线灯管照射强度监测：使用中的紫外线灯管照射强度监测应每半年进行一次，灯管照射强度低于 70 $\mu W/cm^2$ 应当更换；新灯管的照射强度，普通 30 W 直管型紫外线灯不得低于 90 $\mu W/cm^2$，30 W 高强度紫外线灯不得低于 180 $\mu W/cm^2$。

（3）生物监测：必要时进行。经照射消毒后的物品或空气中的自然菌减少率应在 90.00% 以上；人工染菌的杀灭率应达到 99.90%。

三、环境卫生学监测

环境卫生学监测包括对空气、物体表面和医护人员手的卫生学监测。

（一）环境卫生学监测

医院应每月对手术室、重症监护病房（ICU）、产房、母婴室、新生儿病房、骨髓移植病房、血液病房、血液净化室、供应室无菌区、治疗室、换药室等重点部门进行环境卫生学监测。当有医院感染流行，怀疑与医院环境卫生学因素有关时，应及时进行监测。

监测方法参照 GB 15982 – 1995 执行。卫生学标准应符合 GB 15982 – 1995 4.1 "各类环境空气、物体表面、医护人员手卫生标准"的规定，如下文所示。

1. 细菌菌落总数　允许检出值见表 6 – 1。

表 6 – 1　各类环境空气、物体表面、医护人员手细菌菌落总数卫生标准

环境类别	范围	空气（CFU/m³）	物体表面（CFU/cm²）	医护人员手（CFU/cm²）
I	层流洁净手术室、层流洁净病房	≤10	≤5	≤5
II	普通手术室、产房、婴儿室、早产儿室、普通保护性隔离室、供应室无菌区、烧伤病房、重症监护病房	≤200	≤5	≤5
III	儿科病房、妇产科检查室、注射室、换药室、治疗室、供应室清洁区、急诊室、化验室、各类普通病房和房间	≤500	≤10	≤10
IV	传染病科及病房	—	≤15	≤15

2. 致病性微生物　不得检出乙型溶血性链球菌、金黄色葡萄球菌及其他致病性微生物。在可疑污染情况下进行相应指标的检测。母婴同室、早产儿室、婴儿室、新生儿及儿科病房的物体表面和医护人

员手上，不得检出沙门菌。

（二）手卫生效果的监测

1. 监测要求 医疗机构应每季度对手术室、产房、导管室、层流洁净病房、骨髓移植病房、器官移植病房、重症监护病房、新生儿室、母婴室、血液透析病房、烧伤病房、感染疾病科、口腔科等部门工作的医务人员手进行消毒效果的监测；当怀疑医院感染暴发与医务人员手卫生有关时，应及时进行监测，并进行相应致病性微生物的检测。

2. 监测方法

（1）采样时间：在接触患者、进行诊疗活动前采样。

（2）采样方法：被检者五指并拢，用浸有含相应中和剂的无菌洗脱液浸湿的棉拭子在双手指腹面从指根到指端往返涂擦 2 次，一只手涂擦面积约 30 cm^2，涂擦过程中同时转动棉拭子；将棉拭子接触操作者的部分剪去，投入 10 mL 含相应中和剂的无菌洗脱液试管内，及时送检。

（3）检测方法：将采样管在混匀器上振荡 20 秒或用力振荡 80 次，用无菌吸管吸取 1.0 mL 待检样品接种于灭菌平皿，每一样本接种 2 个平皿，平皿内加入已溶化的 45 ~ 48 ℃的营养琼脂 15 ~ 18 mL，边倾注边摇匀，待琼脂凝固，置 36 ℃ ±1 ℃温箱培养 48 小时，计数菌落数。细菌菌落总数计算方法：

细菌菌落总数（CFU/cm^2）= 平板上菌落数×稀释倍数/采样面积（cm^2）

（4）手卫生合格的判断标准：细菌菌落总数符合如下要求。①卫生手消毒：监测的细菌菌落总数应≤10 CFU/cm^2。②外科手消毒：监测的细菌菌落总数应≤5 CFU/cm^2。

（王晓菊）

第三节　医院感染的预防与控制

一、概述

预防与控制医院感染，降低医院感染发病率，保证医疗质量，保障患者和医务人员安全，是医院感染管理的最终目的。医院感染预防、控制体系是个复杂管理系统，涉及医院的管理、医疗活动的组织、护理工作模式、药事管理，以及临床检验、消毒供应、手术室、设备管理、后勤部门等有较密切的关系。具有涉及多环节、多领域、多学科的特点。医院感染的预防与控制是医疗机构及其所有工作人员共同的责任，医疗机构的各个部门和全体工作人员都必须为降低患者以及自身发生感染的危险性而通力合作。因此，医疗机构必须加强管理，有目标、有组织、有计划地针对导致医院感染的危险因素，科学实施控制活动，以达到减少医院感染和降低医院感染危险性的目的。

虽然医院感染不能够被消灭，但是通过控制感染源、切断传播途径、保护易感人群等措施，可以大大降低发生医院感染的危险性，有效预防和控制医院感染。美国医院感染控制效果研究（SENIC）结果表明，通过预防与控制措施的实施，1/3 的医院感染是可以预防的。例如：在医院最为常见的泌尿道感染、手术部位感染、呼吸机相关肺炎、血管内导管相关性感染等医院感染，都与侵入性医疗器械或者侵入性操作有关，通过规范地实施无菌操作技术、保证侵入性医疗器械的灭菌以及限制插管留置时间等措施，可以有效地降低发生感染的风险。

医院感染管理应当以预防为主，不仅要对发生的感染及时予以诊断、控制，更要针对相关风险因素进行甄别和干预。例如：世界卫生组织将不同的患者群体对感染的易感性分为三个级别的危险层。侵入性诊疗操作及所使用的诊疗器具，暴露于体液、血液、分泌物等具有潜在感染危险的物质，患者的免疫力水平等都是发生医院感染的危险因素。由此看出，医院内具备危险因素的重点部门，如：重症监护病房、血液透析室、手术室等部门，是医院感染预防与控制的重点部门。关于医院感染的有效预防方面，世界卫生组织于 1986 年向全球推荐的五类措施包括：消毒、隔离、无菌操作、合理使用抗菌药物、监测并通过监测进行感染控制的效果评价。

二、医院感染预防与控制的主要内容

近年来我国发布了一系列有关医院感染管理的法规性文件和技术规范，其中起到宏观指导作用的是《医院感染管理办法》和《医院管理评价指南（2008 年版）》，医院应据此加强医院感染的预防与控制工作。

（一）《医院感染管理办法》中的要求

《医院感染管理办法》于 2006 年 9 月 1 日开始施行，其中第三章"预防与控制"进行了全面的规定。具体内容如下：

（1）医疗机构应当按照有关医院感染管理的规章制度和技术规范，加强医院感染的预防与控制工作。

（2）医疗机构应当按照《消毒管理办法》，严格执行医疗器械、器具的消毒工作技术规范，并达到以下要求　①进入人体组织、无菌器官的医疗器械、器具和物品必须达到灭菌水平。②接触皮肤、黏膜的医疗器械、器具和物品必须达到消毒水平。③各种用于注射、穿刺、采血等有创操作的医疗器具必须一用一灭菌。另外，医疗机构使用的消毒药械、一次性医疗器械和器具应当符合国家有关规定。一次性使用的医疗器械、器具不得重复使用。

（3）医疗机构应当制定具体措施，保证医务人员的手卫生、诊疗环境条件、无菌操作技术和职业卫生防护工作符合规定要求，对医院感染的危险因素进行控制。

（4）医疗机构应当严格执行隔离技术规范，根据病原体传播途径，采取相应的隔离措施。

（5）医疗机构应当制定医务人员职业卫生防护工作的具体措施，提供必要的防护物品，保障医务人员的职业健康。

（6）医疗机构应当严格按照《抗菌药物临床应用指导原则》，加强抗菌药物临床使用和耐药菌监测管理。

（7）医疗机构应当按照医院感染诊断标准及时诊断医院感染病例，建立有效的医院感染监测制度，分析医院感染的危险因素，并针对导致医院感染的危险因素，实施预防与控制措施。医疗机构应当及时发现医院感染病例和医院感染的暴发，分析感染源、感染途径，采取有效的处理和控制措施，积极救治患者。

（8）医疗机构经调查证实发生以下情形时，应当于 12 小时内向所在地的县级地方人民政府卫生行政部门报告，并同时向所在地疾病预防控制机构报告。所在地的县级地方人民政府卫生行政部门确认后，应当于 24 小时内逐级上报至省级人民政府卫生行政部门。省级人民政府卫生行政部门审核后，应当在 24 小时内上报：①5 例以上医院感染暴发。②由于医院感染暴发直接导致患者死亡。③由于医院感染暴发导致 3 人以上人身损害后果。

（9）医疗机构发生以下情形时，应当按照《国家突发公共卫生事件相关信息报告管理工作规范（试行）》的要求进行报告。①10 例以上的医院感染暴发事件。②发生特殊病原体或者新发病原体的医院感染。③可能造成重大公共影响或者严重后果的医院感染。

（10）医疗机构发生的医院感染属于法定传染病的，应当按照《中华人民共和国传染病防治法》和《国家突发公共卫生事件应急预案》的规定进行报告和处理。

（11）医疗机构发生医院感染暴发时，所在地的疾病预防控制机构应当及时进行流行病学调查，查找感染源、感染途径、感染因素，采取控制措施，防止感染源的传播和感染范围的扩大。

（12）卫生行政部门接到报告，应当根据情况指导医疗机构进行医院感染的调查和控制工作，并可以组织提供相应的技术支持。

（二）《医院管理评价指南（2008 年版）》中的要求

原卫生部发布的《医院管理评价指南（2008 年版）》中，"医院感染管理与持续改进"一节要求如下：

（1）根据国家有关的法律、法规，按照《医院感染管理办法》要求，制定并落实医院感染管理的各项规章制度。

（2）根据《医院感染管理办法》要求和医院功能任务，建立完善的医院感染管理组织体系。

（3）医院感染管理部门实行目标管理责任制，职责明确。

（4）医院的建筑布局、设施和工作流程符合医院感染控制要求。

（5）落实医院感染的病例监测、消毒灭菌监测、必要的环境卫生学监测和医院感染报告制度。

（6）加强对医院感染控制重点部门的管理，包括感染性疾病科、口腔科、手术室、重症监护室、新生儿病房、产房、内镜室、血液透析室、导管室、临床检验部门和消毒供应室等。

（7）加强对医院感染控制重点项目的管理，包括呼吸机相关性肺炎、血管内导管所致血行感染、留置导尿管所致尿路感染、手术部位感染、透析相关感染等。

（8）医务人员严格执行无菌技术操作、消毒隔离工作制度、手卫生规范、职业暴露防护制度。

（9）对消毒器械和一次性使用医疗器械、器具相关证明进行审核，按规定可以重复使用的医疗器械，实施严格的清洗、消毒或者灭菌，并进行效果监测。

（10）开展耐药菌株监测，指导合理选用抗菌药物。协助抗菌药物临床应用监测与管理。

（11）加强卫生安全防护工作，保障职工安全。

三、医院感染预防与控制的实施

医疗机构应当建立医院感染管理责任制，制定并落实医院感染管理的规章制度和工作规范、有关技术操作规范和工作标准，有效预防和控制医院感染。

（一）建立医院感染管理责任制

所有医疗机构均应建立预防和控制医院感染的责任制。我国从开始医院感染管理工作至今，大部分医疗机构均成立了医院感染管理组织，医院感染管理专业人员队伍也已形成，但由于各地区的差异、医疗机构级别的差异、管理者的水平差异，人们对此项工作的认识也存在较大差异。不少地方的工作仅靠少数医院感染管理专职人员，因此工作开展不深入，严重的医院感染事件屡有发生。

医院感染的预防与控制是个系统工程，需要全院统一协调的管理，领导重视是做好医院感染管理工作的前提，各职能部门的配合支持关系到医院感染控制系统是否能正常运转，专职人员的水平决定着医院感染管理工作的成效。为此，建立医院感染管理责任制就成为医疗机构在预防医院感染管理工作中组织管理的第一要素。在医院管理系统中，各级行政领导应各有分工，院长及主管副院长应当在管理中承担领导责任，医院感染管理委员会、医院感染管理部门及专兼职人员、其他部门也应各负其责。

《医院感染管理办法》规定，医院感染管理委员会由医院感染管理部门、医务部门、护理部门、临床科室、消毒供应室、手术室、临床检验部门、药事管理部门、设备管理部门、后勤管理部门及其他有关部门的主要负责人组成，主任委员由医院院长或者主管医疗工作的副院长担任。医院感染管理部门、分管部门及医院感染管理专（兼）职人员具体负责医院感染预防与控制方面的管理和业务工作。

（二）制定并落实医院感染管理的规章制度

制度是管理的基础与保证，医院感染管理工作更是如此。近年来，随着医院感染管理工作的深入开展，各地区在医院感染的预防与控制工作中均积累了丰富的经验，特别是在建章立制方面做了很多工作，各地区的医院感染管理规章与制度也在陆续完善，不少医院将医院感染管理制度装订成册，便于使用和查阅。但是，由于医院感染管理工作在我国开始时间不长，可借鉴的经验也有限，有些医院存在互相抄袭制度，只注重形式不注重内容的现象，也有些医院的医院感染管理制度与实际情况脱节，使制度表面化、形式化。为此，加强医院感染管理的制度建设是有效开展工作的保证。一般的，医院感染的管理规章制度应包括以下几个方面。

1. 医院感染管理制度　是根据国家相关的法规及规范，结合医院的具体情况，在医院感染管理方面建立制度。如：医院感染管理委员会的例会制度、医院感染管理相关部门及人员职责、医院感染管理质量考核制度、医院感染管理三级网络制度、医院感染管理监控制度等。

2. 医院感染防控工作制度　是根据医院感染管理制度结合各临床科室的具体情况就工作内容制定的制度。常用的制度包括医院感染知识培训制度、医院感染监测制度、医院感染暴发报告及处置管理制度、重点部门医院感染管理制度（ICU、感染疾病科病房、母婴室、新生儿病房、手术室、产房、消毒供应中心、内镜室、口腔科、输血科、血液透析室、检验科与实验室）、医院环境卫生制度、消毒灭菌与隔离制度、医务人员手卫生制度、消毒药械和一次性使用医疗用品管理制度、抗菌药物临床应用管理制度、医务人员职业卫生防护制度、医疗废物管理制度、传染病和突发公卫事件应急预案等。

（三）编写医院感染防控的标准操作规程并加强执行

1. 标准操作规程简介　标准操作规程（standard operation procedures，SOP）是企业界常用的一种作业方法，近年来被借鉴到其他广泛领域，在医院感染防控工作中也逐步得到应用。SOP 精髓是将细节进行量化，也就是对某一程序中的关键控制点和要求进行细化、量化和优化。SOP 是对一个过程进行描述的程序，是流程下面某个程序中关于控制点如何来规范的程序。SOP 是一种标准的作业程序，是操作层面的程序。如果结合 ISO 9000 体系的标准，SOP 是属于三级文件，即作业性文件。所谓标准，在这里有最优化的概念，即不是随便写出来的操作程序都可以称作 SOP，而一定是经过不断实践总结出来的在当前条件下可以实现的最优化的操作程序设计。就是尽可能地将相关操作步骤进行细化、量化和优化，细化、量化和优化的度就是在正常条件下大家都能理解又不会产生歧义。同时，从宏观层次上讲，SOP 也是一个体系；尤其从管理角度来看，SOP 不可能只是单个的，必然是一个整体和体系。

SOP 的优点在于，一是按规程执行可以避免操作人员的主观随意性，减少不必要的无效劳动，实现规范管理；二是将工作过程以流程的形式分解为一系列具体的步骤，使整个工作流程透明化，实现有效监督；三是流程可以把个体的智慧以流程的形式记录下来，写出具体的步骤，在其他人员学习和执行的过程中，使个体智慧变为集体智慧；四是流程使复杂的问题简单化，变得容易执行，可操作性强，从而提高工作人员的执行力。

2. 与医院感染预防与控制相关的标准操作规程　具体到医院感染预防与控制，应根据国家发布的与医院感染管理相关的法律、法规、规范、标准、指南，依据预防与控制医院感染的原则和医院感染管理制度，结合具体的工作过程，制定相应的标准操作规程。

与医院感染预防与控制相关的标准操作规程包括以下方面：医院感染预防与控制基本方法的标准操作规程、重点部位医院感染预防与控制的标准操作规程、重点部门医院感染预防与控制的标准操作规程、医院感染病例监测的标准操作规程、医院感染暴发与处置的标准操作规程、职业防护与生物安全的标准操作规程、临床微生物检验标本采集与运送的标准操作规程、抗菌药物临床应用管理的标准操作规程、耐药菌监测与防控的标准操作规程、消毒药械和一次性使用医疗器械器具管理的标准操作规程、医院环境清洁消毒与监测的标准操作规程、医疗废物与污水管理的标准操作规程等。

（四）持续质量改进

持续质量改进（continuous quality improvement，CQI）是基于全面质量管理（total quality management，TQM），强调"保证高质量服务过程的管理过程"和"质量改进程序或过程"的现代管理的先进方法。医院感染是医学发展的必然产物，只要有医疗活动，医院感染就不可能完全避免，医院感染管理就是要将人为因素或者医源性因素降低到可以接受的水平或是最大限度地控制它的发生。为此，需要我们通过有效的监测，不断寻找易感因素、易感环节、易感染部位，采取有效的干预措施，这就是持续质量改进的过程。

1. 医院管理持续质量改进（CQI）的基本原理

（1）CQI的含义：是以系统论为理论基础，要求在全面质量管理基础上，以患者需求为动力，对医疗服务系统进行持续的针对具体过程问题的资料收集、系统检测和质量评估方法进行CQI，从而提高质量。更注重过程管理和提高服务环节质量，强调人人参与质量控制活动、顾客价值以及管理模式的改变，以提高医疗服务质量，降低医疗成本。

（2）CQI的基本观点：①过程管理及改进使医疗服务得以满足消费者的需要。②质量改进必然会导致减少医疗资源浪费，以达到降低医疗成本的最终目的。③质量改进则是一种持续性的研究，探索更有效的方法，使质量达到更优、更高标准。

（3）CQI的基本原则：满足顾客需求，并超过他们的期望；通过消除错误及浪费达到产品的持续改进；通过加强培训，促使每个员工参加到CQI过程中来；对各种操作过程的测评必须对照最佳效益来掌握如何改进，在什么环节上改进；每一道程序从最开始以及任何时间都要保持高质量；在CQI中必须紧密地与服务供应者及消费者密切配合；组建各类人员参与的CQI小组来引入上述观点到质量改进活动中去。

（4）CQI的顾客概念：在医疗服务领域，医院管理者和医护人员为内部顾客，而传统的顾客（患者）则为外部顾客。质量提高的内在动力就在于正确地理解顾客概念并满足其需要。顾客需要是相同的，即高质量的产品和服务、快捷的服务程序以及合理的价格。

（5）完成CQI的10个步骤。明确任务，设计方案，选定提高和评估的重点；划定范围和提出解决步骤；明确感染控制CQI的重要方面；确定指标；建立评价标准，选择标准评价模式；明确推荐指标的来源和资料收集方式，并收集整理资料；确定评价时机、重点反馈信息、评估重点，进行评价；CQI小组提出建议或（和）采取行动；评定效果和保证质量提高的连续性：A. 评价质量是否得到提高。B. 假如没有，采取新的行动方案，重复 A 和 B，直到提高得以实现和维持，持续监测，周期性评价监测重点；质量改进措施、结果的汇报、交流、传播及信息反馈。

（6）CQI 的特点：①目的性。以患者为中心，满足患者一切必要的、合理的需求。②持续性。CQI要求不断进取、创新，才能不断满足患者的需求。③主动性。CQI 要在工作中找问题，而不是让问题等改进。④全过程性。CQI 注重过程管理、环节质量控制，要全过程满足患者的需求。⑤竞争性。改进就是竞争。只有不断改进，才能保持竞争优势。⑥创新性。改进不等于创新，是创新的基础。CQI 是从渐进的日常持续改进，直至战略突破性项目的改进（创新）。⑦效益性。CQI 的最终衡量标准是看效益，是否实现高质量、高患者满意率、高经济效益。

（7）CQI 的意义：①对质量提出的新要求是质量改进的最直接动力之一。来自患者、社会公众、国家政府、医疗保险部门和医院自身的高质量需求都要求医院必须持续不断地进行 CQI。它是适应日益激烈市场竞争的有力武器，是达到未来超严质量要求的重要手段。CQI 帮助我们不断寻求过程中的不良因素，不断关注顾客（内部、外部）需要，通过过程的、持续的、预防性的管理和改进，持续不断提高医院质量。②医院未来发展的重要举措。在日益激烈的国内外医疗市场竞争环境中，医院竞争就说到底是质量的竞争，进行医院 CQI，探索更有效的方法，使医院质量达到更优、更高标准，是新时期医院质量管理发展的重点，也将成为未来医院发展的重要举措。CQI 已成为现代质量管理的精髓和核心，不管是全面质量管理（TQM），还是 ISO 9000 标准都把 CQI 作为永恒的目标。③医院管理评价的需要。《医院管理评价指南（试行）》要求在进行医院管理评价时，坚持"以患者为中心"，把持续改进医疗质量和保障医疗安全作为医院管理的核心内容，并对医院感染管理的 CQI 做了明确的规定。国际上公认医院评审制度能推动医院 CQI。医院在申请评审前先要进行自我评估，能自我发现问题及时改进。评审能促进医院员工参与质量保证，评审是 CQI 的推动力。

2. 医院感染管理质量持续改进的实施

（1）成立医院感染管理科的 CQI 小组，根据医院感染管理方面的法律、法规、规章及技术规范、标准，负责制定医院感染管理质量改进的方案和制度，并负责方案和规章制度的执行、监督、检查、指导和评价。通过不断评价措施效果并及时提出新的方案，使系统质量循环上升。

（2）针对感染监控每一个过程，要求人人参与，包括医院管理者、医务工作者、患者、患者家属乃至社会，使之全面了解感染监控系统的计划、任务、目标和进程，使每个成员都以一种高度负责的态度，关注操作过程中的每一环节、及时有效地去发现影响感染管理质量的问题，并积极参与解决问题，确保感染管理的 CQI。医院感染管理的目的不仅是防止患者间的交叉感染，同时也要防止工作人员的职业暴露。只有患者的积极配合与医务人员积极参与感染控制过程的能动性充分发挥，才能实现医院感染管理质量的不断提高。

（3）CQI 方法的选择依据：实施医院感染 CQI 方案需要有科学方法指导，需要采取统一的标准以区别应该处理问题以及处理顺序，才能有助于抓住医院感染问题根源，找到解决问题的最佳途径；也有助于保持医院感染制度的长期贯彻。持续的资料收集和质量评估是 CQI 基本措施，也是医院感染管理CQI 的关键。

①资料收集与使用：信息是质量改进的基础和源泉。必须要明确推荐指标的来源和资料收集方式和途径，从对医院感染病例、医院卫生学、消毒、灭菌效果、微生物耐药性等医院感染相关危险因素进行

监测的结果；医院感染管理质量监督、检查、考核、评审的结果；患者满意度调查、感染暴发事件、患者的抱怨中获得信息。综合分析找出感染管理中的重点问题、急需改进的问题，为感染管理 CQI 提出课题，并寻求最佳解决方案，制定改正措施和组织实施。经过一段时间的改进后，再次评估，对照、分析存在问题是否得到有益改进，有无出现新的问题等。如此循环往复，扎扎实实地提高医院感染的管理水平。

在实际操作中，应注意解决与医院感染持续质量改进相关信息处理的关键问题。①医院感染管理要素提取：根据 CQI 基本原理，将医院感染按管理功能分类，选择质量控制点，细化控制要素，进行数据采集。②医院感染危险因素回顾性及前瞻性研究：对医院历史资料进行回顾性统计分析，进行医院感染的危险因素多变量分析、医院感染诊断专家判断试验和医院感染预测分析，在医院内外科分别选择几个临床科室作为研究现场，按照研究建立的医院感染管理流程进行前瞻性队列调查研究，并以其他未实施试验科室的结果作为对照进行相应的统计分析，证实医院感染的管理要素。③建立医院感染预测、报警数学模型：采用 logistic 回归分析、判别分析建立数学模型，用统计学中的诊断试验评价方法对模型进行优化和评估，并拟合计算程序的数学模型。④医院感染管理信息系统软件设计与编程：建立医院信息系统（HIS）与本系统数学模型所需要数据源格式要求的数据软件接口，性能指标达到系统的要求。所建立数学模型软件的实现，主要包括：批量数据导入、外部数据录入、参数调整以及结果输出等功能。采用 HIS 的客户/服务器模式平台，设计与系统功能符合的系统环境。

②质量评估：采用指标评价法确定评价指标，CQI 提出了医疗服务的 9 项评价指标，服务水平、适宜性、持续性、有效性、效果、效率、患者满意度、安全性、及时性。《指南》中与医院感染管理相关指标：①法定传染病报告率。②无菌手术切口感染率。③医院感染率。④医院感染漏报率。⑤医疗器械消毒灭菌合格率。另外，要根据各单位的具体情况制定适合自己实际需要的各种指标，进行客观评价，并逐渐根据情况修改指标值，以达到 CQI。

③将监督检查变成提高质量的催化剂：感染管理人员进行监督检查时，要避免成为"挑问题者"，要以服务者的心态，消除自己与医护人员之间的隔阂和对立。①让感染管理人员与医护人员一起参加有关培训，彼此更好地理解对方。②让感染管理人员成为科室质量小组的一部分，更多地了解科室情况。③提高自己的沟通技巧。

（4）过程管理：医院感染管理与其他管理一样，也是通过过程来完成的。首先要依据感染管理 CQI 小组制定的目标和要求识别感染管理质量控制过程，包括感染管理过程的输入和输出、感染管理过程的顺序和相互作用、过程所需的文件和资源、感染管理过程的观察和监测等，通过感染管理过程实施、观察和监测，发现问题，采取新的控制措施，实现感染管理过程的持续改进。感染管理的过程管理不仅需关注每个过程的策划和实施，还必须对感染管理过程进行检查和处置。

①流程分析与优化：找出已经觉察到的感染管理问题或潜在的问题，进行分析讨论，找出解决或优化的方法并切实地实施，不断收集反馈，进行总结，提出新方案，这样循环向前，从而减少问题，优化流程，提高效率，完善质量。具体要求：A. 所有相关人员的积极参与；B. 始终抱着"客户满意"的理念；C. 团队精神，紧密合作；D. 有科学的步骤和方法；E. 有良好的组织。

②FADE 法：实现 CQI 有许多方法，FADE 只是其中之一，即选择重点（focus）、分析（analyses）、提出（developed）和实施（execute），从医院感染的各个环节、各类疾病、各种人群入手，围绕医院的内部结构、技术、设备、资金等因素以及医疗过程的要素，进行逐层、逐项分解，寻找医院感染的影响因素和制约因素，探讨最佳管理方法和技术手段，进行目标性的感染控制。按 FADE 进行医院感染管理

过程的改进是 CQI 的重点。

③PDCA 循环：PDCA 循环是全面质量管理所应遵循的科学程序。全面质量管理活动的全部过程，就是质量计划的制订和组织实现的过程，这个过程就是按照 PDCA 循环，不停顿地周而复始地运转的。全面质量管理活动的运转，离不开管理循环的转动，这就是说，改进与解决质量问题，赶超先进水平的各项工作，都要运用 PDCA 循环的科学程序。不论提高产品质量，还是减少不合格品，都要先提出目标，即质量提高到什么程度，不合格品率降低多少，都要有个计划；这个计划不仅包括目标，而且也包括实现这个目标需要采取的措施；计划制定之后，就要按照计划进行检查，看是否实现了预期效果，有没有达到预期的目标；通过检查找出问题和原因；最后就要进行处理，将经验和教训制定成标准、形成制度。PDCA 循环作为全面质量管理体系运转的基本方法，其实施需要搜集大量数据资料，并综合运用各种管理技术和方法。医院感染管理的 CQI 也需要 PDCA 循环的过程。

④其他管理方法：利用职责明确法、过程管理法、顾客满意法、风险管理与缺陷管理、医疗需求与循证医学、临床路径等技术方法进行医院感染管理持续质量改进，也包括导入 ISO 9001：2000 质量管理体系进行医院感染管理。

（5）争取领导的重视和支持：CQI 思想不能仅限于管理者，但依赖管理者的支持，实现 CQI 领导重视是关键。要经常将 CQI 的过程和成效与领导汇报和沟通，以确保管理者的支持及改进工作能够继续。

（6）教育与培训：感染管理人员不仅要对医院各类人员进行预防和控制感染的知识培训，包括岗前培训和教育培训，还要根据 CQI 要求，进行全员培训，使每个医务人员树立顾客满意的思想，进行换位思维，对服务质量缺陷进行查找，以满足顾客的需求。鼓励大家要将每个人都作为自己的一个重要顾客，想方设法使其满意，感受得到满意服务的欣喜。患者的教育及参与医疗活动有助于保证医疗质量。患者不仅应了解自己的病情，而且对将采取的治疗方法有选择权。如告之医护人员应该何时洗手以避免交叉感染，请患者来监督以改进医护人员的洗手依从性。

3. 医院感染管理持续质量改进的重点方面及应注意的问题

（1）建立制度：认真贯彻医院感染管理方面的法律、法规、规章及技术规范、标准，根据相关法规，制定适合本医院实际的感染管理预防和控制的规章制度，并积极组织监督、检查和指导。

（2）合理建筑布局：医院感染管理专职人员必须履行审核医院医疗用房的职责。根据预防医院感染和卫生学要求，对医院的建筑设计、布局、重点科室建设及改扩建的基本标准、基本设施和工作流程提出改进意见。医院建筑应当符合《综合医院建筑设计规范》，严格掌握人流、物流、水流、气流的流向是否合理，医疗废物及污水处理符合有关规定。从建筑设计开始，排除易引起交叉感染的隐患。

（3）感染性疾病监测与报告：落实感染性疾病病例、暴发事件、重大疫情的监测、调查分析和报告制度，研究并制定医院发生医院感染暴发及出现传染病或特殊病原体感染病例等事件的应急监控和现场处置方案，提出控制措施并指导实施。及时追踪国内外传染病疫情和医院感染暴发事件，并提出预警方案。及时向主管领导和医院感染管理委员会上报传染病疫情和医院感染控制的动态，并向全院通报。

（4）医院感染危险因素监测：以目标监测为主，针对医院感染病例、医院卫生学、消毒、灭菌效果、耐药菌株等医院感染相关危险因素进行监测、分析和反馈，针对发现问题提出改进措施，并指导实施。做好重点部门的空气质量监测和督查（发热门诊、隔离病房、层流病房、层流手术间、负压病房等）。

（5）一次性医疗用品的监督：按照《医院感染管理办法》的规定，对购入消毒药械、一次性使用医疗、卫生用品进行审核，对其储存、使用及用后处理进行监督。

（6）职业安全防护：指导医务人员预防职业暴露，做好职业卫生安全防护，建立标准预防的观念，特别是预防呼吸道传染病，以其针对医务人员锐器伤所引起的血源性感染。制定职业暴露事件的紧急处置程序、方法、上报、记录及治疗方案，提供心理指导等，确保有效的防治措施及时应用，最大限度地保护医务人员。

（7）无菌观念：感染管理人员要对医务人员进行监督和指导，使其严格执行无菌技术操作、消毒隔离技术、手部卫生等。感染患者与非感染患者分开，特殊患者单独安置。追踪消毒隔离的新技术，及时改进技术方法。

（8）加强重点科室的监测与控制，推行精细化管理：包括感染性疾病科、急诊科、口腔科、输血科、重症监护室、新生儿病房、产房、手术室、消毒供应室、内镜室、血液透析室、导管室、临床检验部门和营养室、洗衣房等。

感染性疾病科和发热门诊：①严格执行传染病防治的法律、法规、规章，并组织实施，有效预防和控制传染病的传播和医源性感染。②有专人负责传染病疫情网络直报工作。③感染性疾病科或传染病科和发热门诊建设布局合理，气体流向合理、三区两带分区明确，定期进行消毒隔离防护督查，发现问题及时处理。④定期对工作人员进行传染病防治知识和技能的培训。

手术室：手术感染的因素很多，主要是指术中的接触传播和空气浮游菌通过各种途径降落于手术创面而引起的感染。手术室的合理布局及功能区域的划分，保证手术设备、医疗器具、术者穿戴用具、接送患者车辆、室内空气的洁净度，以及做好无菌操作、皮肤消毒、麻醉处理和正确使用抗生素。手术室与中心供应室工作流程合理，符合预防和控制医院感染的要求。

消毒供应室：除布局合理等因素外，按规定可以重复使用的医疗器械，应当进行严格的消毒或者灭菌，要使重复使用的医疗器械消毒或灭菌成功，消毒前的清洁非常重要。为了保证清洗质量，采取多酶清洗正逐渐开展，特别强调复杂医疗器械的手工清洗，供应室操作质量全过程监控与追溯系统应广泛采用。

重症监护室：ICU的特殊环境、收治的特殊对象和经常采用的特殊诊疗操作，构成医院感染的众多危险因素。其中只有环境因素和诊疗操作中易于导致污染和感染的环节可以干预。①环境因素：墙壁质地、洗手设施、通风与净化、布局分区合理、病床足够的空间等。②诊疗操作：工作流程合理、严格无菌操作、清洁与污染物处理、各种治疗器械定期消毒、环境的终末消毒等。定期研究感染情况，及时制定各种预防措施，并定期检查执行情况。工作人员的洗手非常重要。③建立监测制度：发病情况、微生物监测、污染源调查、抗生素使用监测等到目标监测，密切关注下呼吸道感染、泌尿道感染、腹部感染、伤口感染和血源性感染，特别是呼吸机相关性肺炎、血管留置导管相关性菌血症等。

新生儿病房和产房：新生儿免疫功能低下，生存环境的巨变，新生儿医院感染的危机与婴儿出生体重不足呈线性关系。母亲的许多疾病也可对新生儿造成威胁。国内主要是金黄色葡萄球菌感染。婴儿室的科学设计和合理布局对控制医院感染至关重要，并保证洁净的空气、充足的阳光和安静的环境。建立新生儿重症监护病房（NICU）。严格感染控制措施，限制人员流动等。

内镜室：严格落实《内镜清洗消毒操作技术规范》，注重内镜使用后的擦拭、水洗、多酶洗液浸泡清洗、漂洗、消毒和冲洗各环节的监测、记录和过程管理，注意人为因素对内镜清洗消毒质量的影响。

血液透析室：应设置在清洁、安静区域，定期对血液透析机进行消毒和监测，设置传染病患者隔离血液净化间，固定床位、专机透析。

临床检验科及实验室：落实《病原微生物实验室生物安全管理条例》规定，严格分区布局，符合医院感染控制和生物安全要求，加强流程管理，对所有临床标本视为具有传染性物质，加强感染预防和无害化处理。

（五）医院感染暴发的控制

医院感染暴发是指在医疗机构或其科室的患者中，短时间内发生3例以上同种同源感染病例的现象。《医院感染管理办法》第二十一条规定：医疗机构发生医院感染暴发时，所在地的疾病预防控制机构应当及时进行流行病学调查，查找感染源、感染途径、感染因素，采取控制措施，防止感染源的传播和感染范围的扩大。

流行病学调查指对医院感染病例在人群中的分布及其感染因素进行调查研究并提出预防控制措施对策。即通过查明感染源、感染途径、感染因素来采取相应的预防控制措施，防止疫情的进一步蔓延。疾病预防控制机构接到当地医疗机构医院感染暴发的报告后，应当及时进行流行病学调查。

疾控机构人员到达现场后，应尽快确定流行病学调查计划并按照计划开展调查。对医院感染暴发在人群中的发病情况、分布特点进行调查分析，分析暴发的原因，及时采取有效的处理措施，并向当地卫生行政部门和上级疾病预防控制机构通报情况。具体的步骤如下。

1. 证实医院感染暴发的发生 对怀疑患有同类感染的病例进行确诊，建立可行的诊断标准。注意避免因诊断标准失误将会夸大疫情或遗漏病例。病例可分为"确诊""假定""可疑"等不同等级，"原发"和"二代"等不同水平。计算其罹患率，若罹患率显著高于该科室或病房历年医院感染一般发病率水平，则证实有暴发。

2. 分析调查资料 计算各种罹患率，对病例的科室分布、人群分布和时间分布进行描述；通过实验室资料分析，初步确定病原类型，计算人群感染率、隐性感染和显性感染所占的比重，评价危险人群的免疫水平。

3. 查找感染源 对患者、接触者、可疑传染源、环境、物品、医务人员及陪护人员等进行病原学检查。视医院感染疾病的特点，可选择患者、接触者、医务人员和陪护人员的各种分泌物、血液、体液、排泄物和组织为标本，同时还应对有关环境和物品等采样。有时病原体的分离有很大的困难，可以通过PCR、生物芯片技术和血清学检查方法查找感染源。病原体的分离、鉴定对于确定暴发原因具有重要意义，有助于找到针对性的防治和控制措施。通过各种病原学、血清学检查仍然不能确定感染源时可以采用通过综合性分析初步确定几个可能的感染源。

4. 分析引起感染因素 对感染患者及相关人群进行详细流行病学调查。调查感染患者及周围人群发病情况、分布特点并进行分析，根据疾病的特点分析可能的感染途径，对感染患者、疑似患者、病原携带者及其密切接触者进行追踪调查，确定感染途径。

5. 采取控制措施 控制措施包括：①对患者和疑似患者应积极进行治疗，必要时进行隔离。②控制感染途径。在确定感染暴发的感染途径如空气传播、经水或食物传播、经接触传播、生物媒介传播、血液及血制品传播、输液制品传播、药品及药液传播、诊疗器械传播和一次性使用无菌医疗用品传播后采取相应的控制措施。对感染源污染的环境必须采取有效的措施，进行正确的消毒处理，去除和杀灭病原体。肠道感染病通过粪便等污染环境，因此应加强被污染物品和周围环境的消毒；呼吸道感染病通过痰和呼出的空气污染环境，通风和空气消毒至关重要；而杀虫是防止虫媒传染病传播的有效途径。③必要时对易感患者隔离治疗，甚至暂停接收新患者。有条件时可以考虑对易感患者采取必要的个人防护技术。

6. 在调查处理结束后，应及时总结经验教训，制定该医院今后的防范措施，必要时疾病控制机构要考虑其他医院有无类似情况，全面采取控制措施。调查结束后应尽快将调查处理过程整理成书面材料，记录暴发经过，调查步骤和所采取的控制措施及其效果，并分析此次调查的得失。

应当注意，流行病学调查和医院感染暴发的控制自始至终是同步进行的。随着调查不断获得新的发现，及时调整控制措施。最终通过管理感染源，切断感染途径，保护易感人群达到控制医院感染暴发的目的。对于一些无法及时明确感染源、感染途径和感染因素的医院感染，也应根据暴发的特征当机立断采取可靠的控制措施。

四、医院感染预防与控制的效果评估

医院感染管理的制度是否落实、管理措施是否有效，必须对预防和控制的效果进行评价。因此，各级医院感染管理部门应当能够定期对所制定的医院感染管理制度、所采取的控制措施、开展的监测方法、医院感染知识培训等工作，进行效果评估，以便于及时改进工作，避免无效工作。近年来，国家和地方各级卫生行政部门以及各级各类医疗机构都对医院感染管理质量加大了考核评价力度。

（一）医院感染管理质量控制的机构与组织

1. 县级以上地方人民政府卫生行政部门　《医院感染管理办法》第五章"监督管理"规定：县级以上地方人民政府卫生行政部门应当按照有关法律法规和本办法的规定，对所辖区域的医疗机构进行监督检查。对医疗机构监督检查的主要内容是：

（1）医院感染管理的规章制度及落实情况。

（2）针对医院感染危险因素的各项工作和控制措施。

（3）消毒灭菌与隔离、医疗废物管理及医务人员职业卫生防护工作状况。

（4）医院感染病例和医院感染暴发的监测工作情况。

（5）现场检查。

2. 医院感染管理质量控制中心　国内大部分省份（如北京、上海、天津、重庆、福建、浙江、辽宁等）在 2002 年前后，相继成立了"医院感染管理质量控制中心"，其隶属于各省市卫生厅、局医政处，进行行业内的质量控制。几年来的实践证明，质量控制中心成为卫生行政部门的有力"抓手"和得力"助手"。在应对医院感染应急事件、落实检查要求、保障医患安全提高医疗质量、促进医院感染管理事业进步等方面起到了非常大的作用。在历次医院管理检查中，负责医院感染管理方面检查的专家均来自各省质量控制中心。全军医院感染管理质量控制中心也于 2010 年成立。

医院感染管理质量控制中心主要职能和工作如下（摘自湖南省医院感染管理质量控制中心文件并作调整）：

（1）在卫生厅医政处的直接领导下，结合本省实际情况，进行医院感染管理的策略研究，提供咨询意见。

（2）根据国家有关医院感染管理的政策法规和规章制度，制定全省医院感染管理质量控制的指标体系、控制标准和评价方法。

（3）对全省医院感染管理情况进行督促检查和考核评价。

（4）对全省医院感染的质量管理情况组织交流，接受各医院的咨询，帮助指导全省各级医院的质量管理工作。

（5）协助对本省发生的医院感染事件进行调查、分析，提出处理建议；制订突发医院感染暴发流行处理预案，担负应急处理任务。

（6）对本省医院感染管理的相关课题进行研究；对将引入的新技术、新方法进行医院感染质量控制的论证，提出引入标准。

（7）对全省医院感染专职人员和相关人员进行必要的专业技术培训。

（8）建设健全本省医院感染监控网络，收集分析资料，为制定措施提供依据。

（9）完成省卫生厅医政处交给的其他相关任务。

3. 医院范围内的医院感染管理质量控制组织　《医院感染管理办法》规定医院感染管理委员会的职责之一是研究并确定本医院的医院感染管理工作计划，并对计划的实施进行考核和评价；规定医院感染管理部门对有关预防和控制医院感染管理规章制度的落实情况进行检查和指导。实际实施过程中以后者为主。

（二）医院感染管理质量考核评价标准

根据国家发布的与医院感染管理相关的法律、法规、规范、标准、指南，借鉴国际成功的经验，我国于2006年组织相关专家编写了《医院感染控制质量管理评价标准（征求意见稿）》，各级卫生行政部门、各省医院感染管理质量控制中心和医院编写了不同层面的《医院感染管理质量考核评价标准》，逐步形成了医院感染管理质量控制体系。考评标准一般包括质控项目（即考评内容，含标准值）、考评方法、评分方法（包括分值与扣分值、统计分析）等。

《医院管理评价指南（2008年版）》中规定了与医院感染防控相关的三级综合医院评价指标参考值：①法定传染病报告率100%。②清洁手术切口甲级愈合率≥97%。③清洁手术切口感染率≤1.5%。④医院感染现患率≤10%。⑤医院感染现患调查实查率≥96%。⑥医疗器械消毒灭菌合格率100%。

（三）医院感染管理质量考核评价的实施

1. 现场检查　由医院感染管理专业人员组成检查组，制作统一的现场考评表，经过集中培训后到现场进行检查、考评。包括实地查看（文件资料、设施设备、布局流程、演练操作等）、询问相关人员（防控知识、技术方法等）。可携带考评表，检查的同时即时评分，再统一汇总、分析。此方法的优点是结果客观，真实可靠，能够实现边检查边督导，易于实现质量改进；缺点是耗费人力和时间。

2. 问卷调查与远程上报　属于被动考评方法。根据医院感染管理质量考核评价标准，设计科学合理的问卷（或考卷）、制作方便实用的调查软件，对相关医院或科室进行定向发放，回收后进行统计、分析，也可得到相应的考评结果。相对现场检查，此方法的优点是节省人力和时间，缺点是主观影响因素较大，结果欠客观，无法实现及时督导、及时改进。

（何晓红）

第七章

病案信息管理

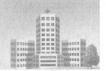

第一节　病案信息管理概述

我国地域辽阔，历史悠久，传统医学对患者的诊疗记录称为诊籍、医案或脉案，现代医学则有病案、病历、病史之称呼。"案"有"案卷"之义，"历"有"过程"之义。当医疗记录未完成、未交到病案科（室）时，一般称为病历，如医师书写病程记录称为写病历。当医疗记录已回收到病案科（室），经过整理加工，这时已成册，遂可称为病案。尽管有时这些称呼混用，但严格地说，病案与病历的区别在于前者是指完成或暂时完成的医疗活动的医疗记录，后者是指尚在医疗过程中的医疗记录。

病案是有关患者健康状况的文件资料，包括患者本人或他人对患者病情的主观描述和医务人员对患者的客观检查结果及医务人员对病情的分析、诊疗过程和转归情况的记录以及与之相关的具有法律效力的凭据。患者健康状况的记录可以是文字形式，也可以是图表、图像、录音等其他形式。它们的载体可以是纸张、缩微胶片、磁盘、硬盘、光盘或其他设备。

目前，病案的称谓已不再仅指医疗记录，而是指更为广义的健康记录。这种改变首先出现在发达国家，他们在20世纪90年代初开始使用"健康记录"这一名称。这与家庭医师、社区医疗不无关系，包含初级机构的医疗及健康检查以及医院的诊疗记录，形成了更为完整的个人健康档案，这是广义的病案概念。狭义的病案概念仅指医院的医疗记录。

一份合格的病案应当能够准确地回答"谁""什么""为什么""什么地方""怎么样"等问题。具体地说，就是病案记录的内容要能够明确地表达医疗的对象是谁？开出医嘱的是谁？执行医嘱的是谁？接受医疗的是什么疾病？为什么要这样医疗？医疗操作在什么地方进行？医疗活动是如何进行的？病案除了能够回答上述问题外，还要强调记录的完整性、及时性和准确性。在合格病案的基础上，对病程的记录能够很好地支持医师所得出的诊断，并体现出医疗措施的合理性。同时，一份好的病案要求医疗诊治过程中所获得的各种临床疾病诊断都能正确地反映在住院病案首页上。高质量的病案还应当包含对病情的分析，甚至当前国内外对该疾病的认识、对该疾病检查及医疗的措施等。

病案信息管理含义有广义和狭义之分。狭义的概念指对病案的物理性质的管理，即对病案资料的回收、整理、装订、编号、归档和提供等工作程序。广义病案管理则指卫生信息管理，即不仅是对病案物理性质的管理，而且对病案记录的内容进行深加工，提炼出信息，如建立较为完整的索引系统，对病案中的有关资料分类加工、分析统计，对收集资料质量进行监控，向医务人员、医院管理人员及其他信息的使用人员提供高质量的卫生信息服务。在20世纪80年代初期，针对病案管理工作的发展及变化，国际上普遍认为"病案管理"的称呼过于狭窄，不能涵盖其专业的所有方面，并就其是否更名为"卫生信息管理"更为合适进行了讨论。在 20 世纪 90 年代初，美国、澳大利亚等国家纷纷将专业改名为"卫生信息管理"，杂志、学会组织也更名为卫生信息管理杂志、卫生信息管理学会。应当说，我国已从病案管理过渡到卫生信息管理，因而目前病案管理的名称只是惯用语，病案管理学实质上是指广义的含义，是卫生信息管理学，其管理的信息是以病案为主要来源。

病案信息管理学是研究病案资料发生、发展、信息转化、信息系统运行规律的学问。它是一个实用性的边缘学科。除病案管理、疾病分类、手术分类等自身专业外，还涉及基础医学、临床医学、流行病学、心理学、组织管理学、统计学、计算机技术、相关专业和国家政策及法律法规等。病案管理学的研究对象是病案管理、病案部门组织、专业技术、方法和标准。病案管理学的任务是通过理论研究，总结出一套行之有效的技术、方法和标准指导病案实际工作，使病案资料的收集、整理、分类、存储、信息加工、资料或信息的提供、病案管理的质量监控、病案书写质量监控等工作流程更加简便易行，符合时代的特点、客观实际的需要。病案管理学还应当研究病案教学的规律，通过正规专业教育及继续教育指导人才培养。

（杨晓华）

第二节　病案信息的作用

医疗机构的病案有着信息的全部特点，患者每完成一次诊疗过程的全部信息都归存于每一份病案中。病案的使用者可以从中得到包括医疗、护理、辅助检查、医疗费用等数据的信息，了解患者疾病的情况及诊疗过程。

一、医疗作用

病案的医疗作用主要是备忘。没有一个医师可以永久记住一个患者的健康历史，特别是一些细节，哪怕那个患者是他最亲近的家人。

医院的设置中可以没有某一临床专科甚至仅有一个专科也可以从事医疗活动，但是没有病案就无法维持医院的工作。在现代医疗中，医疗是一个整体行为，医师、护士和医技人员都直接参与到患者的医疗过程中，病案记录则是医务人员对疾病抉择诊疗的依据，病案资料可以维系医疗团体的信息传递。患者的健康历史，患过什么病，吃过什么药，做过什么治疗，对什么药物过敏，当前患者的病情诊断治疗的计划、方案，这些记录对参与医疗的人员都至关重要。

二、临床研究与临床流行病学研究作用

病案对临床研究与临床流行病学研究具有备考作用。临床研究主要是对案例的研究，即个案或多个案例的研究。临床流行病学的研究则是对案例相关性的研究，对疾病在家族、在人群流行、分布的研究。病案要想更好地服务于这一目的，必须有计划地收集相关的信息，建立好的索引系统。

三、教学作用

没有一种疾病的临床表现是完全相同的，因为不同的体质、不同的年龄等特征对疾病会有不同的反

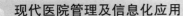

应。因此，病案被誉为活的教材。病案作为教材的优点还在于它的实践性，它记录人们对疾病的认识、辨析、治疗的成功与失败的过程。

四、医院管理作用

病案的管理作用通常需要通过对病案资料的统计加工才能发挥作用。例如，门诊量的增减、住院病种的变化、住院天数变化、医疗付费的多少和医疗质量的高低都是医院管理者感兴趣的内容。统计、分析这些变化的原因，对医院制定管理目标、评价管理质量有极其重要的意义。病案对医院管理的作用是近年来才被逐渐认识到的新作用，对其方法及使用方面仍有许多需要研究的课题。

五、医疗付款凭据作用

随着我国医疗改革的深入，基本医疗保险制度、商业医疗保险在我国的开展，病案在医疗付款方面有了新的作用——凭证作用。病案如果丢失，在医疗付款中失去了凭据，将会遭到全部拒付。如果医嘱中记录了抢救费，病案记录中必须有抢救记录。如果医嘱中收了 CT 检查费，则病案中必须有 CT 检查报告，否则视为未执行检查，拒付检查费。这对病案记录的完整性、保管的完好性等提出了严格的要求。

疾病诊断分组（diagnosis related groups，DRGs）是当今世界公认的比较先进的支付方式之一，是一种患者分类方案，是专门用于医疗保险预付款制度的分类编码标准。它根据患者的年龄、性别、住院天数、临床诊断、病症、手术、疾病严重程度、合并症与并发症及转归等因素把患者分入 500 ~ 600 个诊断相关组，在分级上进行科学测算，给予定额预付款。也就是说 DRGs 就是医疗保险机构就病种付费标准与医院达成协议，医院在收治参加医疗保险的患者时，医疗保险机构就该病种的预付费标准向医院支付费用，超出部分由医院承担的一种付费制度。

在美国，1983 年就开始了以 DRGs 为标准的"预付收费体制（prospective payment system，PPS）"。它是按病案中记录的疾病进行国际疾病分类编码，再归纳入 DRGs 相关的组别，并以它计算出收费的指数。DRGs 近年来在国际上相当流行。欧美国家、亚洲国家甚至我国的香港地区和台湾地区，都采用了类似的收费体制，在这种收费制度下规定了各种疾病的收费标准。因此，病案记录中的疾病诊断、疾病的编码都成了收费的关键。

在我国，"疾病诊断分组"也进入实际付费阶段，国家医保局近年来推动的 DRG/DIP 的研究和试点，国家医保局于 2018 年 8 月按照"统一规划、统一分类、统一编码、统一发布、统一管理"的总体要求，启动了 15 项医保信息业务编码标准制定工作。2021 年 6 月，疾病诊断和手术操作、医疗服务项目、药品和医用耗材 4 项编码标准数据库和动态维护平台率先上线。9 月 26 日，国家医疗保障局公布了医疗保障基金结算清单、定点医疗机构等两项医保信息业务编码规则和方法。同时，国家医保局网站上开通了"医保信息业务编码标准数据库动态维护"窗口。其中"医疗保障基金结算清单"位居首列，以下简称"医保清单"，对于 DRG/DIP 的实施具有十分重要的意义。

医保清单包括：基本信息、门诊慢病诊疗信息、住院诊疗信息、医疗收费信息几大类版块。其主要功能是为了满足医保审核与结算、病种病组管理、大数据分析需要。清单具有普遍适用性，可以用于各种类型医疗机构、各种就医类型和现行的各类支付方式，对统一全国结算数据标准，为大数据分析提供了基础保障。其设计思路主要取自病案首页、收费票据和其他结算凭证；取自病案首页的数据与首页保持一致性，取自票据的数据与医疗收费票据上的分类项目一致，数据具有唯一且统一的规范性。另外，医保清单数据从医院系统中直接采集，无须人工填写。

2021 年 11 月国家医保局印发《DRG/DIP 支付方式改革三年行动计划》（以下简称《计划》）。《计划》提出，从 2022 年到 2024 年，全面完成 DRG/DIP 付费方式改革任务；到 2024 年年底，全国所有统筹地区全部开展 DRG/DIP 付费方式改革工作；到 2025 年年底，DRG/DIP 支付方式覆盖所有符合条件的开展住院服务的医疗机构，基本实现病种、医保基金全覆盖。《计划》明确，狠抓统筹地区、医疗机构、病种分组和医保基金 4 个方面全面覆盖，推动 DRG/DIP 支付方式改革实现从局部向全面、从部分到全体、从粗放式向精细化纵深发展。在 2019—2021 年试点基础上，按 2022 年、2023 年、2024 年 3 年进度安排，以省（区、市）为单位，分别启动不少于 40%、30%、30% 的统筹地区开展 DRG/DIP 支付方式改革并实际付费。统筹地区启动 DRG/DIP 付费改革工作后，按 3 年安排实现符合条件的开展住院服务的医疗机构全面覆盖，每年进度应分别不低于 40%、30%、30%；按 3 年安排实现 DRG/DIP 付费医疗机构病种全面覆盖，每年进度应分别不低于 70%、80%、90%，鼓励入组率达到 90% 以上；按 3 年安排实现 DRG/DIP 付费医保基金支出占统筹区内住院医保基金支出的 70%，每年进度应分别不低于 30%、50%、70%，鼓励超过 70% 的基金总额预算覆盖率。

六、医患纠纷与医疗法律依据作用

医疗是一个高危的行业，本身具备了许多不确定的因素，患者是医疗机构最主要的服务对象，极易出现医疗意外、医疗缺陷，产生医患纠纷，异议、民事诉讼案例时有发生。病案是通过法律途径解决问题的重要证据之一。

在病案中，有一系列须患者或家属签字的文件，如住院须知，手术、麻醉、有创操作知情同意书，急、危、重症病情通知书等。这些具有患者或家属签字的知情同意书等文件表达出医疗机构履行了知情同意告知义务，患方享受到了知情同意选择权，并具有法律作用。除了患者及家属签字的文件外，病案记录的本身也是具有法律效力的文件。它记录了医务人员的诊治过程，一旦患者向法庭起诉医院并涉及病案时，医院可以向法院提供病案记录，提供医院"无过错"的证据。如果病案记录不恰当、不完整、不准确或有修改等，在法庭上都将是不利的证据；如果提供不出病案，其后果则更为严重。

七、医疗统计作用

在医疗统计中同样是利用病案的备考作用。病案涵盖了患者身份证明和有关医疗活动的信息，是医疗业务活动数量和质量统计分析的原始资料。医院领导制订计划，监督和指导工作所需要的统计数据，国家规定的医疗统计指标都可从病案信息中取得。医疗统计数据可为国家卫生统计部门提供疾病分布、发病率和死亡原因等数据，为研究疾病的防治和监测提供参考。

八、历史作用

病案记录了人的健康历史，也记录人类对疾病的抗争史，同时病案记录也可以反映某一历史时期的历史事件。例如，现在不少人到医院要求提供出生记录，以作为移民到国外的证件。又如，北京协和医院的病案记录统计表明，日本侵华期间华北地区霍乱病例明显增加，为日本在侵华期间使用细菌战残害我国人民提供有力的证据。

（杨晓华）

第三节　病案管理发展的历史回顾

一、中国病案与病案管理发展回顾

医学发展的历史与病案发展历史的轨迹是齐头并进的，有了医学便有病案。

我国的医学档案起源于何时尚未清楚。已知我国最早的医学文字记录可追溯到 3 500 年前的商代。清光绪二十五年（1899 年），在河南安阳出土了大量的商代甲骨文，记录了打仗、祭祀、出巡、狩猎、疾病等情况。

较甲骨文晚些时候的是简牍。单一竹片为"简"，多片编连为"策"；单一木片为"牍"，较狭窄的版称为"木简"，许多版、牍相连为"函"。我国先后在湖南长沙，湖北江陵、云梦，山东临沂，西北敦煌、武威等地发现了大量的秦、汉简册档案。我国最早的病案记录是由公元前 200 年西汉时的淳于意记录的，《史记·扁鹊仓公列传》记录了他写的病案 25 例，称为诊籍。

中国病案管理的历史可以追溯到商代，从殷墟出土的大量医疗记录甲骨文，必定有一定排列的顺序。存于中国历史档案馆的大量宫廷医案，也必定需要适当的管理，但具体的方法尚未见报道。

中国现代医院的历史可以追溯到 19 世纪初，大都是西方传教士来华建立的。一般认为现代病案管理是以北京协和医院 1921 年建立病案室为始。病案室建立了患者姓名索引系统、疾病分类系统、手术分类系统、病案编号系统和患者出入院登记系统。1922 年 3 月建立了医院病案管理委员会。这是中国现代病案信息管理开始的重要标志。虽然还有医院早于北京协和医院建院，但没有形成病案的系统化管理。在第二次世界大战期间，缩微拍照技术得到了发展。这项技术被应用到了病案管理中，成为病案存储的新型技术载体。中华人民共和国成立后，特别是 1980—1990 年．我国开展了等级医院评审工作，壮大了病案管理中高级医疗人才队伍，提高了病案工作的地位、档次和管理水平。推动病案管理事业发展到以纸张为主，缩微和电子病历为辅的新时代。1990—2009 年，病案信息专业向现代化管理的发展。病案信息专业管理制度不断完善，如各种管理制度、借阅、查阅、安全防火制度、病案供应制度、整理制度、编码制度、病案质量控制制度、病历复印制度等。管理技术不断改进，部分医院采用缩微技术、条形码技术、光盘扫描技术、姓名索引计算机录入联网技术、住院病案首页计算机管理技术、实名制挂号管理技术和数字化病案管理系统应用，实现数字化载体存储。电子病历技术的逐步使用，可以实现全部病案的数字化存储与共享。

二、国外病案发展回顾

外国的医疗记录历史也很久远，最早也可追溯到旧石器时代。在西班牙旧石器时代的山洞的墙壁上，发现一环钻和手指截断的侧面图，这大约在公元前 25000 年所作。

传说同样也是记录历史的一种方法。传说在古埃及时代的透特（有四个不同的外文名称：Thot，Thoth，Anthothis，Althothis）是文字的创造者。他著写了 36 ~ 42 本书，其中有 6 本是医书，涉及人体、疾病、疗病的器械、药物。《艾德温·史密斯纸草文稿》是公元前 1600 年抄写的，两面共记录了 48 例外科病历。每一病历的书写都有固定格式，有标题（描述疾病情况）、检查、诊断和治疗。对每一病例，他都指出需要或不需要进行治疗。

在现代医院病案管理的历史上，世界上公认的第一个病案室是在美国波士顿的麻省综合医院（Massachusetts General Hospital）。该院开院于1821年9月3日，自开院日起，就保存了完整的临床记录，并对所有病例进行编目。但直至1893年才产生需要将编目转为卡片目录的想法。于是，他们请来了图书管理员协助进行这项整理工作，用打字的方法将1870—1893年的编目资料用卡片做编目索引。以后的三年间，他们的卡片索引一直是由一位图书管理员协助完成的。到1897年底，该院正式聘用了一位图书管理员专职从事病案管理工作，做索引卡片也就成为她工作的一部分。因此，人类的第一个医院病案室就被认为是建于1897年，第一位病案管理员是Grace Whiting Myers，她是北美病案管理协会的第一任主席和美国病案协会的荣誉主席。

（游 柔）

第四节 病案管理工作的基本范畴

一、收集

病案资料的收集是病案管理工作的第一步，也是基础工作，在这一过程中要强调掌握收集资料的源头。对于门诊病案，资料源头产生于挂号室。因此，有的病案科（室）是将挂号室作为病案科（室）的一部分，这有利于工作流程的通畅。挂号室对病案工作的影响有如下几个方面。

1. 患者挂号后，患者挂号的科别、病案号应立即送到病案科（室），以便迅速将病案送到相应的临床科室。

2. 预约挂号的信息要准确地提交给病案科（室）。

3. 不应让患者自己去病案科（室）取病案。

门诊病案的第二个收集信息处是新建病案处。对于每一个需要新建正规病案（大病案）的患者，这是收集患者最基础个人资料的最佳处所，包括姓名、性别、年龄、身份证号、地址、工作单位和电话等。这些信息是建立患者姓名索引和病案首页的原始资料。门诊病案的其他资料是医师记录及各种检验报告。由于检验报告一般都是后送到病案科（室），故及时、准确地将这些资料归入相应患者的病案中极为关键，它们是医师对患者执行医疗计划的依据。

对于住院病案，工作流程应始于住院登记。住院登记一般归属住院处领导。但此处也是收集患者身份证明等基本信息处。它不但是建立患者姓名索引、病案首页的原始资料，而且其中包含的入院诊断等信息也是今后统计比较的资料。住院病案信息的收集要注意资料的完整性，医师一般比较注重医疗过程及医疗结果，对于记录、化验报告等内容常常会忽略粘贴，甚至丢失。

无论是门诊还是住院资料的收集，都将涉及病案表格。进入病案的所有医疗表格都应经过病案表格委员会审核，其最重要的常务工作人员就是病案人员。换言之，所有医疗表格的设计、制定通过表格委员会的认可后，在印刷之前还必须由病案科（室）审核方可印刷。表格设计、表格审核是病案科（室）工作内容之一。

病案资料的收集包括一切与患者个人有关的个人主诉、病程记录、医疗操作记录、护理记录、检查化验报告、签字文件、随诊信件等。

二、整理

病案整理是指病案管理人员将收回的纷乱病案资料进行审核、整理，按一定的顺序排列，将小纸张的记录粘贴，形成卷宗。门诊病案的整理主要是将记录按日期的先后顺序排放、粘贴。住院病案的整理则分为三种排列方式：①一体化病案（integrated medical record，IMR），即将病案记录完全按日期先后顺序排放。②按资料来源排列的病案（source‐oriented medical record，SOMR）。③按问题排列的病案（problem‐oriented medical record，POMR）。第一种方法不利于资料的比较，因而现在不使用。第二种是目前普遍使用的方法。第三种则是应提倡的方法，特别适用于教学医院，有利于电子病历的记录。

病案整理过程包括资料的装订，一般是书本式装订（左装订），应避免上装订方式。

三、加工

加工是将资料中的重要内容转换为信息，一般是采用索引形式，目前，我国病案管理的加工主要是对病案首页内容的加工，几乎所有的医院都将病案信息全部录入计算机。对疾病诊断采用 ICD‐10 编码，对手术操作采用 ICD‐9‐CM 编码。

加工还应包括将病案资料的载体由纸张转化为缩影胶片、光盘甚至录入到计算机硬盘。电子病历技术在我国处于发展中，电子病历技术的应用，尤其是经过我国法律的确认后，将会影响和改变目前的加工方式，将会提升病案信息管理工作的水平。欧美国家在 20 世纪 50 年代开始采用缩微方式保存病案，随着科学技术的发展，以后又应用了缩微数码技术，现在重点在于发展电子病历。电子病历是信息加工的最佳基础，其优点还包括可以降低医疗费用和提高医疗安全。因此，电子病历成为世界关注的和开发的重点。2004 年，美国建立国家卫生信息协调办公室，提出 10 年内在全美范围内将病案信息电子化。法国全球最大的民用计算机工程投入了 90 亿美元用于电子病历项目。目前，由于计算机的广泛普及，医院越来越多的设备是数码设备，使病案电子化的运行提到了议事日程。而历史病案的电子化则主要采用影像扫描方案。由于单纯缩微方法不利于计算机的检索，以及设备的专用性过强，一般医院都不采用，一些已采用缩微保存病案的医院为了使其可以在网络上运行，则将其转为电子方式。缩微数码方式因其需要双重维护，一般医院也不采用。

四、保管

保管是指病案入库的管理。保管对病案库的环境有一定的要求，如病案库的温度、湿度、防尘、防火、防虫害、防鼠和防光等。保管好病案与病案排列系统、病案编号系统、病案示踪系统和病案借阅规定等有密切关系。没有最好的病案管理体系，系统、流程合理就是最好的。应视各医院的条件、环境、病案流通量等诸多因素决定采用某一管理体系。较为理想的保管病案体系是：单一编号＋尾号排列＋颜色编码＋条形码＋计算机管理。

数字化技术的应用将会改变目前的病案保管方式，将更利于病案的保管及保管质量。

单一编号可以保证病案的唯一性，可以让医师一次性、不会遗漏地获得患者全部资料。尾号排列可以加快纸质病案的检索、归档速度，而且可以保证工作面的平均和最大限度减少病案移架的情况。颜色编码可以降低病案归档的错误率，即使发生错误也可以在最短的时间内给予纠正。条形码则可以有效地控制病案的去向。条形码与计算机管理则提高了病案管理的准确性和工作的效率。

五、质量控制

质量控制（质控）是病案科（室）的一项重要工作，通过查找质量缺陷，分析造成缺陷原因，最终达到弥补缺陷（提高服务水平、降低成本、增加效益等）的目的。

病案质控包括病案管理质控与病案内容质控两部分。病案管理质控是指对病案管理工作的各个流程进行质量检查、评估，例如出院病案的回收率、门诊病案的当日回库率、疾病分类编码的准确率等。通常，对病案本身记录的缺项检查也包括在管理质控的范畴；病案内容质控主要通过检查病案书写质量，从格式到医疗的合理性等各方面进行监控。监控包括环节质量监控和终末质量监控，它是医疗质量监控的重要手段之一。病案管理质量监控一般由受过病案管理专业培训的人员来完成，病案内容质量监控需要有良好医学背景的人员来完成。

在发达国家，早期的医疗质量监控是通过对医师资格的认证、对医师某项医疗准入的授权以及时通过同行检查方式来实施的。而当今医疗质量监控是通过对设备及工作方法的标准化来获得保障。因此，现在的医疗质量监控方法必须是传统与现代的结合。由于病案可以在一定程度上反映医疗效果及工作流程、工作效率的情况，故病案成为医疗质量监控的资料来源之一。病案质控的方法通常采用如下步骤：制定标准、执行标准、检查执行情况和反馈。目前病案的终末质控仍占有一定地位，环节质控日益被人们重视，目标管理、科学的质控体系还未建立，质控方法也亟待提高。

六、服务

病案只有被使用，才能体现其价值。使用病案的人员除医师外，还有其他医务人员、医院管理人员、律师、患者及家属、医疗保险部门等。越是近期建立的病案，使用频率越高。越是有价值的病案（特殊疾病、特殊人员），使用频率越高。保管好病案的目的是更好地提供利用。

病案信息作用的体现是利用，而不是看管。因此，病案管理的一个重要环节是服务。服务分为两类：一类是被动性的，是根据用户的需求提供信息或病案，如提供门（急）诊或住院医疗所需要的病案；另一类是主动性的，如主动地向医务人员通报存储的病种信息、管理信息、协助医务人员及医院管理人员设计研究方案，利用专业数据库查询研究数据，摘录数据、随诊患者和处理数据等。

病案资料的社会性利用在近年来有较大的发展，首先是患者流动性大，需要持医疗文件转诊。其次是医保部门的审核，需要患者提供病案复印件。这些使用都获得法律法规允许，病案科（室）应给予提供。

随着国家医疗体制改革，在门诊挂号，门诊病历及诊疗手册应用中借助了大量互联网技术，改变了传统的挂号模式及工作流程，极大地方便了患者和临床医务人员，提高了医院的管理水平。

（游　柔）

第五节　病案管理教育

一、中国病案管理教育发展史

我国现代病案管理始于1921年北京协和医院病案室。在这漫长的岁月里，都是以师带徒的形式培养病案管理人员，没有专业教育。1964—1965年两年间，北京协和医院采用护校三年级学生到病案室接受系统病案专业教育的形式，培养了 12 名学生充实科室工作。1985 年，北京市崇文区卫生学校举办了第一个正规教育的中专病案班，学生为已工作的各类人员，学制 2 年半。之后，全国病案中等专业教育如雨后春笋，发展至今大约有 40 所院校，招收的学员为中等专业毕业生，学制为 3 ~ 4 年。1993 年，病案管理专业列入《中华人民共和国普通中等专业学校专业目录》。全国第一个医疗信息管理大专班于 2000 年在北京市首都医科大学燕京医学院（原北京医学高等专科学校）开办，随后江苏、湖北等几个省设立了卫生信息大专班。2001 年北京卫生学校开办了第一个病案高等职业班，2002 年首都医科大学在北京市崇文区卫生学校开办病案管理成人教育大专班。2005 年北京大学医学网络学院与北京市崇文区卫生学校联合开办卫生信息管理专科升本科教育。

病案管理课程在一些大学本科也有引入，如武汉同济医科大学的图书管理系、湖南湘雅医科大学医药信息学系等。疾病分类课程在山东潍坊医学院作为学生的选修课程。沈阳医学院、新乡医学院等院校还设有本科医学信息专业，其专业重点虽是在图书，但其他课程基本与病案管理专业需求相同。

病案管理的非正规教育始于 20 世纪 50 年代，北京协和医院王贤星教授为全军军区总医院、全国铁路中心医院培训病案人员，原卫生部举办的第一个全国病案管理培训班由北京大学人民医院的李铭主任举办；1981 年原卫生部委托北京协和医院病案科为全国举办一期病案管理学习班。从此，病案专业的培训班从广度及深度方面都在不断发展、扩大。今天，全国每年都举办数十个专业学习班及学术讲座。20 世纪 90 年代中期，病案培训班成为继续教育的一部分，参加者被授予继续教育学分，学分分为一级学分（部级）和二级学分（其他级别）。晋升中、高级职称的人员要求每年一定要有 25 个学分。

我国的病案信息管理教育，已形成专科、本科、研究生教育与成人高等教育、在职教育、继续教育的体系，且病案信息管理教育的质量不断提高。

美国于 1935 年在四所大型医院中开展了病案管理专业教育。其中明尼苏达州的圣·玛丽（St. Mary）医院由于是学院的附属医院，因而成了第一所授病案学士学位的单位。

世界上，除美国和澳大利亚有正规的学校教育外，加拿大、印度、以色列、新西兰、英国、德国和韩国等国家也有相应的病案管理教育。美国和澳大利亚还有硕士和博士教育。

美国的病案专业人员分为注册病案管理员和注册病案管理技术员。根据美国卫生信息管理学会的要求，他们自 1975 年始就要每年分别接受 15 个和 10 个学时的继续教育，否则将取消注册资格。

由于电子病历的发展速度迅猛，一些发达国家认识到病案专业教育的迫切性。美国医疗卫生信息与管理系统协会（HIMSS）提出 2005 年以后，病案的硕士教育作为病案专业学科的基础教育，鼓励病案工作者重返学校学习。

（梁志达）

第六节　各类人员对病案的职责

医院管理者是由院级领导、职能处室领导、管理处室领导组成的医院管理团队，分别实现着决策层、管理层、执行层的不同功能，有选派、聘任病案科（室）主任或负责人的权力，对病案科（室）主任在履行科室工作职务期间，按国家卫生行政管理部门有关制度、规范、标准，在病案科（室）的建设和发展中，予以人、财、物等方面的合理、适度支持，保证病案科（室）工作的正常、顺畅地进行。监督、督促病案管理工作，协调病案科（室）与全院职能管理处室、临床、医技科室、信息技术支持科室的工作关系，使病案科（室）发挥平台科室的管理和技术功能。

二、医务人员

医务人员是病案记录者，他们包括医师、护士和医技人员。

医务人员应当准确、完整、详细记录诊断治疗、检查、护理过程及结果，及时采集有关患者的健康信息及有法律作用的签字文件。

依国家卫生行政管理部门的有关规定，按时完成病历各项内容的书写，保证病案的完整和质量。配合病案专业人员完成病历的回收。

三、病案信息管理人员

收集、整理、加工、分类、统计、保管病案信息并提供病案信息的服务。借阅、复印、归档、终末病案质量核查，保管病案并提供病案信息使用的服务，实施电子病历技术时应有电子病历归档目录和电子病历的归档。

四、患者

依国家卫生行政管理部门有关规定，患者享有复制或查阅病案的权利。同时患者应按国家卫生行政管理部门、医疗机构规定，提供本人真实、可靠、准确、完整的个人信息和病情发生、发展过程的描述，爱护纸质病案，不可私自拿走、抢夺和损坏纸质病案。随着数字化技术的发展，将提供给患者更便捷、实用的病案载体。

（梁志达）

第七节　病案信息管理及技术的发展趋势

我国病案（卫生信息）管理及技术随网络技术、数字化技术及其他与病案信息管理有关的信息技术等的发展和实践正在迅猛地发展，但发展是不平衡的。在国内经济发达的地区，不少医院在享有的院级、科级局域网的基础上，更加接近真正的电子病历系统，实现数字化病案、大数据库，让完整病案信息中的数据实现共享。国家卫生行政管理部门遵照党中央、国务院的信息化发展规划，出台了多项与病案信息化建设的文件，促进了中国病案管理及技术发展趋势逐步向信息化管理、计算机化管理、网络化技术管理、数据库管理的方向发展。今后病案（卫生信息）管理的发展趋势如下。

一、广泛、深入地参与医院的经营和精细化管理

医疗产业这一概念在当前社会发展中并不鲜见，该医院作为医疗产业链中的一个环节，经济和经营中的精细化管理是其中的一项重要工作。今后医院的管理者可能不一定是由临床医师转变而来，其工作

应是由具有相当医学背景的专业经理人或专职的医院管理者承担。医院之间存在着竞争，这种竞争主要是服务功能、服务能力、服务质量的竞争。竞争需要精细化的数据，而病案信息及其产生的数据可作为支撑系统之一而发挥巨大作用。

病案信息可以提供丰富的管理信息，包括数量信息、质量信息、医院管理信息、经济经营信息、医疗费用信息、工作效率信息、人员管理信息、疾病、手术和操作病种信息。病案信息中产生的数据可以体现出医院、科室、个人的综合情况，为医院管理者从长官意志、经验管理向科学管理转化提供支持。因此医院管理层应懂得和学会利用病案信息进行医院的精细化管理。

当前，我国正在进行的医疗体制改革，医疗体制改革不断向前推进，病案信息及数据也可以为医改顶层设计和落实提供帮助，让病案信息及其中的数据在医改中被政府各有关部门所共享，达到医改顺畅进行的目的。

二、涉及医患纠纷与民事诉讼

国务院颁布的《医疗事故处理条例》《医疗纠纷预防和处理条例》、国家卫生行政管理部门颁发的病案管理配套文件、《中华人民共和国侵权责任法》的实施，都十分突出地强调和说明了，在处理医患纠纷的医疗事故鉴定中，在因医患纠纷产生的民事诉讼案例中，病案作为"书证"证据之一的重要性。大量案例医疗鉴定或法律诉讼结果，都时时刻刻提醒医疗机构、医师和病案管理者，要规范地完成每一份病历的书写，要保管好病历或病案。医疗机构有责任做好病历、病案书写质量和保管的监督工作，遵守我国现行的城镇职工、居民、新农合医疗保险规章制度，遵守商业医疗保险规章、制度，尽量不因病案中的记录与上述规章制度不符合而产生医患纠纷或民事诉讼案例，也是十分重要的。

三、病案信息管理向卫生信息管理方向发展

病案的作用已不仅是传统的医疗作用，它的作用得到的扩展、延伸。原始病案资料在许多场合已不能满足各方面的要求，因此需要对信息进行加工和管理。目前，我国医院的病案信息加工基本上限于病案首页，这还只是初步的、基本的信息管理。病案还存在丰富的信息，还有待开发。病案信息还可以与其他管理信息结合，发挥更大的信息作用。

病案管理向卫生信息管理方向发展的具体表现是电子化病案。在当今的"E时代"环境下，卫生也是"E卫生"，病案也必然要"E病案"。电子病历的概念绝不是一般的利用计算机的录入、输出功能，目前不少医院都存在简单地利用预先写好的某种疾病的病历模板，将同种疾病不同患者的病历套入。这是一种简单的复制，失去了每个病例的特异性。医务人员由于工作繁忙，常常不能将不同的情况完全修改后完成病历，出现了男性患者"受孕3个月"、女性患者"阴茎发育正常"的记录。

电子病历概念应当是无论患者在医院的任何专科治疗，都可以获得在医院各部门治疗的医疗信息；电子病历有警示系统，当出现不正常的化验报告时或药物配伍有禁忌时，计算机可以发出警告；电子病历系统还应当有电子资料库的支持，链接到一些电子图书、杂志资料库。当需要了解某种病的最新诊断、治疗方法时，可以获得参考资料，循证医学的方法可以直接引入病例治疗。实施电子病历在技术上没有困难，它的瓶颈是标准、观念和录入，当然经费也是一个极为重要的因素。

卫生信息管理应在原病案信息管理的基础上加入健康信息管理的内容，让人群一生中的各个阶段健康信息疾病诊疗信息、健康随访信息在社区医疗服务中心及二级、三级医疗机构中共享。互联网技术将能够做到信息共享，是对国家整体政策制定，大健康管理预防为主，疾病及时诊疗，卫生经济学预测，

基本医疗保险费用管理，老年性疾病、慢性疾病、肿瘤疾病及传染性疾病防治工作精细化管理在医疗信息数据上最好的支撑。

四、电子病历

随着信息技术的不断提升，病历的电子化在医院已广泛实行，不仅包括纸张病历的所有信息，还包括动态的图像、诊疗过程数据，是整个医院以患者诊疗为中心的计算机信息化。

这一技术的应用，给医生、护士、患者、院内管理等各个角色带来了便捷，电子技术应用在病案信息管理业务中，还包括患者的姓名索引、电子病历归档目录、电子病历完整归档、电子病历的借阅、电子病历的备份数量、电子病历的异地保存、电子病历共享的分级授权管理、电子病历归档后的授权修正管理，电子病历适宜、合理的结构化、半结构化模板设计及产生数据后的计算机数据处理。从法律层面固定电子病历的保存年限。

手工书写、计算机打印、电子病历共存的客观事实，还会并存多年，将会从全部纸质走向少纸、再达到无纸。在解决了医、护、技采用电子病历技术完成全部病案时，还应推进患方的电子化技术的应用，如患方在各种、各类知情同意书中的签名技术、指纹技术等，这是组成电子病历的重要技术之一。需要政府制定法律的部门、国家卫生行政管理部门、医疗机构、IT业的传承共同努力实现。

五、专业人才需求

我国目前病案信息管理绝大部分医院仅做的是基本管理，以手工为主，我们需要的是病案信息的信息化管理，改变大部分以手工为主的管理方式，提高信息化管理层级。在需要计算机技术、网络技术、数据库技术支撑的同时，更需要的是掌握疾病分类知识，掌握医学基础知识、临床医学知识、流行病学知识、卫生信息学知识和计算机技术的专业人才。

目前的病案管理专业人才通过近30年的中等专业教育，近20年的大学专科教育，近10年的大学本科教育而来。本科的卫生信息管理教育还有改进的空间，远远不能满足我国的实际需求。个别大学有研究生学历教育，在国外学成归来的高学历人才还只占少数，与发达国家有明显差距。在从业人员的综合素质上，学历教育、在职教育、继续教育都在改变和提升中。因历史原因和客观现实，部分从业人员不能满足病案信息、卫生信息事业的快速发展和医院精细化管理的要求。医院对病案信息管理专业人才的需求强烈。医疗机构或中国的病案信息管理学术、学科的建设及可持续发展，急需一流的专业人才组成的团队，去管好病案、用好病案、深度挖掘病案，让病案信息及数据为医院中精细化管理、我国的医疗体制改革发挥出应有的作用。

（王振坤）

第八节　病案管理学术组织

一、中国医院协会病案管理专业委员会

我国第一次全国性的病案统计会议是1981年在南京召开的。从此，病案的学术活动逐渐活跃，各地学术组织纷纷建立。北京率先于1982年在中华医学会北京分会医院管理学会建立了病案管理学组。

1988 年，全国病案学会组织建立。1992 年，我国病案学会以中华病案学会（Chinese Medical Record Association）的名义加入国际病案学会（International Federation of Health Records Organization，IFHRO）。2005 年中华病案学会更名为中国医院协会病案管理专业委员会。为了有利于学术活动的开展，委员会成立了病案质量监控学组、疾病分类学组、病案管理教育学组、电子病历学组、《中国病案》杂志和"中国病案网站"。据统计，目前我国省级学会有北京、天津、上海、河北、山西、黑龙江、辽宁、江苏、江西、福建、山东、湖南、广东、广西、四川、云南、陕西和新疆维吾尔自治区。除省级学会外，一些市还建立了市级的病案学会，如江苏的无锡市。

自第一次全国病案统计学术会议后，第二次全国性会议到 1988 年才召开。1993 年以后，每年都召开全国学术会议。2021 年因疫情原因未召开学术会议。

专委会下设六个专业组：电子病案专业组；国际疾病分类专业组；病案教育专业组；病案质控专业组；病案随访专业组；病案数据规范专业组。

二、国际病案学会（IFHRO）

国际上，第一个病案学术组织成立于 1928 年，即北美病案管理学会。由于地域因素，这个以美国人为主的组织中还有一些加拿大人参与。直到 1942 年，加拿大病案学会才从中独立出来。英国病案学会由于第二次世界大战的影响，在战后 1948 年才成立全国性学术组织。1949 年澳大利亚的两个州组成了学会，1952 年成立了全国性学会。第一届国际性病案学会是 1952 年在英国召开的，当时有 9 个国家参加。国际病案学术会议每四年举行一次，但直到 1968 年才正式成立国际病案学会（International Federation of Health Record Organizations，IFHRO）。除了世界性的会议外，一些地区性的学术会议也在组织。如欧洲病案学术会议每两年召开一次。在 2004 年召开的国际病案学术会议决定设为每三年召开一次会议。2010 年瑞典、西班牙被接纳为新的会员国，目前会员国已达 20 个。

（王振坤）

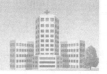

第八章 社区病案信息管理

第一节 社区与社区卫生服务

一、概述

（一）社区

社区是一个社会学概念，随着社会的发展，社区的定义也在不断变化中。20 世纪 30 年代初，我国著名社会学家费孝通定义社区为若干社会群体或社会组织聚集在某一地域里形成一个生活上相互关联的大集体。近些年，随着对社区更加深入地研究，社会学家从文化、心理学等方面对社区进行了不同定义，但基本包含一定数量的人口、一定范围的地域、一定规模的设施、一定特征的文化、一定类型的组织等要素。1974 年，WHO 提出了适用于社区卫生作用的社区定义，即社区是指一个固定的地理区域范围内的社会团体，其成员有着共同的兴趣，彼此认识且互相来往，行使社会功能，创造社会规范，形成特有的价值体系和社会福利事业；每个成员均经由家庭、近邻、社区而融入更大的社区。WHO 认为一个有代表性的社区，其人口数在 10 万 ~30 万，其面积在 5 000 ~50 000 平方千米。20 世纪 90 年代，原卫生部提出的社区分为三个类型：以街道为基本单位的城市社区、以乡镇为基本单位的农村社区和以小城镇为基本单位的城镇社区。在我国还将社区分为生活社区和功能社区，前者以居民居住的区域划分，后者按社会团体，如工矿、军队、企事业单位等所在划分。

（二）社区卫生服务

社区卫生服务起源于 20 世纪 50 年代的英国，属于公共卫生体系的网底和医疗服务体系的基础，随后美国、新加坡、芬兰和澳大利亚等国相继开展社区卫生服务及研究。自 1997 年中共中央、国务院在《关于卫生改革与发展的决定》中首次正式提出发展社区卫生服务起，我国开展社区卫生服务已有二十余年的时间。

社区卫生服务（community health service，CHS）是指在政府领导、社区参与、上级卫生机构指导下，以基层卫生机构为主体，全科医师为骨干，合理使用社区资源和适宜技术，以人的健康为中心、家庭为单位、老年人、慢性病患者、残疾人等为重点，以解决社区主要卫生问题、满足基本卫生服务需求为目的，融预防、医疗、保健、康复、健康教育、计划生育技术服务等为一体的，有效、经济、方便、综合、连续的基层卫生服务。社区卫生服务的主体为社区卫生服务中心，服务对象为辖区内的常住居民、暂住居民及其他有关人员。社区卫生服务中心一般以街道办事处所辖范围设置，服务人口约 3 万 ~

5 万人。对社区卫生服务中心难以方便覆盖的区域，以社区卫生服务站作为补充。农村社区卫生服务工作一般由乡镇卫生院和村卫生室承担。

二、社区卫生服务

为推进城市社区卫生服务工作，2000 年 12 月，《城市社区卫生服务机构设置原则》《城市社区卫生服务中心设置指导标准》《城市社区卫生服务站设置指导标准》三个文件发布。为了进一步规范国家基本公共卫生服务管理项目，《关于发展城市社区卫生服务的指导意见》，《国家基本公共卫生服务规范（2009 版）》至《国家基本公共卫生服务规范（2017 版）》相继发布。"十二五""十三五"和"十四五"规划中均提出加强基层卫生服务发展。加强基层医疗卫生队伍建设，加快建设分级诊疗体系，积极发展医疗联合体是"十四五"时期深化医药卫生体制改革的一项重要任务。以上文件为我国社区卫生服务的可持续发展打下坚实的政策基础。

（一）社区卫生服务的工作内容

社区卫生服务方便常见病、慢性病患者就近就医，方便孕产妇、婴幼儿、老年人及严重精神障碍患者的健康管理，为辖区内居民进行健康宣教，起到预防保健的作用，以减轻患者的医疗费用负担。社区卫生服务区别于医院卫生服务的特征为以人群健康为中心、家庭为单位、社区为范围、需求为导向，以妇女、儿童、老年人、慢性病患者、残疾人、贫困居民等为重点，以解决社区主要卫生问题、满足基本卫生服务需求为目的。

我国的社区卫生服务，构建以社区卫生服务为基础，社区卫生服务机构与医院和预防保健机构分工合理、协作有序的新型城市医疗卫生服务体系，常见病、多发病以及已确诊的慢性病在社区，专科性治疗的患者在二级医院，疑难危重的患者在三级医院，最大限度地优化分级诊疗的医疗格局，最大化地发挥医疗卫生资源的作用。

2016 年《关于推进家庭医生签约服务的指导意见》建议，按照居民自愿原则，以个人或家庭为单位与家庭医生的团队签订服务协议。家庭医生团队会为签约个人或家庭提供基本的医疗、公共卫生和约定的健康管理服务。家庭医生签约后：①可以享受预约就诊，先就诊后付费等优惠政策。②在有条件的社区卫生机构，可以在等候就诊期间享受血压、中医体质测评等健康自测服务。③根据居民健康状况，可以提供预约二、三级医院专家号。④对于确诊的慢性病患者，病情稳定、治疗方案明确的高血压、糖尿病、冠心病和脑血管病患者提供 2 个月的长处方服务。

社区卫生服务分为公共卫生服务和基本医疗服务两部分。总的来说，社区卫生服务的职责主要包括：

（1）开展社区卫生状况调查，协助社区管理部门实施健康促进。

（2）开展免疫接种、传染病的预防与控制工作。

（3）开展一般常见病、多发病的诊疗以及诊断明确的慢性病的规范化管理工作。

（4）提供院外急救服务。

（5）提供家庭出诊、家庭护理、家庭病床等家庭卫生保健服务。

（6）提供双向转诊服务。

（7）提供妇女、儿童、老年人、慢性病患者、残疾人等重点人群的保健服务。

（8）提供康复服务。

（9）开展健康教育与心理卫生咨询工作。

（10）提供生育咨询、宣传服务。

（11）提供个人与家庭的连续性健康管理服务。

（12）根据社区卫生服务功能和社区居民需求，提供其他适宜的基层卫生服务。

（二）社区卫生服务的相关制度

社区卫生服务的管理制度在相关法律、法规、管理条例的基础上制定，并由上级主管部门管理。如北京市的社区卫生服务管理由北京市卫生健康委员会管理，并制定出相应的工作管理条例和工作程序，编制出《北京市社区卫生服务管理实用手册》，以指导北京地区的社区卫生服务工作。

社区卫生服务中心常用的管理制度包括：

（1）各类人员职业道德规范与行为准则。

（2）各类人员岗位责任制。

（3）各类人员培训、管理、考核与奖惩制度。

（4）社区预防、保健、健康教育、计划生育和医疗、康复等各项技术服务工作规范。

（5）家庭卫生保健服务技术操作常规。

（6）服务差错及事故防范制度。

（7）会诊及双向转诊制度。

（8）医疗废弃物管理制度。

（9）财务、药品、设备管理制度。

（10）档案、信息资料管理制度。

（11）社区卫生服务质量管理与考核评价制度。

（12）社会民主监督制度。

（13）其他有关制度。

三、工作程序

1. 就诊流程　见图 8-1。

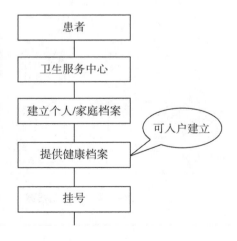

图 8-1　就诊流程

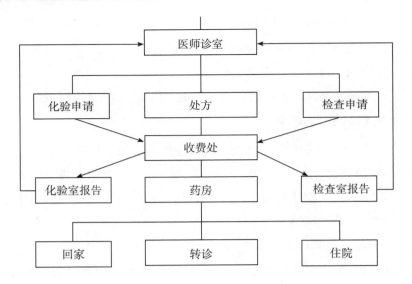

图 8 - 1 就诊流程（续）

2. 转诊流程 见图 8 - 2、图 8 - 3。

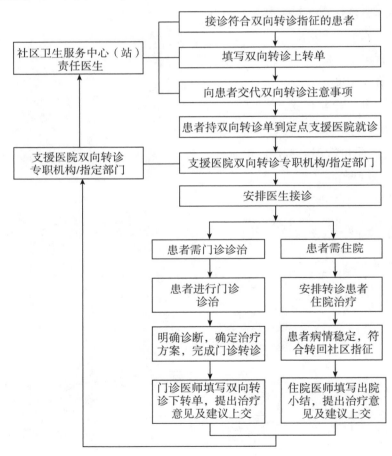

图 8 - 2 转诊流程图

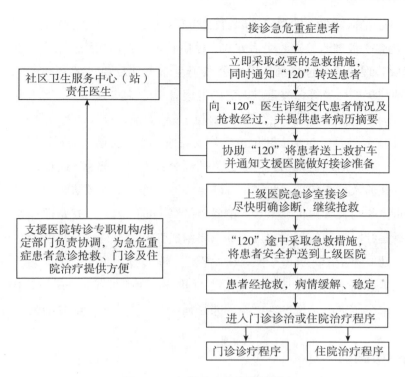

图 8 - 3 危急重症患者转诊图

（赵红彦）

第二节 社区健康档案

2009 年原卫生部开始在全国推行建立居民健康档案，并颁布了我国《健康档案基本架构与数据标准（试行）》和《基于健康档案的区域卫生信息平台建设指南（试行）》，实施以电子健康档案共享为导向的基层卫生服务机构信息系统。社区卫生健康档案是卫生档案的一种，是在社区卫生服务机构中普遍应用的、反映居民生命周期各阶段健康状况和相关信息的、具有保存价值的各种形式和载体的原始记录。社区卫生健康档案是记录有关居民个人、家庭等健康信息的系统化文件，是社区卫生服务工作中收集、记录社区居民健康信息的重要工具；是社区顺利开展各项卫生保健工作，满足社区居民"六位一体"的卫生服务需求及提供经济、有效、综合、连续的基层卫生服务的重要保证。

一、社区健康档案的分类

社区健康档案分为个人健康档案、家庭健康档案和社区健康档案。

（一）个人健康档案

个人健康档案是以居民个人健康为核心，贯穿整个生命周期，涵盖各种健康相关因素，进行多渠道动态收集信息，及时更新、保持信息连续性的信息记录。个人健康档案的服务对象包括辖区内为区内常住居民（指居住半年以上的户籍及非户籍居民），以 0~6 岁儿童、孕产妇、老年人、慢性病患者、严重精神障碍患者和肺结核患者等人群为重点。个人健康档案是记录有关健康状况的文件资料，主要包括个人基本资料、健康体检、重点人群健康管理记录、预防接种和其他医疗卫生服务记录等。

1. 个人基本资料　包括姓名、性别等基础信息和既往史、家族史等基本健康信息。

2. 健康体检　包括一般健康检查、生活方式、健康状况及其疾病用药情况、健康评价等。

3. 重点人群健康管理记录　包括国家基本公共卫生服务项目要求的 0~6 岁儿童、孕产妇、老年人、慢性病和重性精神疾病患者等各类重点人群的健康管理记录。

4. 预防接种记录　辖区内 0~6 岁儿童和其他重点人群的预防接种档案。

5. 其他医疗卫生服务记录　包括上述记录之外的其他接诊、转诊、会诊记录、随访表等。

根据导向不同，又可将居民健康档案内容分为两部分：①以问题为导向记录，如个人基本信息、健康问题、病程记录、化验及检查的项目及结果、转会诊记录等。②以预防为导向记录，如周期性健康检查、预防接种、儿童生长与发育评价、重点人群健康教育、危险因素筛查及评价等。

个人健康档案既是社区卫生信息管理工作的重要组成部分，又是进行社区卫生服务和科学研究等工作的主要依据。因而建立健全个人健康档案，科学管理、有效使用个人健康档案，是社区卫生信息管理人员应该掌握的一项重要基本功。各地区基层卫生行政部门可制定统一的个人健康档案，在档案的格式、内容上做统一的规范和标准，使个人健康档案完整、全面，更利于信息的收集、录入、共享，以实现网络化管理。

（二）家庭健康档案

家庭健康档案是保存于社区卫生服务中心（站），以家庭为单位的居民健康记录。它是记录居民个体情况及家族之间相关的疾病动态、健康、基本状况和预防保健情况等的文件材料。家庭健康档案有利于掌握家族健康状况和遗传因素等，更好地服务于社区个体或群体的健康管理。家庭健康档案主要包括家庭基本资料、家系图、家庭评估资料、家庭主要问题目录、问题描述、家庭各成员的个人健康记录及家庭主要医疗和保健问题、家庭健康计划等。

1. 家庭基本资料　主要包括户主姓名、家庭住址、联系电话、居住面积、饮用水来源、采光情况、家庭经济状况和各个家庭成员的基本资料等。

2. 家系图　主要包括家庭人数、家庭结构、家庭生活周期、家庭关系、居住情况、健康情况、遗传病的发生情况等资料。

3. 家庭评估资料　家庭评估资料包括家庭的内部结构和外部结构、家庭生活周期、家庭功能、家庭内外资源、家庭压力和家庭危机等。

4. 家庭主要问题目录和问题描述　记录家庭生活周期各阶段中影响生活的重大事件和对家庭功能的评价结果。

5. 家庭各成员的个人健康记录　包括每位家庭成员的个人健康记录。

6. 家庭健康计划　通过总结汇总家庭健康档案中的信息，发现家庭中主要存在的健康问题，制定相应的干预计划，并评估干预效果。

（三）社区健康档案

社区健康档案是记录社区自身特征和居民健康状况的资料库。以社区为单位，通过入户居民卫生调查、现场调查和现有资料搜集等方法，收集和记录反映主要健康特征、环境特征以及资料及其利用状况的信息，并在系统分析的基础上评价居民健康需求，最终达到以社区为导向，进行整体性、协调性医疗保健服务的目的。

社区健康档案主要包括以下内容。

1. 社区基本资料 社区位置及环境情况、社区经济情况、卫生服务设施和管理情况、卫生服务利用情况、社区组织情况和社区动员潜力等。

2. 社区人口学资料 社区居民人数、户数、年龄性别构成、居民教育和经济水平、婚姻情况、生活方式等。

3. 社区居民健康状况 社区疾病谱、社区重点疾病情况、社区死因谱、社区居民主要健康问题、重点人群健康情况、心理健康情况、与健康相关的其他因素等。

4. 总结 社区的主要问题、采取的干预措施和干预效果评价等。

二、建立健康档案的目的和意义

（一）建立健康档案的目的

建立社区健康档案，其目的是体现并突出社区卫生服务的特点，完成社区卫生服务任务，更好地服务于社区人群的健康。具体来说，包括以下几个方面。

1. 加强社区卫生服务的全面性 即社区卫生服务既要进行治疗，又要进行预防；既要重视技术服务，又要重视社会服务；既要重视生理服务，又要重视心理服务；社区个人健康档案从生理到心理，从健康到患病等均能做到全面、科学记录，从而为社区卫生服务的具体实施提供了必要条件。

2. 加强社区卫生服务的主动性 即社区卫生服务对于社区卫生需求的主动适应性。符合现代医学的重点从以疾病为中心转向以健康为中心的新观念。保障社区居民健康。而社区健康档案为这种主动过程提供了第一手资料。

3. 加强社区卫生服务的连续性 即社区卫生服务对社区个人实行终身、连续的卫生服务，包括个体的健康阶段和患病阶段。社区健康档案所提供的个人的动态资料，能使社区卫生服务渗透到社区个人生命三阶段（生命的准备、生命的保护、晚年的生活质量）的全过程，渗透到家庭生活周期各个阶段。

4. 加强社区卫生服务的有效性 即社区卫生服务对于社区个人卫生需求的高度满足性，包括对于疾病治疗的及时性和有效性，对于疾病预防的计划性和科学性。个体健康档案所记录的信息可对个体无病预防、有病早治，最大限度保障个体健康。

（二）建立健康档案的意义

随着我国社区卫生服务工作的不断深入，全科医生不仅要常规收集和记录居民的健康信息，还将利用这些信息为个体患者的预防保健工作服务，尤其是利用社区患者群体的健康信息，分析社区居民保健需求、制订社区卫生服务计划。全科医生需全面了解社区居民健康状况，掌握有关资料，因此建立系统、完整的居民健康档案，就显得非常必要并具有重要的意义。

建立健康档案的意义主要在于：

（1）通过掌握居民的健康信息，更好地实行以患者为中心的服务模式。

（2）可以作为政府和医疗管理机构收集基层医疗信息的重要渠道。

（3）是全科医学教学与科研的重要资源。

（4）良好记录的健康档案资料可以作为评价全科医生服务质量和医疗技术水平的工具。

（5）是重要的医疗法律文书。

（6）为流行病学提供有利资料。

（7）为各类人群提供针对性、有效性、连续性的医疗及防护服务。

三、建立健康档案的方法

（一）建立健康档案的方式

建立健康档案要以自愿和政策导向为原则，建立健康档案的主体为社区卫生服务人员，信息采集方式包括患者就诊、入户服务、疾病筛查和健康体检等。

总的来说，健康档案的建档方式有以下四种。

（1）辖区居民到乡镇卫生院、村卫生室、社区卫生服务中心（站）接受服务时，由医务人员负责为其建立居民健康档案，并根据其主要健康问题和服务提供情况填写相应记录，同时为服务对象填写并发放居民健康档案信息卡。建立电子健康档案的地区，逐步为服务对象制作发放居民健康卡，替代居民健康档案信息卡，作为电子健康档案进行身份识别和调阅更新的凭证。

（2）通过入户服务（调查）、疾病筛查、健康体检等多种方式，由乡镇卫生院、村卫生室、社区卫生服务中心（站）组织医务人员为居民建立健康档案，并根据其主要健康问题和服务提供情况填写相应记录。

（3）已建立居民电子健康档案信息系统的地区应由乡镇卫生院、村卫生室、社区卫生服务中心（站）通过上述方式为个人建立居民电子健康档案。并按照标准规范上传区域人口健康卫生信息平台，实现电子健康档案数据的规范上报。

（4）将医疗卫生服务过程中填写的健康档案相关记录表单，装入居民健康档案袋统一存放。居民电子健康档案的数据存放在电子健康档案数据中心。

（二）书写健康档案的方法

SOAP 是门诊病例记录的标准模式，包括 S（subjective）：即主观性资料，如患者的主诉、病史、药物过敏史等；O（objective）：即客观性资料，如患者的生命体征、临床各种生化检验值、影像学检查结果等；A（assessment）：即临床诊断以及对药物治疗过程的分析与评价；P（plan）：即治疗方案。SOAP病历是美国临床药师协会推荐的药历书写格式，事实上这也是美国绝大多数药师采用的一种格式。SOAP 准则在 ICPC 国际社区医疗分类法中，用来组织结构化社区医疗病历，同样也适用于我国居民健康档案的书写。

基层所接诊的患者通常不具有明显的症状与体征，对于这类问题，社区医生难以在很短时间内明确诊断，如果沿用传统的病历书写形式则难以收集这些资料。SOAP 病历采用问题为导向的记录方法（problem oriented medical record，POMR），能较为全面地反映患者的生理、心理、行为和社会各方面的情况，反映未分化疾病和慢性病的进展情况。SOAP 是个人健康档案的核心部分，为全科医生进行全方位、全过程，综合的、连续的、协调的服务提供记录空间和备查依据。

四、健康档案表格

1. 表格设计的要点　社区的健康档案表格设计要注意以下几个方面。

（1）纸质：一般采用 70 g 胶版纸。

（2）大小：标准 A4，即 297 mm×210 mm。

（3）上界 4 cm，左界 2 cm，下界 1 cm，右界 0.5 cm。

（4）上界内容：社区名称，档案号。

（5）下界内容：可注明表格号。

2. 社区居民健康档案（封面及首页） 见表 8 - 1、表 8 - 2。

表 8 - 1 社区居民健康档案首页

编号 □□□□□□ - □□□ - □□□ - □□□□□

居民健康档案

姓名：

现住址：

户籍地址：

联系电话：

乡镇（街道）名称：

村（居）委会名称：

建档单位：

建档人：

责任医生：

建档日期：＿＿＿＿年＿＿月＿＿日

表 8 - 2　个人基本信息表

姓名：　　　　　　　　　　　　　　　　　　　　　　　　　　　　　　　　编号：□□□ - □□□□□

性别		1 男　2 女　9 未说明的性别　0 未知的性别　　　　　□	出生日期	□□□□ □□ □□
身份证号			工作单位	
本人电话		联系人姓名	联系人电话	
常住类型		1 户籍　2 非户籍　　　　　　□	民族	01 汉族　99 少数民族_____　□
血型		1 A 型　2 B 型　3 O 型　4 AB 型　5 不详/RH：1 阴性　2 阳性　3 不详　　　　　　　　　　　　　□/□		
文化程度		1 研究生　2 大学本科　3 大学专科和专科学校　4 中等专业学校　5 技工学校　6 高中　7 初中　8 小学　9 文盲或半文盲　10 不详　　　　　　　　　　　　　　　　　　　　　　　　　　　　　　　　　　　　　　　□		
职业		0 国家机关、党群组织、企业、事业单位负责人　1 专业技术人员　2 办事人员和有关人员　3 商业、服务业人员　4 农、林、牧、渔、水利业生产人员　5 生产、运输设备操作人员及有关人员　6 军人　7 不便分类的其他从业人员　8 无职业　　□		
婚姻状况		1 未婚　2 已婚　3 丧偶　4 离婚　5 未说明的婚姻状况　　　　　　　　　　　　　　　　　　　□		
医疗费用支付方式		1 城镇职工基本医疗保险　2 城镇居民基本医疗保险　3 新型农村合作医疗　4 贫困救助　5 商业医疗保险　6 全公费　7 全自费　8 其他		□/□/□
药物过敏史		1 无　2 青霉素　3 磺胺　4 链霉素　5 其他　　　　　　　　　　　　　　　　　　　□/□/□/□		
暴露史		1 无　2 化学品　3 毒物　4 射线　　　　　　　　　　　　　　　　　　　　　　□/□/□		
既往史	疾病	1 无　2 高血压　3 糖尿病　4 冠心病　5 慢性阻塞性肺疾病　6 恶性肿瘤_____　7 脑卒中　8 严重精神障碍　9 结核病　10 肝炎　11 其他法定传染病　12 职业病_____　13 其他 □　确诊时间　　年　月/ □确诊时间　　年　月 □　确诊时间　　年　月/ □确诊时间　　年　月		
	手术	1 无　2 有：名称①　　时间　　/名称②　　时间　　　　　　　　　　　　　　□		
	外伤	1 无　2 有：名称①　　时间　　/名称②　　时间　　　　　　　　　　　　　　□		
	输血	1 无　2 有：原因①　　时间　　/原因②　　时间　　　　　　　　　　　　　　□		
家族史		父亲　　　　□/□/□/□/□/	母亲	□/□/□/□/□/
		兄弟姐妹　　□/□/□/□/□/	子女	□/□/□/□/□/
		1 无　2 高血压　3 糖尿病　4 冠心病　5 慢性阻塞性肺疾病　6 恶性肿瘤　7 脑卒中　8 严重精神障碍　9 结核病　10 肝炎　11 先天畸形　12 其他　　　　　　　　　　　　　　　　　　　　　　　　　　　　□		
遗传病史		1 无　2 有：疾病名称_____　　　　　　　　　　　　　　　　　　　　　　　□		
残疾情况		1 无残疾　2 视力残疾　3 听力残疾　4 言语残疾　5 肢体残疾　6 智力残疾　7 精神残疾　8 其他残疾　　　　　　　　　　　　　　　　　　　　　　　□/□/□/□/□/□		
生活环境	厨房排风设施	1 无　2 油烟机　3 换气扇　4 烟囱　　　　　　　　　　　　　　　　　□		
	燃料类型	1 液化气　2 煤　3 天然气　4 沼气　5 柴火　6 其他　　　　　　　　　□		
	饮水	1 自来水　2 经净化过滤的水　3 井水　4 河湖水　5 塘水　6 其他　　　□		
	厕所	1 卫生厕所　2 一格或二格粪池式　3 马桶　4 露天粪坑　5 简易棚厕　　□		
	禽畜栏	1 无　2 单设　3 室内　4 室外　　　　　　　　　　　　　　　　　　　□		

五、档案管理流程

确定建档对象流程见图 8 - 4，居民档案管理流程见图 8 - 5。

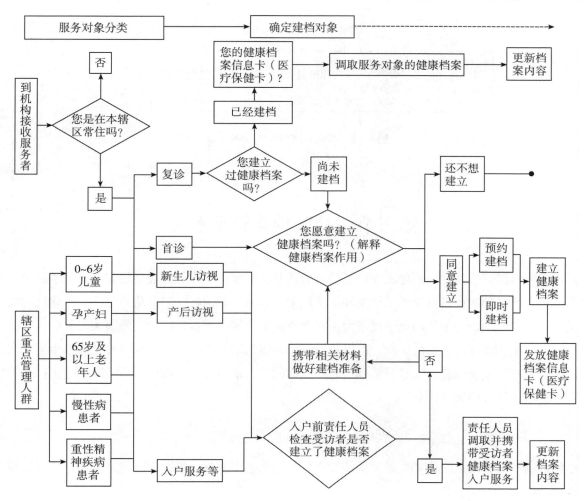

图 8 - 4　确定建档对象流程图

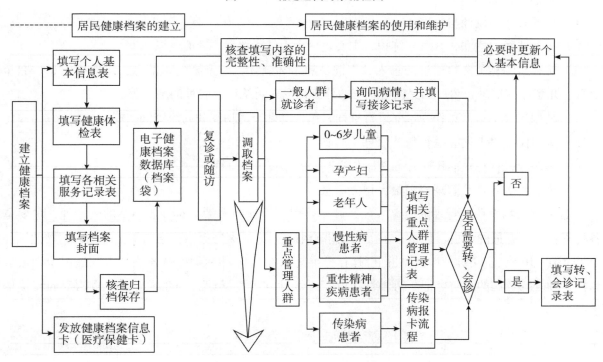

图 8 - 5　居民档案管理流程图

> • 到机构就诊者或随访者
>   出示居民健康档案信息卡（医疗保健卡），调取就诊者健康档案
> • 入户服务或随访重点管理人群
>   由责任医务人员调取管理对象健康档案

图 8-5　居民档案管理流程图（续）

（赵红彦）

第三节　社区档案管理系统

社区健康档案管理是社区卫生服务体系的重要环节，是基础医疗服务发展的要求，是基层卫生服务的基本构成。社区健康档案分为纸质档案和电子档案。目前，我国社区卫生信息化仍处于建设阶段，社区居民健康档案管理仍处于使用电子档案为主和纸质档案为辅，进行社区居民健康相关问题信息记录的采集、录入存储、处理和传输的阶段。但以建立居民健康档案为重点，构建乡村和社区卫生信息网络平台是国家新医改的重要内容，也是目前基层医疗机构的工作重点之一，所以本节的社区健康档案管理系统着重介绍电子健康档案管理。

一、社区健康档案管理系统的内容

社区健康档案管理系统需要实现健康档案管理，公共卫生服务、档案信息检索、用户信息管理和统计分析等功能。

1. 卫生信息服务的内容

（1）相关表格的设计与管理。

（2）相关档案的建立、修改与维护，主要包括个人健康档案、家庭健康档案。

（3）所采集的相关资料信息的录入、查询、加工和统计，如家庭病床信息、慢性病信息、老年健康信息、儿童保健信息、孕产妇保健信息等的计算机录入与统计，病种的统计等。

（4）利用居民基本信息作为索引进行查询，包括基础查询功能和高级查询功能。

（5）为居民提供上述有关资料及信息。

（6）为医疗机构提供居民医疗与健康信息。

（7）为有关医疗行政管理部门报告相关信息。

2. 社区健康档案信息管理的内容　社区健康档案的管理内容除了对纸质档案的管理外，主要是针对各种资料建立有关的索引，包括：①个人健康档案索引。②家庭健康档案索引。③健康问题的国际疾病分类 ICD-10 索引。④医疗操作的国际操作分类临床版 ICD-9-CM-3 索引。⑤社区健康档案首页计算机管理。⑥疾病的预防登记。⑦慢性病登记。⑧计划生育登记。⑨社区与医疗机构双向转诊信息管理。

二、社区健康档案管理系统的使用流程

1. 登记　在建立个人及家庭电子/纸质健康档案的同时，发给居民一张全科医疗卡或社区卫生服务

卡，标明家庭健康档案和个人健康档案的编号。通常是一个家庭一个健康档案袋，上面标有家庭健康档案编号，家庭档案编号一般以住址或姓氏进行编排，内装家庭健康档案和家庭所有成员的个人健康档案另有专门的登记本对健康档案的编号等项目进行登记，便于查阅。

2. 整理　整理是对电子/纸质健康档案进行科学分类，将其组成保管单位，进行有秩序排列。一般以家庭住址楼门号进行登记管理或以户主姓氏拼音顺序排位登记管理。

3. 归档　归档的健康资料必须齐全、完整，并已经过系统整理，组成纸质健康档案随时归档，电子健康档案及时录入和保存。负责健康档案管理的社区卫生信息管理人员，应严格遵守归档制度，并监督、督促有关人员按照归档制度的有关规定，对各种原始健康资料进行收集、整理、录入和归档。

4. 更新　社区健康档案一般需要随时添补或更新，记录整理分析的结果。

5. 输入　计算机实现信息化管理的社区卫生服务中心（站）应如实完整转录纸质健康档案信息到社区居民健康档案数据库。

6. 应用　医护人员应在严格遵从个人健康档案相关法规的情况下调出和使用健康档案，不得泄密和篡改。

三、建立社区健康档案管理系统的意义

建立健康档案管理系统能使社区健康档案信息管理工作者能快速、准确、有效地收集、整理、加工、储存、统计、分析有关资料、数据，并定期将卫生信息报送政府各有关部门和及时向各级医疗卫生保健组织反馈。它将支持居民就医、疾病的双向转诊、健康记录的快速查询。

社区卫生服务计算机网络是建立在社区卫生服务中心（站）内部的信息流程基础上，即从患者的建档→医师的记录→医师处方→药房；社区医护人员与患者或患者家属保持联系，并与外部医疗机构实现信息共享。通过计算机网络，向医院传递医疗、健康信息，同时也接收医院方的数据，如疾病诊断、手术名称、出院记录、手术记录、出院医嘱、检查化验报告等信息。社区卫生服务计算机网络将可以加强对疾病的监测、控制和对危险因素的分析。

四、健康档案与医疗机构病案的关系

健康档案不同于医疗机构病案。居民健康档案不仅记录居民的病史、病程、诊疗情况，也包括居民平时生活中的点滴健康信息，是以居民健康为中心的信息集成。健康档案主要包括个人基本资料、健康问题资料、周期性健康检查记录、小儿预防接种、会诊和转诊记录等。医疗机构的个人病例主要包括引起本次就诊的最主要症状，以及患者目前的一般情况，诊断及治疗。居民健康档案指居民身心健康（正常的健康状况、亚健康的疾病预防健康保护促进、非健康的疾病治疗等）过程的规范、科学记录。是以居民个人健康为核心、贯穿整个生命过程、涵盖各种健康相关因素、实现信息多渠道动态收集、满足居民自身需要和健康管理的信息资源。病案是医疗工作的全面记录，客观地反映患者就诊过程中疾病病情、检查、诊断、治疗及其转归的全过程，是医务人员在医疗活动过程中形成的所有文字、数据、图表、影像等资料的有机整合。

健康档案与医疗机构病案之间又有紧密联系。病案是健康档案的主要信息来源和重要组成部分，但健康档案对病案的信息需求又不包括整份病案，具有高度的目的性和抽象性。相较于医疗机构病案，居民健康档案涉及的内容更广泛，包括生理和心理健康信息，以及预防接种、健康体检等资料；时间跨度更大，贯穿居民的整个生命过程，而不只是某次就诊过程；不仅针对患者，也针对健康人群；信息收集

方式更加多元；目的不仅在于治疗，也在于预防和健康管理。

通过居民健康档案，能够为上级医疗机构提供患者过往阶段的健康信息，帮助医生快速全面了解患者病情和减少不必要的检查。而居民在医疗机构就诊形成的病案，同样是居民健康档案的重要组成部分。居民健康档案和医疗机构病案的紧密关系，也迫切需要两者能够在广域网环境下实现信息传递和资源共享，为授权者提供所需要的基本信息，上级医疗机构医生可以提取患者健康档案，患者就诊信息也可以及时回传到所属的社区卫生服务中心，上下级医院的信息交流更可以提高社区卫生服务中心医疗水平。

（林朝根）

第四节　社区卫生服务信息系统

社区卫生服务是以社区卫生服务信息系统为基础，满足居民健康档案管理、基础医疗需求、经济管理、监督管理和公共卫生信息服务管理等基本需求。社区卫生服务信息系统是实现建立居民"电子健康记录"的起点，是全面实现社区卫生服务信息服务的依托。因此，建立健全社区卫生信息系统不仅有助于完善和规范社区卫生服务的功能、提高社区卫生服务质量、推动社区卫生服务体系的深入发展，而且有助于促进卫生信息系统的整体进展、加快卫生信息化建设步伐。

一、社区卫生服务信息系统的建立

（一）社区卫生服务信息系统的结构

社区卫生服务信息系统是指服务于社区医疗、健康教育、疾病管理等功能的信息收集与服务系统，使用对象为城乡各级社区卫生服务中心（站）、诊所、村卫生室等。社区卫生服务信息系统应该包括以下基本的功能模块：居民健康档案信息系统、基于社区医生工作站的全科医学诊疗系统、基于通用条形码技术的医卡通系统、双向转诊平台系统、药品管理系统、社区护士工作站、社区医院收费管理系统、短信平台系统、区域健康服务业务交流平台系统等。同时为了更好地实现区域公共卫生数据资源共享，在普遍实施社区卫生服务信息系统的基础上，主管部门（卫生行政部门、中心医院等）还应该建设中心数据库管理系统和基于 B/S 的社区居民健康服务系统等。

（二）建立社区卫生服务信息系统的要求

1. 软件和硬件要求　硬件条件包括拥有高性能计算机处理系统和大容量信息存储的装置，联网社区卫生服务机构各个部门的客户服务端，以及布置网络环境的网络连接设备等。软件条件主要为面向多用户使用的多功能计算机软件，能够快速、便捷地共享资源，以达到更好收集、存储和使用信息。

2. 科学高效的服务流程　社区卫生服务信息系统在实现基本功能的基础上，需要进一步优化社区卫生服务的流程，所以必须以系统的观点进行社区卫生服务流程分析，在区域卫生服务信息交换平台的整体框架下，基于对现有卫生服务机构流程的描述，改善、重构现有流程，从而提高卫生服务的效率。

3. 统一的信息化标准　信息标准是信息集成的基础条件之一，是整个卫生信息化体系中的底层部分，是社区卫生服务信息交换平台的构建与其他卫生信息系统的集成，以及最终区域卫生信息化集成体系构建的基础条件。

4. 安全的信息环境　一个安全的物理环境和网络环境，是社区卫生信息系统安全的重要保障。包括实体安全，如场地安全、环境安全等；存储安全，如建立信息系统的灾备体系；平台安全，如安全性杀毒系统、漏洞扫描等；网络安全，如部署专网、防火墙等；信息保密安全，如严格的授权操作等。

二、社区卫生服务信息系统的作用

社区卫生服务信息系统不仅要具备帮助社区卫生服务实现预防、诊疗、保健、康复、健康教育、生育指导六位一体服务的基本功能，而且可以实现诊疗业务数据和健康档案的数据共享。

成熟的社区卫生服务信息系统能够形成以基层社区卫生服务站为基本信息采集点的综合信息管理网络和信息交换系统，实现社区居民、全科医生、社区卫生服务机构、综合性医疗机构和卫生主管部门之间的信息互联互通。社区卫生服务信息系统是区域公共卫生服务信息系统的重要组成部分。如果说区域公共卫生信息系统是个"信息大陆"，则社区卫生服务信息系统就是一个个的"信息岛"，通过开放的体系结构，将众多的社区"信息岛"最终连接成为完整的"信息大陆"。所以社区卫生服务信息系统的建设在区域公共服务信息系统中的地位至关重要。

三、国家基本公共卫生服务项目概述

国家基本公共卫生服务是 2009 年国家推行实施的一项利民政策，是社区卫生信息服务的具体化。国家基本公共卫生服务项目内容从 10 项增加到《国家基本公共卫生服务规范（2017 版）》内容有 12 个项目，分别是：居民健康档案管理、健康教育、预防接种、0~6 岁儿童健康管理、孕产妇健康管理、老年人健康管理、慢性病患者健康管理（高血压、2 型糖尿病）、严重精神障碍患者管理、肺结核患者健康管理、中医药健康管理、传染病及突发公共卫生事件报告和处理、卫生计生监督协管。各项服务由当地乡镇卫生院、村卫生室和社区卫生服务中心（站）等城乡基层医疗卫生机构为居民免费提供以及推广基本公共卫生服务。以下挑选了四个项目进行介绍。

（一）0~6 岁儿童健康管理服务（婴幼儿生长监测）

1. 服务对象 辖区内居住的 0~6 岁儿童。包括户籍在本辖区平时也居住在本辖区；户籍不在本辖区，但居住或计划居住半年及以上。

2. 服务内容 包括新生儿家庭访视、新生儿满月健康管理、婴幼儿健康管理、学龄前儿童健康管理、健康问题处理。

（二）孕产妇健康管理

掌握辖区内已婚育龄妇女生育、节育等基本情况，做好孕产妇服务的信息统计、分析总结和上报工作。

1. 孕产妇健康管理的服务对象 辖区内居住的孕产妇。

2. 孕产妇健康管理的服务内容 包括孕早期健康管理服务、孕中期健康管理服务、孕晚期健康管理服务、产后访视和产后 42 天健康检查。

（三）老年人健康管理

1. 服务对象 辖区内 65 岁及以上常住居民，指居住半年以上的户籍及非户籍居民。

2. 服务内容 每年为老年人及无社会养老保障的老年人提供 1 次健康管理服务，包括生活方式和健康状况评估、体格检查、辅助检查和健康指导。

（四）社区慢性病患者健康管理

社区慢性病患者健康管理包括高血压、糖尿病、冠心病、脑卒中等的管理。随着人口的老龄化及人群危险因素水平的上升，慢性病防治知识的知晓率、治疗率和控制率仍处于较低水平，慢性病正在吞噬越来越多人的健康与生命。目前，社区慢性病规范化管理主要以高血压和糖尿病为主要监测和筛查对象。

1. 高血压患者健康管理

（1）高血压患者健康管理服务对象：辖区内 35 岁及以上常住居民中高血压患者。

（2）高血压患者健康管理服务内容：包括患者筛查、随访评估、分类干预、健康体检、患者转诊等。

2. 2 型糖尿病患者健康管理服务

（1）服务对象：辖区内 35 岁及以上常住居民中 2 型糖尿病患者。

（2）服务内容：包括 2 型糖尿病患者筛查、人群管理（高危人群的管理和 2 型糖尿病患者的随访管理）、非药物干预、健康体检、患者转诊等。

（林朝根）

第九章

电子病历

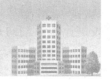

　　20 世纪 80 年代中期，计算机和网络技术的迅速发展，伴随着以美国为代表的政府医疗卫生政策变化，催生了临床信息系统（clinical information system，CIS）。作为临床信息系统核心内容的电子病历（electronic medical record，EMR），其早期尝试可追溯到 20 世纪 70 年代英国与荷兰等国的社区医疗系统，20 世纪 80 年代后期以惊人的速度进入综合性医疗中心，人们对电子病历的认识与研发越来越重视，相关技术不断取得突破性进展。电子病历是在医院信息化发展过程中，特别是在临床信息管理发展过程中逐步提出来的，它是一个不断发展的概念。伴随着医院信息系统的进一步发展，电子病历作为临床信息系统中最难实现、最具挑战性课题，成为近年来发展最快的领域之一。

　　目前，5G 物联网、云计算、区块链、大数据与人工智能等广泛应用在医学领域，通过对电子病历数据的分析获得真实世界的医疗证据，使循证医疗更加精准有效，开发和应用数字化、知识化和智能化的电子病历将推动医学科学发展。同时，随着卫生体制改革不断深入、医疗保险制度和司法制度日臻完善，建立和完善以电子病历系统为核心的医院信息化建设，实施电子病案（历）管理，推广 DRG/DIP 精细化服务和管理体系，是实现现代化医院管理目标的重要措施，已成为现代病案信息管理的必然趋势。

第一节　电子病历的概念及发展概况

　　电子病历是有关患者的健康和医护情况的终身电子信息，它由医护人员记录诊断治疗的全过程，客观、完整、连续地反映患者的病情变化和诊疗经过，将分散的医疗信息汇集到一起，并以相关的方式提供给医护人员，是临床科研、教学和诊断治疗的基础资料。电子病历既有结构化信息，也有非结构化信息，还有图形图像信息，电子病历的优势不仅在于信息载体的电子化，更重要的是它所提供的超越纸质病案的服务功能。除了包含纸质病案的所有信息外，它还将文本、图像和声音结合起来，可以进行声音、照片、图像等有关患者的多媒体信息综合处理；除信息共享更充分、使用更方便外，它还具有多媒体、网络通信、辅助决策支持等完全不同于纸质病案的功能。

一、电子病历的概念与内涵

　　电子病历是指医务人员在医疗活动过程中，使用信息系统生成的文字、符号、图表、图形、数字和影像等数字化信息，并能实现存储、管理、传输和重视的医疗记录，是病历的一种记录形式，包括门

（急）诊病历和住院病历。电子病历系统则是为支持电子病历的一套软件系统，负责具体实现原先由纸质承载的各种病案信息和更多的附加信息转变为计算机能够识别和理解的结构化数据，并可以按照预定的格式和要求进行输入、处理、存储和输出。

电子病历在不同发展阶段有不同的称谓和定义，反映了人们对其认识的发展过程和电子病历的不同发展层次。最初人们将计算机化病案管理系统称为电子病历，它基本实现了患者部分医疗信息的计算机处理，强调的是病案医疗信息处理或管理方式的计算机化；进一步是将患者历次就医的医疗信息集中、汇总成为电子病历，强调患者为单元的信息管理；更进一步是将个人生存过程中全部健康信息包含到电子病历中，形成个人健康记录，强调的是个人健康信息的全方位管理。

电子病历在其发展过程中有着不同的表达方式，除上述 EMR 外还有"computer – based patient record，CPR"和"electronic patient record，EPR"，2002 年"第十届世界医学信息学大会"建议使用 EPR。电子病历具备两种特征：①在信息覆盖范围，时间上可以跨越一个人的一生，内容上包含医疗信息和一般健康记录；②覆盖所有纸质载体病案的所有功能，同时提供纸质载体所不能承载的信息功能，如多媒体信息处理和运用。

电子病历系统作为临床信息系统的核心部分，它是医院信息系统的重要组成部分，是医院信息化发展到一定阶段的必然要求和产物。

二、电子病历系统功能

提供超越纸质病案的服务功能是电子病历的主要优势，也是电子病历系统特别强调的功能。电子病历功能的实现需要依靠电子病历系统，在电子病历系统提供的功能中，智能化服务是其发展的方向。

智能化服务功能包括智能化输入、智能化提示、各种临床指导和各种临床知识库等。智能化输入系统结合了某些疾病的特定知识，在医师输入患者临床信息时能够适时提供后续可能情况的备选项目。某些结构化病案录入系统中内置了基于疾病知识的各种模型，当临床医师输入病例特定区位具体项目或内容时，智能化提示功能则完全借助于已经集成的相关知识库，针对具体病例拟定的医疗处置方案（如用药）自动进行合理性检查，对不恰当的医嘱立即提出警告；临床指导主要用于辅助医疗方案的制订，特别是近年来各临床专科不断制定出某些常见疾病的标准化处置规范给电子病历系统进一步发展拓宽了空间，给新的医疗技术和最优化医疗方案普及提供平台。国外在临床指导的制定和计算机表达及应用方面给予了极大的投入，不断开发出各种疾病处置与决策支持系统，以其内置标准化医疗方案给临床医师提供全面指导或对临床提出的医疗方案进行评估。电子病历呈现数字化信息形态，患者的各种医疗信息通过临床信息系统、护理信息系统、影像系统、实验室系统及手术麻醉系统等进行集中与传递，充分展示现代信息技术优势，促进了医疗技术的发展与应用。

三、电子病历与纸张病案相比的优势

电子病历涵盖了纸质病案的全部功能，克服了纸质病案一些固有的弊端，具备传统病案无可比拟的优势。

1. 完整性　电子病历不仅可以记录纸质病案的全部内容，还可以记录 CT、MRI、X 线、超声等影像图片、声像动态等医疗信息。换言之，电子病历可以容纳患者医疗过程中产生的全部有用信息。它可以借助格式模板、标准用语、印刷字符等方式向医护人员更加全面、准确、直观地展现患者的疾病与医疗的具体过程。

2. 规范性　结构化病案已经成为一种趋势，而电子文档的规范性和电子模板的灵活性将进一步促进病案格式标准化。伴随着各种卫生信息标准与规范的颁布和使用，以及区域交流的进一步发展，电子病历规范性的特点将得到更好的展现。

3. 时效性　以现代网络技术为平台的电子病历系统，临床医师可以及时取得患者在医疗过程中已经产生的各种医疗信息和实验数据，完全改变传统模式下的报告方式；电子病历的运用将通过及时有效的信息传递促进医疗模式的改进和发展，诸如会诊等医疗活动将变得更加简捷有效；电子病历还为 HIS 下其他系统适时提供相关的动态数据共享，提高各类医疗、管理工作的效率。

4. 节约性　伴随着电子病历系统发展的有关辅助诊断、治疗系统不断涌现，它们与电子病历系统结合来帮助医务人员迅速、直观、准确地了解相关病例的医疗信息，迅速建立有效诊疗方案。在提高医疗活动效率的前提下，节约有限的医疗资源，控制或减少医疗消耗。

电子病历系统与 Internet 结合可以完成远程会诊、教学和科研，电子病历信息的网络传递消除了空间距离，实现了异地医疗资源的共享。

5. 灵活性　据统计，80%的临床科研的基础数据来自住院病案，传统病案在开发利用方面有着无法克服的弊端。电子病历为临床医疗、教学、科研提供了多种快捷的信息检索方式，甚至可以按照使用者的意愿简单有效而灵活地获得所期望的检索和统计结果。电子病历在检索内容的广度、深度及有关项目组合灵活性是传统病案无法比拟的，它将极大地提高病案资料的使用价值。

6. 多样性　电子病历可以根据需要"还原"成传统形式，其电子信息模式的存储媒介呈多样性。基于 IT 技术的发展，电子病历的存储已经不再局限于某个 HIS 系统内部服务器，信息资源跨地域集中管理成为一种趋势，它为医疗信息资源更大范围的共享奠定基础。

电子信息与传统信息模式的一切优势都可以在电子病历中充分体现，电子病历系统作为医院计算机网络系统发展的一个重要方面，必将随着医院网络化、数字化的进一步发展逐步完善，它将对临床医疗技术和管理水平的提高起着巨大推动作用。

四、发展电子病历的意义

电子病历是医院信息化发展到一定阶段的必然产物。电子病历的意义不仅限于病案本身的管理。电子病历根基于传统的 HIS 系统，它包含了一部分医疗工作的信息处理，为实现电子病历系统做了一些尝试性基础工作。但 HIS 系统并不等同于电子病历系统，从电子病历的角度看患者信息，它是完整的、集成的，电子病历系统将采用不同技术的业务系统信息以统一的视图向用户提供患者的集成信息；而从传统的 HIS 子系统来看患者的信息，只是局部的、分散的。由于病案信息贯穿于患者就诊的各个环节，电子病历的建设和完善需要一个比较长的过程，它将随着相关技术的不断进步而发展，逐步实现完整的患者信息处理的电子化、数字化。

电子病历有助于提高医疗工作效率。电子病历系统所提供的病历记录工具和医嘱处理工具，可以在医务人员之间迅速传递，不但可以极大地减轻医护人员医疗文件处理工作的负担，而且还可以减少不必要的重复性工作；检验检查申请报告系统将明显缩短报告的回报时间。

电子病历有助于提高医疗质量，保障医疗安全。医生可以随时随地访问患者信息，全面了解病情发展情况；电子病历系统提供可智能化提示、警告功能。对于药物配伍禁忌、不正确的实验室检查指标、正确的用药与处置提示，将可以自动地给予提示。这样可以减少各种医疗缺陷及事故的发生，提高对医疗用药和处置的能力；而各种规范化医疗模板的应用，可以有效地规范医疗行为。

电子病历有助于改进医院管理。在电子病历系统构建的实时化患者信息库中，医疗过程中的原始数据可以及时采集和处理，既可以形成实时的环节控制信息，如确诊时间、术前时间、感染发生等情况的动态监控，也可以形成反映医院工作状态的评价指标，如单病种分析、医师工作质量和效率评价等。

电子病历有助于医疗费用的控制，避免重复性的检查化验，避免不必要的检查和医疗处置措施。而且可以有效地进行医疗费用监控。其费用信息也可以用于医疗保险及医院财务计划。

电子病历为国家卫生宏观管理提供了丰富的基础信息。各级卫生管理部门可以从中取得各种分析数据，用于指导宏观调控或管理政策的制定。如疾病的发生及其医疗状况、药品的使用及其不良反应、医疗资源耗费情况等。目前全面推行的社会医疗保险制度，迫切需要有关病案信息来实现双向或多向信息互通，实现相互配合、监督和控制；在宏观医疗保险政策与方案的制定和调整上，更需要大量病案样本资料的分析。

电子病历也是实现医院之间、医院与社区医疗中心之间患者信息共享的基础。患者的异地转诊与远程医疗需要共享病案的相关信息。随着我国社会生产、生活水平的不断提高，社会医疗保健网络逐步形成，电子病历为这些目标的实现提供极其重要的信息支持。

电子病历有着巨大的发展潜力，由于病案信息涉及的内容种类繁多、来源广泛、存储要求高，电子病历系统的全面发展还会面临许多困难，建立一个非常完善的、满足各方面需求的电子病历信息系统还需要长时间努力。

五、电子病历的发展阶段

电子病历是随着信息技术和网络技术的发展而产生的。在西方国家起步较早。20 世纪 60 年代美国麻省总医院（Massachusetts General Hospital）开发完成的 HCHP 计划（Harvard Community Health Plan）中的 COSTAR（computer stored ambulatory record）系统，是实际投入使用的最早期电子病历系统之一。这是一个自动化门诊病案系统（automated ambulatory medical record system，AAMRS）。

（1）基于计算机的病案系统，服务于门诊患者。

（2）每一份病案包括核心部分和可选部分。核心部分包括病案的主要数据项目，如治疗记录、实验室检查结果、X 线检查结果、心电图等。

（3）数据来源包括手工录入和实验室仪器采集，但很多是手工记录数据的再录入。

（4）系统实现了制作医疗项目的报告。

（5）支持在适当条件下提供参考医疗方案。

20 世纪 60 年代至 70 年代的电子病历系统的研制受到费用及技术方面的极大限制。这一时期的研究中心集中在管理和财务系统。20 世纪 80 年代中期，电子病历系统的发展得到各方关注，并提出相对统一的电子病历术语，主要有基于计算机的医学记录（computer – based medical record，CMR）和基于计算机的患者记录（computer – based patient record，CPR）。

1992 年，美国的电子病历研究所（CPRI）由 1987 年的 22 个发展到 70 个组织机构。这些组织机构包括了美国国家医学图书馆、卫生政策研究机构、医学研究所大型学术权威机构。这些机构联合起来共同开发网络型、多功能的电子病历。此时的电子病历（electronic medical record，EMR）或电子医学记录（electronic patient record，EPR；电子患者记录），也有将病案记录扩展到健康记录（electronic health record，HER；电子健康记录）。

目前，电子病历在美国、英国、荷兰、日本都有了较深入的研究和应用。这些国家都成立了专门的研究机构，把电子病历作为一个重点研究课题，组织医疗单位实施和普及。

美国政府已在大力推广电子病历的应用工作。印第安纳大学医学分校利用电子病历信息预测早期心脏病患者死亡率。匹兹堡大学医学分校利用电子病历信息研究医嘱处方的准确性。美国每年投入医疗信息系统的开发费用就高达 100 多亿美元，在 2014 年全美实现病案电子化。

六、病案数字化与管理

电子病历对于历史数据的处理一般是采用资料扫描的方法，即建立历史病案影像系统。医学记录的载体的发展经过纸质－缩微胶片－电子三个阶段。由于科技的发展迅速，无论在技术上还是成本上，病案的影像都可以完美地替代缩微胶片来处理历史病案，可以说第二阶段相当短暂。一些发达国家纷纷将胶片病案转为影像病案。在我国，许多医院可以避免胶片病案而直接进入电子病历阶段。

电子影像技术是根据光电转换原理，使用扫描仪等设备，将纸张信息资料转化为计算机可识别的二进制代码并保存于磁盘、光盘等存储设备中，利用计算机高效的数据处理和数据管理能力，提高信息资源的使用效率。它可以实现文档、影像信息的自动采集、安全存储和智能化管理，用户可以通过局域网或者 Internet，完成影像信息的安全、快速、准确检索和调用，极大地提高用户工作效率的同时，也为用户创造了巨大的经济效益和社会效益。

在发展电子病历系统过程中，必须面对一个重要问题，即如何解决已经形成并将继续发挥巨大作用的历史病案电子化的问题。鉴于任何一个电子病历系统都无法将历史病案记录直接转换成电子病历格式，因此，扫描或影像处理成为目前解决历史病案电子化问题的唯一手段。

随着图像处理技术与处理设备的不断发展，借助于扫描或相关影像系统可以将纸质病案转化为电子文件形式，并建立相应的检索系统，实现网络检索、调用。目前，在国际、国内对历史病案进行影像处理－建立病案影像库－通过医院内部网络查阅，实现病案的现代化管理，在技术上已经较为成熟。一些发达国家和国内发达地区的中心医院已经采用了这种方式处理堆积如山的历史病案资料。

传统的病案调阅方式不可能实现病案原件的多人同时调阅，多采用复印的方式，重复调档和多次复印不利于对病案原件的保护，而病案的原件又是唯一的，这是促成我们采用现代信息技术的又一原因。目前仅限这类电子化处理的基本技术是扫描技术或照相技术，直接目标是生成病案电子影像库。在此基础上根据病案特点建立相应关键项目组成的检索系统，通过医院信息系统或电子病历系统实现病案资料共享。

七、电子病历发展的瓶颈

电子病历的发展瓶颈不是技术问题，而是标准问题、认识问题和资金问题。而认识问题带来更深层面的一系列问题，诸如法律问题、开发团队问题、实施的培训教育问题等。

电子病历的发展是谁也无法阻挡的，但法律认可却有些滞后。目前，虽然通过了电子签名法，但在实施中却有不少麻烦，医院要为每个病案书写者购买密钥，书写后病案不能做任何修正。这就要求医师出口成章，落笔成文。所以说目前的电子签名离医院电子病历的真正实施还有相当的距离。我国民法与刑法两大法律是最高法律标准，其中认可影像可以作为法律证据，关键之处是如何证实其原始性。就好比缩微胶片，档案法上虽然认可其等同原件的法律效力，但也需要证实其来源的原始性。如果缩微胶片不是来源于原病案，其法律效力同样是无效的。

电子病历的实现，即 EPR 的系统设计和实施是一个复杂的工程。在它的发展进程中不断面临各种新问题在所难免，但它仍然是医院信息化发展中最为活跃的领域之一。

按照电子病历的定义，实现电子病历不仅仅是要实现医院内部的患者信息计算机处理，而且要实现一个患者在不同医疗机构之间的医疗信息共享，医疗机构与其他相关机构之间的医疗信息共享。真正实现健康信息的网络化管理需要解决许多问题。

首先是患者或者个人标识问题，传统上患者在医疗机构就诊都是使用各医疗机构内部的标识方式，医疗机构之间没有统一的标识形成个人医疗信息关联。其次是异地信息如何集成的问题，目前患者在医疗机构产生的就诊信息分散在各医疗机构内部，如何建立一个全局索引完成分散信息的定位导航。再次是标准化问题，现阶段不同医疗机构建立了不同的电子病历系统，建立一个有效的交换系统（或交换标准）完成机构间信息共享是一个非常棘手的问题。

八、电子病历系统应用发展现状

对于信息系统评估有多种不同的方法，美国医疗卫生信息与管理系统协会（Health care Information and Management Systems Society，HIMSS）提出的 EMR adoption model（EMRAM）评价模型，是目前在美国比较有影响力的针对电子病历系统的评价方法，每年在美国、加拿大都是用这种模型对医院进行评估。对电子病历的应用水平划分为 0～7 共 8 个阶段。

为了促进国内医院的信息化发展，评价我国医疗机构电子病历的应用水平，2009 年新医改背景下原卫生部先后下发了《电子病历系统功能规范（试行）》和《电子病历系统功能应用水平分级评价方法和标准（试行）》，指导各地开展电子病历系统建设，划定了电子病历应用的两个重点评估项目：电子病历系统实现功能的考察和所实现系统功能应用范围的考察，明确了电子病历系统所具有的功能是决定一个医疗机构电子病历应用能达到一定水平。但仅仅系统有这些功能还不够，还要求能通过组织、管理、培训等方法使得电子病历系统所具有的这些功能在整个医疗机构中得到充分的应用。

目前，按照国家卫生健康委员会发布的 2018 版电子病历应用水平评价标准指标内容，电子病历应用水平划分为 0～8 共 9 个等级，每提升一个等级代表医院电子病历应用的提升和跨越，这 9 个等级如下。

0 级：未形成电子病历系统。

1 级：独立医疗信息系统建立。

2 级：医疗信息部门内部交换。

3 级：部门间数据交换。

4 级：全院信息共享，初步医疗决策支持。

5 级：统一数据管理，中级医疗决策支持。

6 级：全流程医疗数据闭环管理，高级医疗决策支持。

7 级：医疗安全质量管控，区域医疗信息共享。

8 级：健康信息整合，医疗安全质量持续提升。

这些等级中前一个等级是后一个等级的基础要求。对于医疗机构，通过电子病历应用水平评估了解医院的电子病历系统在全院的应用情况，与其他同级别的医院相比，了解自身发展水平，有针对性地对下一步信息化的建设做出规划。对于医疗行政部门则可通过数据的统计分析了解本地区医院电子病历的总体状况，比较不同类别医院之间的差距，寻找适合本区域内发展的规划，制定发展战略。

（陈　果）

第二节　电子病历系统的构成及主要技术

电子病历系统是指医疗机构内部支持电子病历信息的采集、存储、访问和在线帮助，并围绕提高医疗质量、保障医疗安全、提高医疗效率而提供信息处理和智能化服务功能的计算机信息系统。电子病历系统是医院所有信息系统的核心，只有完善电子病历系统的建设，医务人员才能更好地建立电子档案。.

一、电子病历系统构成

电子病历系统构成包括下列三个方面。

1. 资源系统　它可以获取资料以支持基础层。包括所有与病案有关的管理、财务和临床系统。

2. 支持基础层　基础层是用以整合数据，包括数据仓库，它用于集合各类数据；规则引擎，用来提供决策支持所需要的程序逻辑，如警示与提醒、排序和临床方案；知识资源，使各种从外部资源获得的信息可利用；和数据仓库，用来从特殊的数据中挖掘并提供有价值的信息。

3. 人－机界面　在医疗点帮助获取数据并且取得数据、规则、知识、挖掘数据以支持医疗者的决策。需要录入和检索资料，实际上就是工作站，工具有 PC 机、笔记本电脑、个人数字帮助（PDA）、语音识别系统、手写识别系统或 PC 板等。

二、电子病历信息的来源

电子病历信息的采集必须依靠医院计算机网络系统中各联机终端收集。主要包括医师工作站系统、手术麻醉工作站系统、护士工作站系统、实验室信息系统、医学影像存储与传输系统、放射学信息系统、人工智能与临床决策支持系统和其他应用系统。

从信息获得渠道分析，电子病历信息可归纳为三类：①来自患者、家属的信息，主要体现在主诉、现病史、既往史等方面，以及每次病程记录中涉及的患者（或家属）对自身疾病的感觉与体验；②来自医务人员的信息，主要体现在体检、病情分析和诊断方面。③来自实验室检查信息，主要体现在各种医疗仪器、设备对患者进行检测出来的结果表达。

从信息表现形式分析，电子病历信息可归纳为文字型、图表型和影像型。病案中大部分信息采用文字型表达方式，可以是汉字、英文、数字和各种符号，可用于主诉、病史、病程检测报告等；病案中也采用图表型信息表达方式，通常是坐标系图表，包括：体温单中的体温、呼吸、心率曲线图，麻醉单中的血压、心率曲线图，产程图，心电图等；病案中还包含了通过放射线、超声波光学内镜成像获得的灰阶或彩色图像，诸如超声图像、X 线图像、造影图像、CT 成像、MR 成像等。

三、电子病历的展现方式

电子病历在数据库中是以虚拟形式存在的，经过电子病历信息系统处理，构成有序的虚拟状态，数据库是存取电子病历的"虚拟文件库"。电子病历以数据形式记录，又以数据传输，并以数据形式存储。将电子病历的数据经过系统还原处理后，通过显示终端或打印终端获得电子病历的具体内容。

电子病历是在网络环境中生成、处理和传输，电子病历的使用与传统病案有着完全不同的特性。

（1）可以提供多途径检索或模糊检索。

（2）通过网络平台实现远距离存取电子病历信息。

（3）电子病历信息系统能够提供实时信息，在授权范围内同步获得最新电子病历信息。

（4）提供直观的检索结果，电子病历原文内容可以直接浏览或打印。电子病历的信息提供可以采取三种形式：电子病历拷贝；电子病历通信传输；电子病历信息系统直接利用。

四、电子病历的主要技术

信息技术的飞速发展，对医院信息系统的发展起到巨大的推动作用。它们拓展了医院信息系统的服务领域，改变了医院信息系统的服务形式，增强了医院信息系统的服务功能。在这些技术中对医院信息系统中电子病历系统影响较大的有多媒体技术、HL7 协议、XML 技术、中间件技术、移动计算机技术等。

1. 多媒体技术　是随着计算机硬件速度的提高和图形界面操作系统的出现逐步发展的。多媒体技术包括图形图像处理技术、语音处理技术、手写字符识别技术等。特别是 Windows 的普及和多媒体技术的完善，电子病历系统可以处理多种类型的患者信息。其中图形图像处理技术的发展是电子病历系统发展的关键，因为患者的医疗信息中存在有大量的图形图像信息，如心电图、X 线图像、超声图像等。图形图像处理技术使临床医师不仅可以获得文字报告，还可以取得相应的原始图像。

此外，将过去的纸质病案记录通过扫描技术采集并以图像形式管理，通过电子病历系统供临床医师网上使用，它是电子病历系统不能有效解决历史资料问题的一个很好的补充方案。

2. HL7（health level seven）协议　是一个卫生信息交换的标准或卫生信息标准化传输协议。目的在于给不同医疗卫生信息系统提供统一的信息交换接口，完成信息交换和系统集成。HL7 产生于美国并获得美国国家标准局（American National Standard Institute，ANSI）批准使用。HL7 作为卫生信息交换标准，用于整合医院信息系统中各个子系统，满足它们之间的自由数据交换，并减少数据重复和提高交换效率。

3. XML（extensible markup language）技术　是世界信息网协会（World Wide Web Consortium）于1998 年提出的，是由标准通用标示语言格式精简后制定出来的"可延伸标示语言"。XML 是一种结构化的内容描述语言，它不仅可以描述内容，还可以定义描述对象的结构，这种自含式结构描述是 Internet 内容交换的理想语言。

电子病历系统承载的医疗信息是复杂多样的，一部分可以形成结构化数据，更多的是很难结构化的描述性语言。如病史与病程记录是由大量的描述性自然语言组成，XML 和相关技术为解决这类问题提供一种手段，也促成了电子病历系统的进一步完善。

4. 中间件技术　是近年来 HIS 建设中广泛采用的一项新技术，也有称为多层结构技术。目前国内外 HIS 或 EPR 多应用客户机/服务器模式，其数据库、应用程序逻辑和用户界面在客户机和服务器间分离，需要采用参数定义解决软件适应性问题。因各个医疗机构自身特点所决定的在需求方面有明显的差异，以及各项制度的变化与医学技术的进步，不断导致参数设定变化。各个模块的不断修改成为必然，由此引发参数变化一致性的问题。

中间件技术就是将过于复杂的系统模块分解为多个层次，简化模块内部复杂程度，建立可以自由组合的工具系统。中间件技术开发阶段的目标是完成基本系统和工具系统，实施阶段的任务是根据特定客户需求完成系统组合。最大限度地实现系统在需求变化时，不涉及顶层应用程序逻辑的修改。

5. 移动计算机技术　传统的医院信息系统都是以有线联网的方式为用户服务，这种方式对医师办公室、护士站、实验室类固定站点的信息需求是适用的。伴随着医疗工作形成的电子病历信息有许多是在移动中产生的，因而电子病历系统需要提供这类信息的采集、调用平台。

符合以太网标准的采用微波直序扩频技术的无线局域网技术802.11，使无线网和移动工作站成为现实。床边工作站或手持机的开发应用，使医院信息系统将有关患者信息的交换由各固定站点延伸到患者身边。

五、电子病历文本编辑的主要功能及分类

编辑器具有独特的患者信息采集、数据存储、查询、统计、分析等编辑功能。它可以利用辅助数据库调用规范化模板和常用符号等，使病案的输入更加方便、快捷、规范化，而且效率和准确性更高，协助临床诊断、治疗和检查决策。

根据计算机信息处理的原理，可以将EPR所要编辑处理的信息分为可以形成结构化数据信息和难以形成结构化数据信息两大类，EPR将采用不同的方式处理这些信息。

1. 结构化数据编辑 病案中大量信息是由医务人员直接进行结构化录入，结构化数据录入的前提条件就是建立结构化系统模型、定义专业词汇表和合成表达规则，如主诉需要定义的内容是患者就医的主要原因，即主要症状、涉及的部位和持续的时间。针对这类信息的录入，首先预设一个包括"症状""部位""时间"的表格，即结构化数据模型；其次是设定表格中各栏目可能产生的内容，这些内容应当按照医学知识内涵进行组织，应当符合相应专业标准，形成完整的专业词汇表，由使用者直接调用；最后是合成表达规则，它可以将特定病例的症状、部位和时间按照这一规则生成标准的主诉语句。同时，为保证主诉语句表达含义的正确性，系统应给出一些关联性提示。

（1）直接固定表格：临床医疗信息中某些结构化数据非常适合直接录入固定的表格中，可以说在电子病历中这类信息的生成，实际是针对某些固定格式的电子表格进行编辑。如体格检查项目中的体温、脉搏、呼吸、血压，可直接输入数值；皮肤色泽只需对设定选项"正常、黄染、发绀、苍白、潮红"等进行选择；以及一些是非、有无项目进行标记。

（2）灵活动态表格：电子病历系统中某些表格是动态的，它有利于根据不同患者特定情况和医师个人习惯进行调整，它可以借助于现代计算机技术方便快捷地实现。

菜单驱动用户界面的方式是比较常见的方法。在菜单驱动界面中，用户在列表中选择项目，同时产生下一级新的列表并提供选择项目，直至重复达到用户要求。

结构化程度一定程度上反映了电子病历的发展程度，电子病历的发展方向是将病案内容在更大程度上结构化。在编辑工具方面，针对不同病种所关心的病案项目的不同特点，中国香港医院管理局设计了一个"动态结构化编辑工具"，它可以根据不同的病种（ICD）动态生成内容不同的编辑界面以获取与该病种相关的病情细节。

2. 自然语言处理（natural language processing，NLP） 目的是从自由文本上提取代码化的医学数据。NLP的特点是用户在书写病历时不必改变自己的习惯方式，可以自由地表达各种信息。NLP的基本功能是对所用术语产生索引，以便提取包含一个或多个指定术语的文本信息，它可以将它们联系起来进行处理或推论。

NLP的语音识别处理系统对医学术语编码准确性要求非常高，使自然语言为计算机所理解一直是世界性难题。

3. 生物信号和医学图像处理 医疗信息中包含有大量人体生物信号和医学图像，如心电图、X线

图像、超声图像、造影图像等。伴随着数字化仪器设备发展而完善的 LIS、PACS 等医学信息系统已经实现生物信号和医学图像的数字化处理和交换，可以通过信息系统接口将这些数字化医学信息整合到电子病历中。

不同信息系统之间的信息传递是通过系统接口实现的，信息标准化是接口的关键。当不同系统使用相同标准时，信息传递就会非常简单。而两个系统使用了不同标准时，信息传递就必须借助于接口进行转换，由发送信息的系统通过接口将数据转换成接收信息的系统可以理解的格式，也可以由接收信息的系统通过接口将信息转换成能够理解的格式。

六、电子病历标准化概念

电子病历的实现首先应当重视标准化问题，它不仅包括病案数据或表达方式的标准化，还包括电子病历系统模型的标准化，以提高电子病历信息在更大范围的通用性。

没有标准化的电子病历等同于一个"智能化"的病案文字处理系统。由医院或医师设计针对某种疾病的病案录入"模板"，用于病案主体部分自由文本编辑，每次根据具体患者疾病种类调用特定模板作相应修改后完成一份病案的相关记录。它所体现的只是病案书写方式和手段的改变，并未完成真正意义上的电子病历。

电子病历的基本格式应符合国际或国内通用标准。

信息标准化是指信息表达方式的标准化，实质是人们能在一定范围内共同使用的对某类、某个客体的抽象描述与表达。电子病历标准化可以理解为信息标准化在医学信息领域（或电子病历系统）的具体应用。

信息标准化的特点：

1. 唯一性　无论是一个客体还是一组客体，在标准化的代码中只能有一个确定的代码与之对应。一个客体有两个或两个以上的代码就会在信息的表达与交换过程中产生混乱。某些特别情形下为保证信息的完整性而必须使用两个以上代码时，必须采取一个特别的解决方案，ICD 中的双重分类就是一个典型的案例。

2. 科学性　代码的科学性是编码体系存在和广泛应用的基础。完成一个客体的分类编码基于对该客体本质的认识，是人们长期观察、分析和研究的活动结果。

3. 权威性　信息标准化的目的是形成一个标准，它能够被人们在一定范围内接受和应用。因此，编码的权威性就成为信息标准化的又一特征。信息标准化工作往往需要借助于行政管理部门的权威进行组织、制定和颁布，是一定范围内强制执行的一个方案。不可否认，也有一些标准化工作是由专业技术部门直接完成的，它往往是随着应用范围的扩大并逐步被广泛认可，最终演变成行业、国家或国际标准。

4. 扩展性　标准的建立不是一劳永逸的，它需要随客观技术水平发展和人类认识能力的提高不断进行完善。也就是说标准的制定需具有前瞻性，它在结构上具备进一步扩展的余地。ICD 历经一百余年仍然能作为各国疾病分类的标准，就在于它的不断修订和扩展。

七、医学知识库概念

电子病历系统的标准化、智能化是通过建立相应的医学知识库实现的，如智能化输入、智能化提示、各种临床指导、各种临床知识库等。

建立医学知识库就是将各类医学术语规范地组织到标准数据库中，电子病历中的大量信息由医务人员通过系统调用相应的医学知识库完成病案数据录入、审核、转换和传递。所谓智能化输入就是系统利用预设的知识库结合具体病例特征，在医师书写病历过程中根据项目提示有关内容，根据前项内容提示后续项目输入；智能化提示是通过集成相关医学知识库，结合具体患者情况对用药、检查、处置等进行合理性审查。对于"不恰当"的医嘱，系统可以给出警告或比较详细的解释性提示；临床指导主要用于辅助医疗方案的制订。临床指导针对不同的专科疾病制定出对应的医疗处置规范，有时是一个比较优化的组合方案。许多国家投入巨大力量去开发专病诊疗决策支持系统，内置最新标准的诊断和治疗方案，对临床医生给出的治疗方案进行动态智能化分析和提示。

组建医学知识库不仅是在病案系统中录入有关医学知识，还要建立知识之间的逻辑关系。如果我们将知识比作一个个节点，它们的关系则是相互间连线，从而编织成一张巨大的网。当它被置入电子病历系统后，系统就会根据用户提供的信息进行判断、演算，推导出符合逻辑的可能答案。因此，在建立知识库之前需要认真规划知识结构，深刻分析知识体系的内在关系。

（陈　果）

第三节　电子病历的管理

一、电子病历的安全性需求

病案是患者整个诊疗过程中的原始记录，涉及患者的隐私，具有很高的医学价值和社会价值，病案资料的安全性一直受到各方面的关注。

电子病历的实现，提高了病案信息的共享程度与利用效率，同时，安全性问题变得更加突出。如何保证病案内容的原始性和完整性，如何保证病案在授权状态下使用，成为电子病历管理必须解决的问题。

关于电子病历的原始性和完整性，就是要保证电子病历信息不被随意修改。手工方式下，采用签名来保证其原始性。在计算机方式下，可以采用数字签名技术来保护医疗文档的真实。医师完成的医疗记录通过自己的独特密钥进行处理，烙上自己的印记，以防止别人修改自己的记录。此外，电子病历还存在时间的原始性问题，即个人已经完成并认可的医疗记录自己也不能随时修改。为此，电子病历系统中可以采用第三方机构发放的包含时间信息的电子证书方案，电子证书与个人密钥结合后再对医疗文件进行处理，为医疗文件烙上时间和第三方机构的印记，实现比纸质病案更为有效的原始性保护。

此外，电子病历的安全性需求，决定了系统需要建立独特的存储体系及备份方案。必要时还可以制作纸质拷贝或缩微品，避免信息系统发生意外情况时电子病历信息丢失。电子病历信息的保存时间比其他一般信息系统长、信息数据量大，而大量历史病例的病案信息很难，也没有必要提供长期的联机保存方案。为此，建立分级存储结构，实现海量存储和实时存取的统一，将过期患者的病案实现自动归档。

二、使用者的身份识别方法

为了保护患者信息不被未授权者使用，需要建立电子病历的授权和认证控制机制。授权机制可以对不同目的的用户授予不同的权限，对病案的不同内容进行不同的限制，认证控制的实质就是识别用户及其操作的合法身份。

使用者的身份识别方法有三类：①传统用户名/口令技术是信息系统发展和管理中最早、最广泛、最简单的使用者身份识别技术，而实际运行过程中本来只能是合法使用者个人所知道的内容却总会被非法访问者获得。对于安全性要求极高的电子病历系统来说，它是这种方法的致命缺点。②电子密钥或身份卡技术是在第一类技术基础上发展起来的，但它并没有从根本上解决传统技术存在的缺陷，它仍然存在着可能被非法使用者盗用的问题。③个人生理特征识别技术（如指纹、虹膜等）已经逐步走向成熟，在安全性要求较高的网络系统中得到应用。

三、电子签名的概念

《中华人民共和国电子签名法》于 2005 年 4 月 1 日实施。电子签名是指数据电文中以电子形式所含、所附用于识别签名人身份并表明签名人认可其内容的数据。所谓数据电文，是指以电子、光学、磁或者类似手段生成、发送、接收或者储存的信息。

《电子签名法》确立了电子签名的法律效力；规范了电子签名的行为；明确了认证机构的法律地位及认证程序；规定了电子签名的安全保障措施。

《电子签名法》为电子病历签发了通行证。电子病历符合一定的条件，可以作为证据使用。符合法规规定的"书面形式""原件形式""保存形式"的条件下，在审查电子病历的数据作为证据的真实性时，可根据《电子签名法》第八条：生成、储存或者传递数据电文方法的可靠性；保持内容完整性方法的可靠性；用以鉴别发件人方法的可靠性。

书面文件上签名是确认文件的一种手段，其作用有两点：①因为自己的签名难以否认，从而确认了文件已签署这一事实。②因为签名不易仿冒，从而确定了文件是真的这一事实。

数字签名与书面文件签名有相同之处，数字签名能够确认两点：①信息是由签名者发送的。②信息自签发后到收到为止未曾作过任何修改。数字签名的目的就是防止修改已经确认并发送的电子信息或冒名发送电子信息。

建立可信电子病历管理系统，不仅其有对固定格式的电子病历文件保留过程签名的功能，而且在病案管理人员调阅归档电子病历并验证医护人员，患者签名正确后，系统能够盖时间戳，以便于保证入库归档的时间准确并可信保存。

医务人员通过对医嘱、病程记录、化验及医嘱执行等的电子签名，以及患者对知情同意书等过程的电子签名，保障了业务的合法性；而归档电子签名用于满足管理、法律要求，例如转院检查单、手术器械指示卡、植入材料条形码等的电子化转化并进行电子签名；保留有过程电子签名的电子病历的归档以及归档后的电子签名验证，使电子病历具有法律效力。

使用电子签名技术是实现电子病历合法性的有效手段，电子签名不仅在电子病历建立过程实现，还解决了电子病历的可信归档。采用电子签名技术实现电子病案后，处理医疗事故所进行的电子病案取证与鉴定得到法律的支持。

四、电子病历的归档与存储

医院电子病历以通用格式（常见的为 PDF 格式）重新归档形成独立完整的电子病历归档入库后，医院电子病历的浏览和还原可不再依赖于 HIS 中的数据、各种病程文件和影像数据，从而有效地避免了因为医院信息系统的变化而导致电子病历的内容难以利用的情况发生，为电子病历的管理带来了极大的方便。同时，电子病历归档便于病案集中浏览、还原、共享、打印，节约成本，经过数字签名后能够形成真正具有法律效力的电子病历。另外，病历以电子方式存储要比传统的纸张介质的存储更安全，归档后的电子病历采用权限控制、硬件密钥等安全技术，能更有效地控制病历的修改和打印，安全性明显增加。

2017 年 4 月 1 日，《电子病历应用管理规范（试行）》正式实施。《电子病历应用管理规范（试行）》中明确要求电子病历应当设置归档状态，医疗机构应当按照病历管理相关规定，在患者门（急）诊就诊结束或出院后，适时将电子病历转为归档状态。电子病历归档后原则上不得修改，特殊情况下确需修改的，经医疗机构医务部门批准后进行修改并保留修改痕迹。

医疗机构因存档等需要可以将电子病历打印后与非电子化的资料合并形成病案保存。具备条件的医疗机构可以对知情同意书、植入材料条形码等非电子化的资料进行数字化采集后纳入电子病历系统管理，原件另行妥善保存。

门（急）诊电子病历由医疗机构保管的，保存时间自患者最后一次就诊之日起不少于 15 年；住院电子病历保存时间自患者最后一次出院之日起不少于 30 年。

五、电子病历的应用管理

电子病历系统应当设置病历查阅权限，并保证医务人员查阅病历的需要，能够及时提供并完整呈现该患者的电子病历资料。呈现的电子病历应当显示患者个人信息、诊疗记录、记录时间及记录人员、上级审核人员的姓名等。建立电子病历的授权认证系统可以防止患者信息泄露和被未授权者的利用，授权系统可以根据用户级别的不同设置不同的权限，如读、写、修改、删除等，对于电子病历中重要性不同的各种内容进行不同权限的设置，防止对患者信息的肆意修改和滥用，在认证时可根据患者的合法身份进行发放，除了基础的用户名、密码设置之外还可用 IC 卡密钥、生理密钥（指纹、虹膜认证）等方式进行认证。

医疗机构应当为申请人提供电子病历的复制服务。医疗机构可以提供电子版或打印版病历。复制的电子病历文档应当可供独立读取，打印的电子病历纸质版应当加盖医疗机构病历管理专用章。有条件的医疗机构可以为患者提供医学影像检查图像、手术录像、介入操作录像等电子资料复制服务。

六、电子病历的封存

依法需要封存电子病历时，应当在医疗机构或者其委托代理人、患者或者其代理人双方共同在场的情况下，对电子病历共同进行确认，并进行复制后封存。封存的电子病历复制件可以是电子版，也可以对打印的纸质版进行复印，并加盖病案管理章后进行封存。

封存的电子病历复制件应当满足以下技术条件及要求。

（1）储存于独立可靠的存储介质，并由医患双方或双方代理人共同签封。

（2）可在原系统内读取，但不可修改。

（3）操作痕迹、操作时间、操作人员信息可查询、可追溯。

（4）其他有关法律、法规、规范性文件和省级卫生计生行政部门规定的条件及要求。

封存后电子病历的原件可以继续使用。电子病历尚未完成，需要封存时，可以对已完成的电子病历先行封存，当医务人员按照规定完成后，再对新完成部分进行封存。

七、电子病历的使用方式

在电子病历信息生成与传输过程中，区别于纸质病案的管理，电子病历加入了多级审核机制，灵活设置病案的质量检查。当病案最终审核、传输到病案室后，要对病案首页进行核查、签收与归档，这时才能实现方便快速的电子病历信息检索，实现并行借阅管理等，这些工作均通过信息化处理，电子病历使病案信息管理工作发生了质的飞跃。

医院除建立电子病历信息安全保密制度，设定医务人员和有关医院管理人员调阅、复制、打印电子病历的相应权限外，还要建立电子病历使用方式，记录使用日志，记录使用人员、操作时间和内容的相关制度和规则。当电子病历进行了电子签名，法律生效后，如果患者及其亲属等社会人员要使用电子病历，须提出申请，医院指定病案管理人员进行合法性审核，即使是医疗、科研、教学等机构单位间的电子病历交换也要提交相关证明。

1. 整合与检索　为方便医务人员查阅所需的病案资料，提高工作效率，调阅使用电子病历之前一般需要将资料进行整理，资料内容与患者、就诊时间之间存在关联，设定好项目后可将某位患者、某个问题或某次就诊中记录的所有病案资料按照所选整理方式有序整理并提取。

电子病历与传统纸质病案相同，提供两种方式的病案资料整理方式，使用者可根据需要选择使用。①按时间排序方式，可清晰回顾患者的整个医疗过程。②按资料来源进行分类，将资料按照获取的方式排序，在每一部分中，再按照时间的先后顺序排列，方便使用者查看每一类型资料多次就诊所得结果时的连续展现，对某项健康指标进行变化趋势分析，非常方便医师查阅和临床科研。

随着患者电子病历数据量的日益增多，医护人员迅速找到需要的病案资料的难度越来越大。分类检索是为了辅助医护人员快速查找、定位所需的病案资料。检索项目至少包括患者基本信息、就诊时间、就诊科室、接诊医师、疾病编码等信息。

对患者既往病史、用药、医嘱、检查、检验、手术等各种病案资料的分类检索和查阅，既包括检索和查阅某位患者的全部病案资料，也包括检索和查阅某次就诊的全部病案资料，还应包括检索和查阅患者所有病案资料中的特定记录。理论上，患者电子病历中的任何内容都能比较方便地通过检索功能获得。

检索查阅的方式有：通过患者基本信息检索病案，检索项通常包括患者标识、姓名、出生日期、住址等；通过就诊基本信息检索病案，检索通常包括就诊时间、就诊科室、接诊医师等；通过患者疾病信息检索病案，检索项通常包括诊断名称、诊断编码等。还可通过组合多个检索项检索病案资料。

2. 展示与浏览　在医疗过程中，医师首先需要查阅患者的既往历次就诊的病案资料，包括门（急）诊、住院、体检等不同类型的资料。其次，在录入病历过程中，各个诊疗记录的显示、录入、修改、编辑处理界面中要明确显示患者的基本信息，如姓名、性别、年龄、患者唯一标识、门诊号、住院号、病案号等，医师要及时核对，以免医疗差错。另外，为更直观地展示患者的各种生命体征值，将以趋势图形式展现，便于医师了解生命体征的发展趋势，了解患者身体状况，对照治疗前后，掌握治疗的效果。

电子病历系统在对临床各个业务系统采集的大量数据与记录进行显示时，医务人员可以有两种查看形式：①按照传统习惯进行类纸质病案展现形式，如入院记录、病程记录，"所见即所得"，对病历修改痕迹保留等的显示形式。②按照诊疗过程中得到的临床数据的特点、规律进行信息综合显示，通过按主观定义的数据组合得到智能化与自动化的临床事务辅助决策。

3. 签收与归档　在电子化病案管理工作模式下，签收前除需要进行终末质量的检查与质量评分工作外，还需要病案管理人员通过可信电子病历管理系统完成电子病历可信归档。

电子病历可信归档主要包括：①对病案编辑权限锁定后，完成各类临床数据的格式转换，使得临床数据脱离业务系统，达到书面形式的要求，并保存以后的调阅展示的内容。②保留过程电子签名数据，以便于使各类临床数据在原系统完成的电子签名操作不能因为数据的转移而导致电子签名失效。③提供可信临床数据的查询和验证，以便于查询并展现已归档可信电子病历数据，并提电子签名的验证手段。

为方便后续对电子病历的检索与借阅，在用户权限体系的控制下，完成浏览模块与检索模块的关联，是实现分类检索查阅的基础，然后登记信息，生成签收工作记录，以便于管理、查找与追踪。

4. 打印与导出　当病案审核、提交后，内容不能再做修改，然后提供病案资料的打印输出等服务操作，只有在特殊情况必须改时，要经医务部门严格审核，注意保留修改痕迹的信息，如修改时间、修改人及内容。

打印格式要统一规格、字体、格式等；打印内容不含修改痕迹；打印方式可以是打印预览、连续打印（在上次打印的位置继续打印）、批量打印（一次就诊结束后，资料全部打印）、打印指定医疗记录，选择其中一部分打印等满足各种需要。

电子病历完成提交后也可以电子文件的格式导出，便于与院外其他信息系统进行交换、共享，也便于临床诊疗、教学与科研中使用。注意导出时要带有医疗机构、科室、医师等的信息，便于准确获知病案来源。

5. 借阅与复印　患者出院后，一旦归档，电子病历信息的查看需要申请、审批、归还，同时需要记录浏览信息和解决信息。采用电子病历的工作方式后，一份病案可以给多个人，实现并行借阅，提高病案的利用率。但要遵守借阅制度，可在工作站上通过借阅模块写借阅申请后，由科主任进行审核确认，然后消息会发送到病案室，经病案管理人员确认无误后，将指定范围的电子病历借阅者对借者开放借阅权限，同时设置期限提醒，等借阅期限临近时，可以通过消息提醒借阅者，到期时设置强制归还。系统可以记录每份病案借阅情况，将医务人员借阅情况进行统计，根据病案被借阅的次数和比例，发现潜在的重点病案，形成借阅排行和推荐列表，更快捷地帮助临床科研与教学工作。

当然，电子病历借出后，不存在丢失或损坏的可能，杜绝了纸质病案时代的病案损毁与丢失等问题。

总之，电子病历使病案管理人员脱离了繁琐的手工出入库操作，以及费时的信息收集、整理工作。病案人员能有多的精力与时间投入如何管理临床信息，更好地服务于临床、科研、教学与医院管理，不断完善 ICD 字典库以提高疾病手术的准确率，提高病案管理的水平。电子病历使医师在查阅患者既往信息和出院患者病案时更方便、及时，更有时间投入患者的诊治中，提高自身工作效率的同时提高了医院的诊疗水平。

八、电子病历的应用范围

电子病历作为医疗、教学、科研和管理等的第一手资料，是医学界整体医学知识演进和个体服务质量提升的基础，合理利用电子病历数据将在医疗卫生服务、医院管理以及医学科学的发展中产生不可估量的作用。

1. 临床医疗管理　电子病历是医疗工作的支撑技术，区别于纸质病案的作用，主要体现在成熟阶段的智能化、知识化的临床辅助决策上，医学知识融入日常医疗流程中、整合预防、预测、诊疗、预后与康复全程数据，提供全病程、全方位临床决策支持。许多国内外调查研究表明，电子病历辅助临床决策在提高医生的工作质量、缩短诊断时间、提高筛查准确率、减少医疗差错等方面具有非常重要的作用。

（1）提高医疗效率：医务人员使用电子病历模板可大大提高病历资料录入、传递、处理的效率，电子病历不仅可减轻住院医师病历书写强度，提高工作效率，而且可以辅助医师制订治疗计划，推荐最佳治疗方案，确保医师对患者的治疗方案的正常实施，帮助患者快速获得治疗效果。

（2）提高医疗质量：临床知识库的应用，在临床医师的日常工作中提供主动、智能式的临床决策支持功能，有助于提高医师的临床诊疗水平；通过环节质控，及时了解疾病诊疗过程，进行精细化管理和控制；通过提供全面的患者医疗信息、以恰当的方式展信息、对每一病例的诊断和治疗效果进行追踪，提供循证医学支持，并提出针对患者的个性化的诊断和治疗建议、提示与警告，规范医疗过程，减少医疗失误与差错。

（3）保障医疗安全：电子病历的临床决策支持与实时监控防止了医疗差错，医嘱录入中的自动核查、提示、警告功能及医嘱执行过程中的自动核对，在医嘱处理流程中的相关功能设计、患者信息显示内容等方面进行了要求，病历质量控制点的设定与记录，通过护理核查有效地降低护理差错率，通过无线心电等检查报告的快速采集与回传，通过检验标本的环节质控，降低差错率。

（4）降低医疗费用：电子病历能够提供完整、准确的患者健康信息记录集，经过授权的临床医师、护士可以在任何时间、任何地点通过信息网络获取和患者健康有关的所有信息，从而避免重复检查、重复诊断、重复用药，达到节约医疗费用的目的。国外的一线研究表明，在诊疗过程中提供既往的实验室检验结果，能够显著减少重复检验的数量，不仅降低了医疗费用，也使得患者免了很多不必要的尝试。

发展电子病历很重要的目标是提高医疗质量、降低医疗差错，临床决策支持系统则是达到这个目标的一个有效的途径。

2. 医学教学与研究　电子病历作为医学信息的载体，为临床、教学、科研提供完善快捷的服务，提供大量集成资料。随着结构化电子病历相关工作的迅速发展，信息检索的效率有了质的提高，通过各种条件组合的灵活定制进行综合查询，快速准确地找到符合条件的病案，方便医务人员使用，有利于信息资源共享和交流。

首先，利用电子病历在教学领域方便传输和存储的优点，通过筛选出各类专家诊疗中的典型案例，用于医护培训和学生培养，使传统生硬的教学变得灵活和生动；通过发展知识系统，实现循证医学的服务模式，摆脱经验医学的禁锢。

其次，未来的电子病历系统建设将结合临床路径，细化科研，在科室绩效完成的情况下，逐步向个人绩效转移。电子病历使医务人员更容易获取科研用临床数据，在临床工作中积累了大量数据时建立科研建设思路，如选有价值的专科病例做深入人心的研究，以种为单位，以患者为中心，以疾病发生、发展周期为主线，系统整合患者在体检、门（急）诊、住院、随访等多个环节临床数据。通过电子病历颗粒度在专科领域的细化进行医学应用研究，这种理论与用相融合的过程是比较有价值的医学研究方向。

最后，现代医学和生物学相结合，高速、准确的检测仪器和设备，电子病历的持续应用与发展，使临床医务人员能方便快捷地准确获取大量个体的基因组学、蛋白组学数据；通过面向基因和蛋白等生物医学分子信息在内的医学信息处理技术，能够从大量的数据中提取所需的信息，而将这些个体所特有的各类基因学、蛋白组学数据归档到个人档案中统一管理，成为开展个性化医疗所必需的信息支撑。

目前各项与病案有关的科研辅助性工作在不断开展，如对病案借阅后的科研论文成果跟踪，分析相关人员的科研立项、获奖成果、论文产出等结果与病案的比例，从而评价医院病案利用率与论文产出比，进一步分析原因，寻求改进，能更高效地把存储型病案变为科研型病案。

3. 医院检测与管理　在医院的现代化管理中，电子病历是对医疗质量、管理水平、技术水平等进行综合评价的依据。

（1）提高医政管理力度：医院除通过管理决策支持整合临床数与管理数据，使用电子病历为医院管理者提供决策外，通过网络系统，医师用药名称、用药剂量、治疗过程，全部一目了然，患者的病情变化、检查、治疗计划等得到实时监控，无形中患者成为真正的受益者，同时大大地降低了医院行政部门管理人员的劳动强度。

（2）自动统计报表：电子病历临床数据集中全面存储，通过建立筛选规则，实现面向管理的信息查询、自动从电子案中提取各种法定报表，为管理者提供各种全面可靠、即时有效的临床数据统计和报表服务，使统计分析、医院管理全面集中，大大提高了病案的利用效率、减轻了卫生机构工作人员的劳动强度，节约劳动力的同时提高了数据上报的及时性和数据质量。

4. 公共卫生管理　电子病历一方面为医疗机构医疗监管、药物流通、卫生资源规划提供基础数据，另一方面帮助公共卫生管理部门直接、快速、准确、及时地掌握疾病流行态势，识别突发性，传染性、多发性、群体性卫生事件和健康问题。

另外，随着人类疾病谱和死亡谱的变化，医疗卫生服务逐步扩大了范围，由院内服务扩大到院外服务，由医疗服务扩大到预防服务，电子病历实现了一种以患者为中心的新型医疗卫生服务体系。

例如，慢性疾病管理，强调预防、预测、诊治、预后和康复的一体化，建立以患者为中心的连续医疗服务模式，这种卫生服务的开展依赖于电子病历系统对于涵盖个体健康维持、疾病预防与诊疗及病后康复等在内的全过程的信息管理，电子病历统一管理个体的健康和疾病信息，不仅记录了患者的病史信息，而且还包括历次就诊的详细治疗方案。并在系统之间实现信息的交换和共享，满足持续医疗保健的需要。因此，针对慢性病患者，临床医护工作者可以非常容易地获取当前治疗方案的信息，并继续执行后续的治疗计划，从而确保疾病得到持续、有效的治疗。

电子病历不仅有利于对健康状态、疾病诊疗以及康复等不同阶段个体的纵向管理，还有利于在整体医疗资源的横向协同和利用。电子病历是实现跨越地域和时间限制、大规模协作医疗的基础，将多源、异构的医疗信息进行融合等，最终能够做到最大限度地利用信息的互补性，简洁、快速准确地对疾病做出诊断，综合最佳的治疗方案并动态进行调整。通过电子病历的共享，实现跨时间、跨专业、跨地域的医疗协作，为患者提供安全、连续、有效、经济的诊疗服务。

5. 医疗付费补偿　医疗保险检查是电子病历系统必须具备的功能。在临床医疗中，医师根据医疗保险目录，检查医嘱或处方中的用药和诊疗项目与患者费别的对应关系，对于超出医疗保险范围的处方和检查申请及时提示；医嘱或处方在提交时会触发医疗保险检查功能，自动检查医嘱、处方中的药品查验申请。

电子病历支持保险机构对医疗保险药物和诊疗等医疗行为的审核，促进医疗保险基金的合理使用。

6. 患者隐私保护　电子病历的应用在带来患者病案资料获取便利的同时，也为病案资料的安全保密带来压力。因此，保护患者隐私成为电子病历系统的重要议题。

医疗机构在电子病历管理中起到宏观操控的作用，主要起到规范限制作用，如制订规范统一的电子病历模板和交换标准；医院实行电子病历管理制度，既要做好电子病历的备份保存工作，又要注意电子病历的拷贝问题，注意患者信息的保密工作。

医院在信息系统的设置中，配置监管和保密程序，对每一次的拷贝都要做出详细记录，从而实现在最终提交之前，要对其进行检查和监督，防止电子病历被"滥用"。增强医疗服务者的责任意识，使电子病历朝着一体化、规范化、保证法律效力化方向发展。

随着医学从经验走向科学的过程，医学模式也发生了转变，从医学、技术医学逐步走向一个以个体化、一体化、协同化和知识化为特征的系统性的新型医疗卫生服务体系。电子病历的应用是科学技术发展的必然结果，是卫生信息事业发展的必然趋势，电子病历作为整个诊疗过程的记录、医院的宝贵备案数据资料以及具有证据效力的法律证明，还需要医疗机构和卫生管理人员的共同努力，才能将电子病历的管理朝着科学化、规范化和一体化的方向发展。

总之，在应用电子病历的同时，医疗机构要加强电子病历的管理力度，实现电子病历科学管理。

（戢　飞）

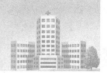

第十章 医院的信息管理

计算机技术广泛应用和个人计算机的普及给全社会带来了新的变革，随着互联网、大数据、云计算等技术的快速发展，医院在信息技术的应用方面更加广泛及深入，不断提高医院的信息化、自动化和共享化水平。由于信息化不仅能以图像、图表的形式快速传递，而且还可以三维结构动态彩色图像或伪彩色图像随时传递，这使得远程医疗、诊断、救护和教学成为可能。随着5G的应用，5G将会改变很多医疗、管理上的流程。在远程会诊、手术、急救、患者照护中，5G可以对医疗的很多方面进行颠覆性改变。这种赋能，让一些原来不敢想的东西可以实现了。医院管理者不只要关注医院内部的数据和管理，还要放眼到医联体；不要只关注临床数据，还要关注不同终端的数据。对于医院管理者，5G拉长了视野，扩展了空间，不仅使医院终端成为医院信息中心的分系统并加以开发和应用，而且对提高医院的医疗水平、科研能力、患者满意度、整体素质和效益具有更大的作用。

第一节 医院信息管理概述

一、医院信息管理发展阶段

医院信息管理发展的三个基本阶段。

1. 医院信息管理阶段 是现代化医院运行必备的基础技术环境。HMIS的建成，将对医院起到提高效率、降低消耗的作用。全院级的HMIS不仅仅只是各部门HMIS的简单相加，它要求在全院实现各部门之间各种信息的共享。目前，我国90%以上的大型医院已经实现了部门的信息化管理。

2. 临床信息管理阶段 包括LIS（检验信息系统）、PACS（医学影像系统）、医生工作站、实验室系统等支持医院医务人员的临床活动，收集和处理患者的临床医疗信息，并提供临床咨询、辅助诊疗、辅助临床决策，提高医护人员的工作效率与质量的系统。

3. 局域医疗卫生服务阶段 用于医院与医院间数据共享、医院与卫生机构之间数据共享，实现医疗机构间患者就诊数据的无缝隙流动。

最终医院信息管理的目标是：①建立以患者为中心的信息化管理平台；②与区域医疗卫生信息平台接轨；③强化医院对"人、财、物"管理；④改善患者就医体验；⑤LIS、EMR、OA的全面解决方案；⑥遵循医疗领域标准规范；⑦信息共享。

二、医院信息的内容

医院信息的内容可谓包罗万象，从医院的角度看，它贯穿医院管理的方方面面；而从患者角度看，它贯穿一个患者就医的全过程。医院信息常规的分类是：

1. 管理信息　包括人事管理、财务管理、药品器械管理、门诊管理、病房档案管理、设备物资管理和科研教学管理等。

2. 医疗信息　包括患者基本信息、诊断及手术操作信息、检查治疗信息、用药信息、护理信息和费用信息等。医院患者通常分为门诊患者和住院患者，所以又有门诊信息和住院信息之分。

3. 公众信息　包括图书情报、医院导诊和就医指南、医院国际互联网页等。

三、医院信息的特点和作用

1. 医院信息具有复杂性和多样性　首先体现在它内容的多方面和记录的"海量"性，其次是表现形式的多样性，如文字、图像和数据库等。尽管医院信息是"海量"的，但只要我们掌握其规律性就能很好地驾驭它，让它为医院的发展起促进作用。

2. 医院信息具有层次结构　事务处理层也是原始数据来源层，如医院每天发生的各类管理数据和临床数据；分析管理层，如原始数据经过加工后给管理层使用的各类统计数据；决策支持层，是医院信息的最高层，此类信息通过高度加工升华能为医院领导对医院的决策起支持作用。

3. 医院信息具有丰富的知识挖掘价值　主要体现在临床医疗信息上。由于医疗永远是向未知进行探索和挑战的过程，对于医务人员来说已经产生的海量临床医疗信息是他们进行临床研究的无价之宝，循证医学、临床路径是当前最活跃的临床研究领域。

（张筱逸）

第二节　医院信息系统

一、医院信息系统的基本概念

医院信息系统（hospital information system，HIS）是指利用计算机软件、硬件技术、网络通信技术等现代化手段，对医院及其所属各部门的人流、物流、财流进行综合管理，对在医疗活动各阶段中产生的数据进行采集、存储、处理、提取、传输、汇总、加工生成各种信息，从而为医院的整体运行提供全面的、自动化的管理及各种服务的信息系统。医院信息系统是现代化医院建设中不可缺少的基础设施与支撑环境。

医院信息系统不是简单模拟现行手工管理方法，而是根据医院管理模式，采用科学化、信息化、规范化、标准化理论设计建立的。在建立医院信息系统前，医院必须首先规范自身的管理制度及运行模式，医院信息系统建立的过程，是医院自身规范管理模式和管理流程、提高工作效率、不断完善机制的过程。

二、医院信息系统的整体框架

医院的信息系统包括门（急）诊管理系统、住院患者管理系统、病房与医嘱管理系统、医院药事管理系统、医院财务与核算管理系统、物资与设备管理系统、医院办公室自动化管理系统、医疗保险信息系统、医院信息系统、医学文献管理系统、远程医疗与远程教育系统、临床信息系统、电子病历信息系统、实验室与检验信息系统、护理信息系统、放射信息管理系统、病理图文管理系统和医学图像管理系统等。按照子系统划分，整体框架见图10-1。

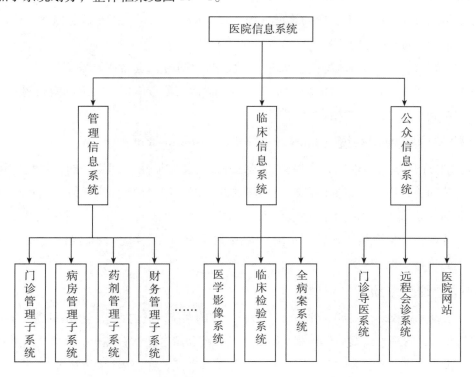

图10-1 医院信息系统整体功能框架图

三、医院信息系统相关子系统

（一）医院管理信息系统（hospital management information system，HMIS）

HMIS的主要目标是支持医院的行政管理与事务处理业务，减轻事务处理人员的劳动强度，辅助医院管理，辅助高层领导决策，提高医院的工作效率，从而使医院以较少的投入获得更好的社会效益与经济效益。例如，财务系统、人事系统、住院患者管理系统、药品库存管理系统等就属于HMIS的范围。

（二）临床信息系统（clinical information system，CIS）

CIS面向患者的信息系统，主要目标是支持医护人员的临床活动，收集和处理患者的临床诊疗信息，丰富和积累临床医学知识，并提供临床咨询、辅助诊疗、辅助临床决策，提高医护人员的工作效率，为患者提供更多、更快、更好的服务，例如，医嘱处理系统、患者床旁系统、医生工作站系统、实验室系统和药物咨询系统等就属于CIS范围。

（三）医学图像存储与传输系统（picture archiving and communication system，PACS）

PACS是经通信网络获取、存储、管理、显示和处理医学图像的集成信息系统，是实现医学图像信息管理的重要条件，它把医学图像从采集、显示、储存、交换和输出进行数字化处理，最后实现图像的储存和传送，在节省存储空间、胶片、显影剂和套药的同时，实现高效化的管理。医学图像信息是多样化的，如B超扫描图像、彩色多普勒超声图像、核磁共振（MRI）图像、CT图像、X射线透视图像、各种电子内镜图像、显微镜下病理切片图像等。计算机技术和网络技术的迅速发展，高性能计算机、高速网络和大容量存储设备的出现，为大量医学影像和诊断信息的存档和通信要求提供了全面的技术保障。

RIS（radiology information system）是放射科信息管理系统，是放射科的登记、分诊、影像诊断报告及放射科的各项信息查询、统计等工作的管理系统，RIS系统与PACS系统紧密相连，构成医院数字医疗设备、影像及报告管理的解决方案。

PACS/RIS系统的建立，在为医院提供大量基础数据的同时，也会逐渐积累医疗影像及诊断信息，构成患者病案中的重要信息，而这些信息成为患者再次就诊的参考信息。大量典型病例的积累也是医生从事医学研究和对其他患者进行诊断参考的依据。

（四）实验室信息管理系统（laboratory information system，LIS）

LIS系统是指用于医院检验部门日常检验数据处理及业务和质量管理工作的计算机应用程序，包括与医院网络相连接的前台数据采集处理及检验部门内部管理等部分组成。LIS系统通过网络所提供的共享资源，快速准确地获取患者的基本信息；利用计算机的后台处理技术与各类设备仪器的实时联机，使仪器的监测数据及检验结果直接进入管理系统，对检验结果的可靠性进行实时监控，并迅速向院内各医疗部门提供经过复核检查的检验结果。

（五）病案管理分系统

病案管理分系统主要指对病案科（室）工作进行管理的系统，其内容包括病案的索引管理、病案的示踪管理、住院病案首页管理、病案质量控制、病案归档管理和患者随访管理等。病案管理系统可以提供多种简便的查询方式；快速定位病案位置；完善各种数据统计功能；实现运行病历及终末病案的管理。该子系统改进病案查找、人工二次录入、登记本记录等落后方式，可极大地提高病案管理人员的工作效率。

（张筱逸）

第三节　病案统计信息系统

一、病案统计信息系统的基本框架

按照医院信息系统设计中功能模块划分的基本模式，病案统计信息系统的基本功能框架见图10-2。

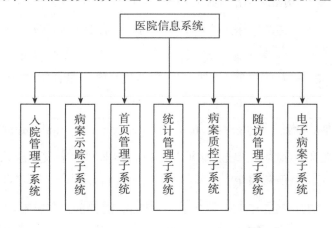

图10-2　病案统计信息系统功能框架

一般来说，病案统计信息系统包括门诊病案管理和住院病案管理，我国有不少医院很早就有集中管理门诊病案的历史，如北京中日友好医院、北京协和医院等。有些医院对某些专科门诊（图10-2）病案统计信息系统功能框架的病案进行集中管理，但大多数医院没有对门诊病案进行管理。此功能框图特指住院病案的管理。

某些医院入院管理子系统不属于病案统计信息系统，但入院管理子系统提供了患者的基本信息，是病案管理的重要内容。

病案示踪子系统包括病案的回收、归档、借阅，是对病案流动性的管理。

首页管理子系统包括首页信息录入、审核、查询（特别是患者诊断信息查询）等。首页信息是医院统计数据的主要来源，是统计管理子系统数据的主要入口。国际疾病分类编码是首页管理子系统的核心。

统计管理子系统主要包括门诊统计、住院统计和医技统计三大部分，信息来源为病案首页及HIS中的其他子系统。统计管理子系统是病案信息系统中最重要的子系统之一，也是HIS中信息加工的重要窗口。目前，我国还有部分医院病案管理和统计管理是分离的，应该说这不是一种有效的模式，对简化工作流程、提高工作效率、保证数据一致性是十分不利的。

病案质控子系统主要包括病案终末质量检查结果的登记、查询和统计。目前，我国部分基础比较好的医院已经取消了终末质控工作，如北京协和医院。

随访管理子系统主要包括患者基本信息和诊断信息查询、随访记录登记、随访记录查询统计。随访工作趋势是，由肿瘤患者扩大到一般患者人群，由关注单一疾病预后到关注患者生活质量与预防保健。

电子病历子系统主要包括电子病历模板管理、电子病历检索和电子病历质量管理等。

二、病案统计信息系统与医院信息系统的关系

病案统计信息系统与HIS的关系见图10-3。

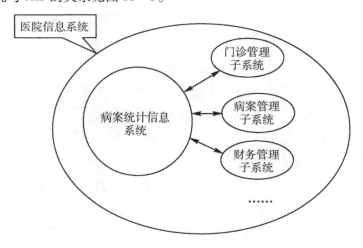

图10-3 病案统计信息系统与HIS的关系

从图10-3可看出病案统计信息系统不仅是HIS的子系统，而且是最重要的子系统，病案统计信息系统几乎与医院信息系统的每一个子系统都有数据交换。

从前面的叙述可知，病案统计信息系统贯穿HIS的三个层次，特别是第三层次将在医院决策分析中起重要作用，见图10-4。

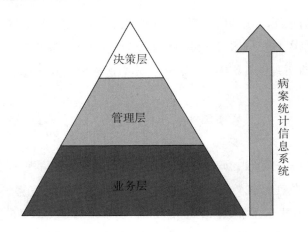

图 10 - 4　病案统计信息系统与 HIS 层次的关系

（钟雪梅）

第四节　医院数据挖掘

HIS 的高速发展使医院产生和存储"海量"级的数据，于是"医院数据挖掘"便应运而生。医院数据挖掘使医院信息的价值得以延伸。病案信息技术人员手中掌握医院信息这一资源"富矿"，有"近水楼台"之优，应当成为医院数据挖掘的主力军。

一、数据挖掘的概念

数据挖掘是指从大量的数据中通过算法搜索隐藏于其中信息的过程，是对数据的一种"深加工"，其结果必然是产出有价值的产品。按照一种更书面化的定义，数据挖掘就是从大量数据中获取有效的、新颖的、潜在有用的、最终可理解的模式的非平凡过程。一言以蔽之，数据挖掘就是从大量数据中提取或"挖掘"知识。

数据挖掘分为有指导的数据挖掘和无指导的数据挖掘。有指导的数据挖掘是利用可用的数据建立一个模型，这个模型是对一个特定属性的描述。无指导的数据挖掘是在所有的属性中寻找某种关系。具体而言，分类、估值和预测属于有指导的数据挖掘；关联规则和聚类属于无指导的数据挖掘。

1. 分类　先从数据中选出已经分好类的训练集，在该训练集上运用数据挖掘技术，建立一个分类模型，再将该模型用于对没有分类的数据进行分类。

2. 估值　与分类类似，但估值最终的输出结果是连续型的数值，估值的量并非预先确定。估值可以作为分类的准备工作。

3. 预测　通过分类或估值来进行，通过分类或估值的训练得出一个模型，如果对于检验样本组而言该模型具有较高的准确率，可将该模型用于对新样本的未知变量进行预测。

4. 相关性分组或关联规则　其目的是发现哪些事情总是一起发生。

5. 聚类　是自动寻找并建立分组规则的方法，它通过判断样本之间的相似性，把相似样本划分在一个簇中，一般由以下三个阶段组成：①数据准备；②数据挖掘；③结果表达和解释。

与通常数据挖掘相比，医院数据挖掘工作者更需具备以下条件：①熟悉医院管理知识和业务流程，了解医院各层次管理者的需求，对医院的特殊性有充分的理解和认识；②尽可能地参与到医院信息系统的建设中，了解医院数据库层次、结构和分类，了解医院信息系统的数据字典；③具有丰富的计算机和统计学知识储备，具有一定的需求分析能力、模型构造运用能力和抽象思维能力；④具有较强的沟通技巧和艺术，善于从医院管理和医院临床之间寻找结合点，从大量的数据中找到新的目标。

二、医院信息系统与医院数据挖掘

医院数据挖掘基本遵循两个方向，一是先提出问题，再从医院数据仓库中通过数据挖掘寻求答案；二是直接从医院数据仓库出发通过某种统计学模型"挖掘"出新的有实际应用价值的知识或结论。不管何种方式都离不开医院信息系统，它们的关系可以理解为，医院信息系统是医院数据挖掘的前提，而医院数据挖掘是医院信息系统的延伸。

（一）医院信息系统的数据结构

要做好医院数据挖掘，首先必须了解医院信息系统中的数据层次结构。按照通常的分类方法，医院数据层次结构如图10-5所示。

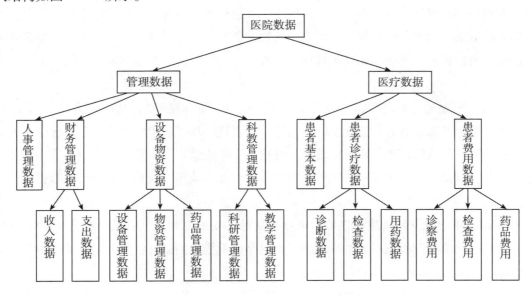

图10-5　医院数据层次结构示意图

无论从纵向还是从横向看，图10-5远不是医院数据结构的"完整树"，这里只是反映医院数据结构的一个基本模型及医院数据的一种分类方法，目的是为我们进行医院数据挖掘提供一个基本框架。

一般来说，医院数据分为两大块，即管理数据和医疗数据。根据医院的特点，医疗数据更能反映医院的整体水平，故更有挖掘价值，既能挖掘到医疗管理方面的信息也能挖掘到医疗技术方面的信息。如从全院某一时段专家门诊的工作量可分析专家门诊分配的合理性，对患者用药情况分析可推断全院总的用药趋势及抗生素的控制使用情况。

（二）医院数据挖掘的基本流程

尽管医院数据挖掘内容五花八门，过程复杂异常，但它都能遵循如图10-6所示的基本流程。数据挖掘过程模型步骤主要包括定义问题、建立数据挖掘库、分析数据、准备数据、建立模型、评价模型和结果应用。

对图 10 - 6 各流程的简单解释是:

1. 定义问题　在开始数据挖掘之前最先的也是最重要的要求就是了解数据和业务问题。必须要对目标有一个清晰明确的定义，即决定到底想干什么。清晰地定义出业务问题，确定数据挖掘的目的。

2. 建立数据挖掘库　包括数据收集，数据描述，数据选择，数据质量评估和数据清理，合并与整合，构建元数据，加载数据挖掘库，维护数据挖掘库。在大型数据库和数据仓库中选择数据集并进行筛选和整理以保证数据的完整性及一致性，定义奇异数据和缺失数据。

3. 分析数据　分析的目的是找到对预测输出影响最大的数据字段，和决定是否需要定义导出字段。如果数据集包含成百上千的字段，那么浏览分析这些数据将是一件非常耗时和累人的事情，这时需要选择一个具有好的界面和功能强大的工具软件来协助完成这些事情。

4. 准备数据　这是建立模型之前的最后一步数据准备工作。可以把此步骤分为四个部分：选择变量，选择记录，创建新变量，转换变量。

5. 建立模型　建立模型是一个反复的过程。需要仔细考察不同的模型以判断哪个模型对定义的问题最有用。先用一部分数据建立模型，然后再用剩下的数据来测试和验证得到的模型。有时还有第三个数据集，称为验证集，因为测试集可能受模型的特性的影响，这时需要一个独立的数据集来验证模型的准确性。训练和测试数据挖掘模型需要把数据至少分成两个部分，一个用于模型训练，另一个用于模型测试。

6. 评价模型　模型建立好之后，必须评价得到的结果，解释模型的价值。从测试集中得到的准确率只对用于建立模型的数据有意义。在实际应用中，需要进一步了解错误的类型和由此带来的相关费用的多少。经验证明，有效的模型并不一定是正确的模型。造成这一点的直接原因就是模型建立中隐含的各种假定，因此，直接在现实世界中测试模型很重要。先在小范围内应用，取得测试数据，觉得满意之后再向大范围推广。

7. 结果应用　模型建立并经验证之后，可以有两种主要的使用方法：第一种是提供给分析人员做参考；另一种是把此模型应用到不同的数据集上。这是数据挖掘的最终目的。结果应用得越好表明数据挖掘越有价值。

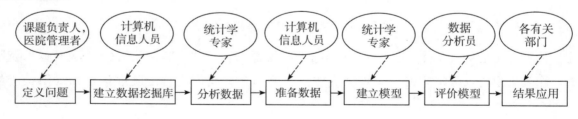

图 10 - 6　医院数据挖掘基本流程图

（三）医院数据挖掘的基本思路

有了基本流程，开展一项数据挖掘时各种的脉络就应该比较清晰了，下面以一个医院信息工作者为主体，谈谈基本思路。

1. 从实际工作中发现问题　通过与医院领导及医院各级管理者的沟通，了解他们的需求，并将其升华到一个主题。如医院要实行临床医技科室的目标责任制，可以考虑通过数据挖掘做点什么。

2. 对数据有一个很好的认识　首先是数据的分类，是属于工作数量的，还是工作质量的；其次是数据的分型，是计数的、计量的，还是等级的，计量数据如何度量，等级数据如何划分。

3. 选一个好的统计学模型 模型分参数型和非参数型，参数型总体应进行正态性检验，非参数型的以秩和比法为代表。时间序列及生存分析模型，线性回归及 Logistic 模型等都有着很好的应用前景。例如，要将全院各科室医疗质量水平进行一个大致的分类，最好用聚类分析模型；要研究引起患者医疗费用增加的主要原因，最好用主成分分析法或因子分析法。

4. 统计分析结果的解释一定要符合实际 样本量，随机性，与医院管理者或临床专家的良好沟通，都是写出有价值论文的关键。

（四）应用举例

以一个大型医院病床分配方法为例说明实现一次数据挖掘的基本思路。

1. 问题提出 预测各科床位数区间，并作为医院信息系统中的常规模块。

2. 目的及意义 对于一个大型综合性医院来说，合理分配病床对于医疗资源的有效利用，促进专科发展是十分有意义的，也是医院领导十分关注的。特别是在医院管理的杠杆作用下，各临床科室争相减少本科的额定床位数而增加实际床位数，这时如果能建立一个科学的床位预测分析模型，将是十分受欢迎的。

3. 数据来源 医院信息系统中各科过去十年病床使用率、出院人数等来源于医院信息系统数据库。

4. 原则及模型 着眼近期兼顾过去及黄金分割率（取去年数据的权重为 0.618，前十年数据平均权重为 0.382）、正态分布和可信区间。

5. 结果及应用 形成每个科室的理论床位数区间，将该预测模块直接嵌入医院信息系统之中，可随时进行预测，由医院相关管理人员使用。

对于医院数据挖掘，可能会涉及信息安全之类的问题。这对于信息保密也是个不小的挑战。

数据挖掘有很多合法的用途，例如可以在患者群的数据库中查出某药物和其副作用的关系。这种关系可能在 1 000 人中也不会出现一例，但药物学相关的项目就可以运用此方法减少对药物有不良反应的患者数量，还有可能挽救生命；但这当中还是存在着数据库可能被滥用的问题。

数据挖掘实现了用其他方法不可能实现的方法来发现信息，为医生、护士以及各级管理人员提供正确的决策支持，也提高了医院信息系统的智能化和自动化水平，但它的使用必须受到规范，应当在适当的说明下使用。

如果数据是收集自特定的个人，那么就会出现一些涉及保密、法律和伦理的问题。

（钟雪梅）

第十一章　现代化技术和设备在病案管理中的应用

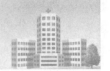

第一节　病案管理现代化的意义和组织

一、病案管理现代化的意义

病案资料是病案信息的具体表现形式，病案资料积累越多，信息内容越丰富，信息流的作用越强，反馈的信息越多。所以，病案资料是医院的主信息流。病案管理现代化是医院现代化管理的重要组成部分。要使病案信息活跃起来，得到充分的开发和利用，病案管理必须向现代化的方向发展。

实现病案管理工作的现代化是指用科学的管理方法、用现代化的技术设备和服务手段管理病案信息，使用病案信息。随着时代的进步，病案信息的收集、存储和处理实现数字化、信息化及信息的传递实现网络化已取得明显的成果。

病案管理现代化的意义在于：

（1）适应医学科学的发展。

（2）对医院进行科学化管理，提高医疗技术。

（3）实现病案信息资源收集、存储、传递、开发和提供利用的一体化，使病案信息高度共享。

（4）引发病案管理模式新的变革。

（5）为远程医疗会诊、DRG 医保支付、DIP 医保支付等的实施提供坚实的基础。

病案管理要采取一定的现代化手段，使病案信息发挥出更大的作用，使病案管理发生质的变化，促进卫生事业发展，促进社会进步。

病案管理的职能变化：病案管理已由手工操作到计算机管理，甚至达到网络管理；病案的保存由木架放置到胶片缩微存储、光盘存储、磁盘存储、计算机存储，从而使病案信息达到快速传输的需求，如患者姓名索引的计算机录入、纸质病案的影像扫描存储，以及无纸化病案的实现等。病案科（室）的职能逐步由传统的手工操作管理转向病案信息管理，封闭式转向为开放式，被动服务转向主动服务。病案的存储结构、服务方式、社会关系等都在发生变化，病案工作的社会职能和社会形象也随之变化。

病案管理专业人员的工作目的是"以患者为中心"，为患者和健康人群提供综合性、多功能性、全方位优质服务，最大限度、最大范围地为社会各方面提供病案信息服务。

二、病案管理现代化的组织

（一）病案管理依靠医院的发展

病案管理现代化的前景与医院发展、医院经营息息相关。病案管理只是医院管理的一部分。它的发展只能依靠医院的管理和经济支持。随着医院管理水平的提高、信息化程度的深入、诊疗项目多样化及大型仪器设备的自动化等，产生的医疗活动信息越来越多。病案管理的作用也就更加突出。这就要求病案专业人员积极配合医院完成病案管理的专业化、现代化，协助医院取得社会效益与经济效益。

（二）更新思想观念，树立现代化管理意识

病案工作者要具有较强的开拓创新的科学管理意识，适应新的技术革命给病案工作带来的影响和变革。不但要创造良好的工作环境，还要积极主动地开创、引进先进的管理技术，为患者服务，为社会服务。

（三）注重人才培养，发展病案事业

大力发展病案管理专业教育，在各医学院设置病案管理专业，培养现代化、专业化的病案管理人才。提高病案专业人员的整体水平，适应现代化发展的需要，病案专业人员必须技术过硬，专业过硬。病案管理的传统模式已在逐渐改变。病案专业人员必须跟上形势，全面掌握专业知识、医学知识、多种边缘学科知识，掌握计算机技术、缩微技术、扫描技术的综合技能，懂得各种新设备、新载体的性能和保护技术，以期实现对医、教、研、防的科学支持，为卫生管理的社会需求提供全面优质的服务，实现与世界接轨。

（四）强化病案委员会职能

医院病案专业委员会除行使原职能外，还要负责病案管理现代化进程中有关业务咨询、组织新技术鉴定和推广作用。

（五）医院领导支持

制约病案现代化管理的因素有很多，如资金、人才等，但发挥主要决定因素的是领导者的现代化意识和现代化知识水平、管理水平。病案向现代化方向发展必须有医院领导的大力支持。医院领导要有宏观指导的总体思路，实现发展战略上的创新，应想方设法创造条件加大病案现代化管理的精力和经济投入，帮助解决工作中实际存在的困难和问题。加强宏观管理，用行政手段对全国档案现代化管理工作进行有效的调控，以保证其健康、有序地发展。

（六）基础管理工作

"基础"是事物发展的根本和起点。医院的基础管理工作是医院在整个运转过程中，对各类人员、各项专业日常工作的管理。基础工作反映了一个医院现有的管理水平，直接影响医院未来的建设与发展，是医院全部工作的基石。

病案源于基础，体现基础，病案管理的现代化，必须要以扎实的基础工作为前提，先进的科学技术必须与科学管理相结合，才能产生最大的效益。

基础工作包括工作的标准化、规范化、程序化等。制定标准和实现标准是一项基本建设。病案信息的标准化包括病案质量标准、分类和编码标准、名词术语及其定义标准、索引种类及标准、报表格式标准、信息交换格式和标准等。尽可能采用国际、国家已统一的标准，如国际疾病分类（ICD－10）、手

术操作分类（ICD－9－CM－3）、全国统一的病案首页等。建立规范化病案管理流程，严格以岗位责任制为核心的工作制度，对设备的使用、数据的采集、登录、传输和保护要责任到人。以标准、规范为前提才能真正达到数据共享。

（王晓静）

第二节　现代化设备的应用

一、计算机在病案管理中的应用

（一）优势

病案信息是医院信息最庞大、最重要的一部分，管理手段也复杂。既往的手工管理方法，难以适应时代的要求。计算机的运用直接标志着病案管理从手工走向现代化，而这种质的转变，这种大信息量的检索是传统的管理方法所无法实现的，用计算机管理病案，其优势在于：

（1）能使病案充分体现出保存价值。

（2）能快捷地提供各种信息和数据，运用计算机输入病案首页，操作简单，项目齐全，能在短时间内为医务人员提供各种信息和数据。

（3）提高病案管理的正确性。

（4）提高了工作效率，极大地减轻了病案管理人员的工作强度。

当前，计算机普遍应用在与病案有关的各项管理中，涉及门（急）诊挂号、入出院登记、建立各种索引，如疾病索引、手术索引、姓名索引等，以及病案首页管理、病案借阅、病案追踪，病案质量监控和医疗统计等，还辅助完成条形码示踪、病案扫描和光盘病案的使用。

采用现代化的技术和装备，充分利用计算机的快捷、高效，使病案信息的存储、编目、检索、传递的质量和效率大大提高。病案管理与医院统计相结合，达到数据共享。

计算机的病案信息管理包括硬件部分和软件部分。要求计算机具备合适的硬件配置和存储容量。软件部分也需具备应有的功能，支持病案首页信息录入、数据整合、数据审核、信息检索、综合查询、借阅追踪、集成报表并有相关分析、对比分析、管理分析，还支持ICD－10、ICD－9－CM－3、病案质量审核和财务管理。

计算机在医院内形成网络将支持医院信息系统（HIS）。病案信息系统（MRIS）是HIS的子系统。

（二）医院信息系统及病案信息系统使用软件的主要功能

当前，国内各信息产业公司研发出性能不同的病案管理应用软件，主要功能都是对信息的处理，也就是对信息的输入、存储、加工、传输和输出。它是直接为临床医疗工作提供支持服务的信息系统，是与患者医疗信息处理相关的信息系统。

1. 信息的输入　包括信息的采集、整理和录入。病案信息的录入贯穿于整个医疗活动中。信息录入有手工录入和自动录入两种形式。患者第一次就诊可通过手工形式、读卡机、医院APP等方式将患者的一般情况录入。患者出院诊断的疾病分类也要经手工操作。心电监护系统、医学影像存储与传输系统（picture archiving and communication system，PACS）的医疗记录可以自动记录并采集到医院信息系统中。

病案信息中的一部分成为冗余信息，也就是多余和重复的信息。冗余信息的比重称为冗余度，例如病案号、患者姓名等就有很大的冗余度。

采集和录入的信息应当全面、真实、准确。所有的医务人员必须负有责任心，一定要保证信息的质量。因为此项工作大部分是医院信息系统的源头，不容出差错。病案专业人员负有对各种信息录入情况的监控。

2. 信息的存储　在医院信息系统和病案信息系统中，主要采用硬磁盘和光盘的本地存储方式，硬磁盘存储的信息在使用时快捷、方便。伴随移动互联网和大数据技术日益成熟，国内外的医院已开始将病案信息进行云存储。

3. 信息的加工　包括合并、排序、分类、查询等操作。病案信息的加工是信息处理的核心。它不仅能计算数据，还能提供知识、进行推理和具有一定的学习能力。信息的加工能力是 MRIS 功能强弱的重要标志。

4. 信息的传输　通过计算机网络，信息可以在医院内不同工作点之间传递以达到资源共享，减少冗余信息。

5. 信息的输出　包括查询和打印功能。

（三）病案信息系统

MRIS 独立存在但又必须依附于 HIS。它主要是针对病案、统计信息进行管理。它对病案科（室）的办公自动化起到主导作用。此系统利用计算机软硬件技术、网络通信技术等对患者就诊过程中的一切信息数据进行采集、处理、录入、存储、加工、检索、传输和输出。它以首页信息为基础，达到全院共享患者的基本情况的目的，实现病案、统计合一，患者信息自动处理，提高了病案的利用价值，更好地为医、教、研、防和社会提供服务。另外，它还兼有挂号管理、各种索引、入出院登记、病案借阅、病案示踪、病案质量控制等功能。部分信息在 HIS 和 MRIS 之间进行传输，实现信息共享、资源共享。

二、自动识别技术的应用

自动识别技术以条形码（barcode）和射频识别（radio frequency identification，RFID）为最主要的两类应用。

（一）条形码自动识别技术的应用

1. 条形码（条码）概述

（1）条形码的历史：条形码是由美国的乔·伍德兰德（Joe Wood Land）和伯尼·西尔沃（Berny Silver）两位工程师研究出用代码表示食品项目及相应的自动识别设备，于 1949 年获得了美国专利。条形码技术得到实际应用还是从 20 世纪 70 年代开始，近年来，随着计算机应用的不断普及，条形码的应用得到了很大的发展。从 20 世纪 80 年代中期开始，我国的高等院校、科研部门及一些出口企业、物资管理、邮电、图书管理、病案管理等部门逐步推广、使用条形码技术。1988 年 12 月 28 日，经国务院批准，国家技术监督局成立了"中国物品编码中心"，1991 年 4 月代表我国加入国际物品编码组织（GS1）。

（2）条形码的概念：条形码亦称条码，是在计算机和信息技术基础上产生和发展起来的编码、识别、数据采集、自动录入和快速处理等功能于一体的新兴信息技术。它是由宽度不同、反射率不同的条和空，按照一定的编码规则（码制）组合起来的符号，用以表示一定的字符、数字及符号组成的信息。即条形码是由一组粗细不同，按照一定的规则安排间距的平行线条图形。常见的条形码是由反射率相差很大的黑条（简称条）和白条（简称空）组成的。通常一个完整的条码是由两侧静空区、起始码、资料码、检查码、终止码组成，以一维条码而言，其排列方式通常如下表示：静空区（前）－起始码－资料码－检查码－终止码－静空区（后）。

（3）条形码扫描器识别条形码的原理：条形码是由黑条和白条组成，其反射的可见光的波长不同。白色物体能反射各种波长的可见光，黑色物体则吸收各种波长的可见光。在进行辨识的时候，用条形码阅读扫描器得到一组反射光信号，白条和黑条的宽度不同，相应的反射信号持续时间长短也不同。此信号经光电转换后变为一组与线条、空白相对应的电子信号，经解码后还原为相应的数字、字符，通过接口电路送给计算机系统进行数据处理与管理，便完成了条形码辨读的全过程，可显示出条形码所代表的信息内容。

（4）条形码的分类：可分为一维条码（one dimensional barcode，1D）、二维条码（two dimensional barcode，2D）等类别。目前在商品上的应用仍以一维条码为主，故一维条码又被称为商品条码。条码用于病案管理多为一维条码。二维条码具有储存量大、保密性高、追踪性高、抗损性强、备援性大、成本便宜等特性，这些特性特别适用于表单、安全保密、追踪、证照、存货盘点、资料备援等方面，应用范围更加广泛。全世界一维条码的种类达 225 种左右。通用的标准有 EAN/UPC 码、39 码、128 码等。

一维条码与二维条码的比较见表 11-1。

表 11-1　一维条码与二维条码性能应用比较一览表

项目	一维条码	二维条码
资料密度与容量	密度低，容量小	密度高，容量大
错误侦测及自我纠正能力	可对码进行错误侦测，不能纠错	有错误检验及纠错能力
主要用途	主要用于对物品的识别	主要用于对物品的描述
资料库与网络依赖性	依赖性较强	依赖，可单独应用
识读设备	可用线扫描器识读，如光笔	可用线扫描器或图像扫描仪，如手机

2. 条码识别系统的组成　为了阅读条形码所代表的信息，需要一套条形码识别系统。它由条码符号设计、制作及条码扫描器、放大整形电路、译码接口电路和计算机系统、应用软件等部分组成。

（1）条码符号设计：所有的条码都是为特殊的环境和应用而设计的。依不同需求选择适当的条码编码标准。

（2）条码机：专门用来印制条码标签的印表机。条码印表机分热感式印表机和热转式印表机两种。

（3）条码扫描器：用以扫描条码，读取条码所代表字元、数值及符号的周边设备称为条码扫描器。其原理是由电源激发发光二极体而射出一束红外线扫描条码，由于空白会比线条反映回来更多的光度，由于这些明暗关系，让光感应接收器的反射光有着不同的类比信号，然后再由解码器译成资料。

条码扫描器有四种类型。

①笔式扫描器（俗称光笔阅读器）：是一种外形像笔的扫描器，使用时以机就物，即移动光笔去扫描物体上的条码。光笔的价格大众化，但扫描的长度稍受限制。

②固定式扫描器：为一种体积较大、价格较高的扫描器，使用时以物就机，即机器固定，以物品的移动来扫描解码。

③CCD 扫描器：CCD（change coupled device，光耦合装置）扫描器采用发光二极体的泛光源照明整个条码，再透过平面镜与光栅将条码符号映射到由光电二极体组成的探测器阵列上，经探测器完成光电转换，再由电路系统对探测器阵列中的每一光电二极体依次采集信号，辨识出条码符号，完成扫描。CCD 扫描器的优点是操作方便，不直接接触条码也可辨读，性能较可靠，寿命较长，且价格较激光扫

描器便宜。

④激光扫描器：由激光光束的扫描来读取条码的资料，由于它和光笔一样，可自由移动到物体处扫描，条码的长度在容许的范围下并不会受到限制。光笔一定要接触到条码的表面才能辨读，而激光扫描器的扫描距离较光笔、CCD 都远，故在扫描时可悬空划过条码。

（4）编码器及解码器：编码器及解码器是资料与条码间的转换工具，编码器可将资料编成条码。

解码器或称译码器是由传入的类比信号分析出黑、白线条的宽度，然后根据编码原则，将条码资料解读出来，再经过电子元件转成计算机所能接受的数位信号。

（5）应用程序接口（application program interface，API）：负责处理应用程序与条码化的界面，以供应用程序处理条码，达到自动化的目的。

3. 条码识别系统的设备　包括扫描器、条码机、解码器、计算机、条形码不干胶纸。购买设备时，要考虑到它们之间的配套性和兼容性。

4. 操作

（1）选择条码码制。

（2）建立条码码库：医师编码和病案编码是基本库。

（3）编制、打印条码。

（4）将条码粘贴在病案封页上或医师借阅证上。

条码的非现场印刷作业主要在专业印刷厂进行。

5. 条码的作用　条码已成为商业自动化不可缺少的基本条件。在病案管理方面，许多医院将其用于病案的流通管理、借阅管理等。

（1）流通管理：门诊信息登录、病案出入库登录、流向查询、制表打印。

（2）借阅管理：借阅及归还登录、查询、统计及打印。

6. 条码自动识别技术的特点　条码自动识别技术已相当成熟，已成为可靠性高、输入快速、准确性高、成本低、应用面广的资料自动识别技术。

（1）其图形简单，易于制作，容易识别，使用方便，操作简单。

（2）采集信息量大，速度快。数据输入速度快。键盘输入每分钟打 90 个字的打字员 1.6 秒可输入 12 个字符或字符串。条码只用 0.3 秒，速度提高 5 倍。光笔等扫描器不到一分钟可采集 80 位的字符信息。

（3）准确性、可靠性强。键盘输入平均 300 字符一个错误。条码平均 15 000 个字符一个错误。

（4）应用广泛，减轻劳动强度，收集信息数据省时省力。

（5）经济便宜，与其他自动化识别技术相比所需费用低。

（6）灵活实用。条码符号作为一种识别手段可以单独使用，也可以和有关设备组成识别系统实现自动化识别。还可以和其他控制设备联系起来实现整个系统的自动化管理。同时在没有自动识别设备时，也可以实现手工键盘输入。

（7）设备简单，易于操作。条码符号识别设备的结构简单，操作容易，无须专门训练。条形码标签对印刷技术设备和材料无特殊要求。

条码自动识别技术最大的短板在于纸质印刷的条码容易污染破损而导致无法识别，其与 RFID 技术在性能应用上的比较见本章表 11－2。

（二）RFID 技术的应用

1. RFID（射频识别）概述

（1）RFID 的历史：RFID 最早起源于英国，二战期间被英国皇家空军用于识别自家和盟军的战机。自 20 世纪 60 年代开始了商业化应用，伴随着集成电路制造和信息通信技术的发展，RFID 技术覆盖的行业已相当广阔，如物流领域的货物跟踪及库存管理，交通领域的调度管理、停车管理、高速收费，还被应用于商品零售、野生动物跟踪、票证防伪、药品及血制品安全溯源等方面。进入 21 世纪以后，RFID 整合高频技术、电磁兼容技术、半导体技术、数据保护和密码学技术、电信技术等逐步发展成为独立跨学科的专业领域，已被公认为是物联网的关键技术，具有重大的产业价值。为此美国于 2004 年 2 月通过立法促进 RFID 技术的实施和推广，美国国防部甚至规定 2005 年 1 月 1 日以后，所有军需物资都要使用 RFID 标签；我国十五部委在 2006 年 6 月联合发布了《中国 RFID 技术政策白皮书》，标志着 RFID 的发展也已经提高到我国国家发展战略。

（2）RFID 的概念：RFID 技术即射频识别，又称无线射频识别，是一种无线通信技术，可通过无线电信号识别特定目标并读写相关数据，而无须识别系统与特定目标之间建立机械或者光学接触。

（3）RFID 的原理：1948 年哈里斯·托克曼发表的"利用反射功率的通信"奠定了射频识别技术的理论基础。无线电信号通过调成无线电频率的电磁场，把数据从附着在物品上的应答器传送出去，由于数据包含了具有唯一的电子编码，能够被阅读器自动辨识从而追踪该物品。RFID 在低频段基于变压器耦合模型（初级与次级之间的能量传递及信号传递），在高频段基于雷达探测目标的空间耦合模型（雷达发射电磁波信号碰到目标后携带目标信息返回雷达接收机）。

（4）RFID 的种类。

①RFID 按应用频率的不同可分为：低频（IF）、高频（HF）、超高频（I-HF）、微波（MW），相对应的代表性频率分别为低频 135 KHz 以下、高频 13.56 MHz、超高频 860 M～960 MHz、微波 2.4 GHz、5.8 GHz。

②RFID 按照能源的供给方式的不同可分为：无源 RFID，有源 RFID，以及半有源 RFID。无源 RFID 也称被动标签，其特点是读写距离近，不需要电池供电，价格低，产品市场覆盖面最广，如二代身份证、带芯片社保卡、公交卡、食堂餐卡等。有源 RFID 又称主动标签，可以提供更远距离的自动识别，但是需要电池供电，成本要更高一些，如智能医院、智能停车场、智能交通、智慧城市、智慧地球及物联网等领域的重大应用。半有源 RFID，也叫低频激活触发技术，集有源 RFID 和无源 RFID 的优势于一体，利用低频近距离精确定位，微波远距离识别和上传数据，如患者精确定位，产房新生儿电子围栏及门禁安防报警等方面的应用。

2. RFID 系统的组成　RFID 系统一般由应答器、阅读器和应用软件系统三部分组成。

（1）应答器：由天线、耦合元件及芯片构成，是 RFID 系统产品电子代码（electronic product code，EPC）的物理载体。现在多用电子标签作为应答器，每个电子标签都具有唯一性的产品电子代码，附着在物体上标识目标对象。

（2）阅读器（读写器）：亦由天线、耦合元件、芯片构成，是读取（必要时可以写入）电子标签信息的设备。阅读器通过耦合还可给无源应答器提供能量和时序。根据应用场景不同可分为手持移动式读写器或固定式读写器。

（3）应用软件系统：一般由 RFID 中间件和应用软件构成。中间件主要是对异构分布的数据提供进一步标准化通用性的接口服务，应用软件是为满足行业具体需求和特异性功能而开发的程序。

3. RFID 系统相比于条码识别系统的技术特点　RFID 最大的技术特点是非接触识别能力，能穿透雨、雾、尘垢和外包装等阅读标签，在高放射线、高温、剧毒等恶劣环境中工作。非常适合与各种自动化的处理设备配合使用，可减少甚至排除因人工干预数据采集而带来的人力资源增加、效率降低和产生差错以及纠错的成本。跟条码自动识别技术一样的，RFID 技术目的也都是为了快速准确地确认追踪目标物品。两者的主要区别见表 11 – 2。

表 11 – 2　RFID 技术与条码自动识别技术性能应用比较

项目	RFID	条码
物理载体	带天线、耦合元件、芯片的电子标签，在读取上不受尺寸大小与形状限制，目前正往体积小型化与形态多样性方面发展	纸质或其他材质上的条空符号，为了读取的精度需要考虑纸张的固定尺寸和印刷品质
非接触识别能力	数据读取无须光源和直接接触，可以穿透外包装来识别	条码和阅读器必须有机械和光学接触，才能识别
使用寿命	寿命长，芯片可多次写数据而重复使用，适用于各种恶劣环境	只能一次性打印使用，纸质条码易破损污染
识别速度	速度快，能同时读取电磁场内的多个电子标签的信息	无法实现批量识别
数据密度与容量	密度高，容量大，目前可存储数 M 字节数字	条码相比密度较低，一维条码容量为 50 字节，二维条码最多能存储 2 725 个数字
安全性	安全性较好，电子标签的信息可经由密码保护，内容不易被伪造及变更，且具有全球唯一性 EPC 有利于防伪	安全性低，条码容易复印和伪造
应用成本	价格相比较高，电子标签的重复应用可降低总体成本	设备结构简单，成本低，多为印刷纸张和油墨费用

RFID 技术多被国内同行看作"条形码等识别技术的升级换代产品""现在用条形码的地方都可以换成电子标签"，但并不意味着条形码会被 RFID 彻底淘汰，虽然 RFID 和条码技术有一些相同点，例如目的都是快速准确地确认追踪目标物体，但是从根本上说他们完全不同。RFID 提供了一种自动持续监控和追踪资产的非可视非接触式远距离自动识别技术，而条码需要人工识别后再用读写器扫描才能识别资产，条码还不能被遮挡。如外科手术中发生器械丢失，而该器械有可能被遗漏在患者体内，RFID 可以在第一时间提醒医生进行检查，条码却无法做到。当然，我们通过对手术器械 RFID 实时数据的统计，第一时间便知道哪些手术器材使用概率高，频次多少，对于未来资产统计管理也同样可提供清晰的统计数据。

4. 病案 RFID 管理系统的组成及作用　医院病案管理部门接收出院病历以后，一般需要经过归档前的整理、编码、质控等环节，最终形成归档病案上架保管，以备复印借阅流通。为此引入 RFID 技术，针对病案归档前后不同环节管理的特性，可设计开发病案 RFID 管理系统。

（1）病案 RFID 管理系统的组成：由 RFID 病案号标签打印机、RFID 读写器、RFID 病案柜、RFID 中间件和病案管理应用软件等部分组成。

RFID 病案号标签打印机对应病案管理应用软件分配的病案号，集中制作电子标签，粘贴在每一份病历上；当病历移交到病案管理部门时，病案管理人员使用移动式 RFID 读写器办理病历签收手续，亦可通过固定式 RFID 读写器（或隧道式自动清点机）批量识别并快速统计签收的病历数；签收后的每一份病历通过病案管理的整理、编码、质控、归档和流通整个闭环流程，以其唯一性 EPC 的电子标签，都可以被流程节点上的 RFID 读写器自动采集到"身份"信息，并从联网的电脑中可以显示该份病案所处的流程和具体位置，另外病案管理应用软件还可提供病案回收时间、是否逾期回收、归档时间及是否超期归档等记录。

RFID 病案柜是在传统病案存储设备上增加 RFID 天线；病案管理人员接收到检索和复印请求后，使用移动式 RFID 读写器迅速确认要调的病案原件在 RFID 病案柜里的位置，然后提供有关服务。

RFID 中间件提供通用的应用程序接口和协议，将病案管理应用软件连到 RFID 读写器上。

（2）病案 RFID 系统的作用：病案 RFID 系统可以快速示踪病案管理部门内归档前后的病案，大大降低了因病案"失踪"发生医患纠纷的可能性，加快了归档和病案资源利用的进度，改变了传统纸质档案记录的管理模式，节约了病案管理的人力、物力成本；电子标签产生的过程数据通过中间件传至病案管理应用软件，生成疾病编码、病案质控、病案归档、病案流通、病案意见反馈、病案逾期提醒等环节业务量和员工绩效统计指标有助于病案管理部门的科学管理。

《中华人民共和国国民经济和社会发展第十四个五年规划和 2035 年远景目标纲要》多次提到对物联网及其相关产业的发展要求和重点，在作为 7 大数字经济重点产业之一的物联网中特别提及医疗物联网，若能将无源无线超高频或微波 RFID 电子标签引入到病案 RFID 系统中，其远距离身份识别和信息跟踪管理的作用无疑大大增强，使得病案管理的现有业务范围延伸到社区和患者家庭。

三、胶片缩微影像技术的应用

胶片缩微影像技术简称缩微技术。

（一）缩微技术

缩微技术是一种涉及多学科、多部门、综合性强且技术成熟的现代化信息处理技术。缩微技术是把原件用摄影的方法，按一定比例缩小拍摄到感光胶片上进行保存、传递、应用的一门技术。自 1838 年英国摄影师丹赛用摄影的方法通过显微镜第一次把一张 20 英寸的文件拍成 1/8 寸的缩微影像，至今已发展了上百年，其记录载体和设备、技术已完全成熟、稳定。随着科学技术的发展，卫生系统及金融、保险系统等均采用缩微技术复制了纸质载体的文件，提高了病案及文献资料的管理水平。将病案缩微后，不但使病案内容得以妥善保存，保护了病案原件，而且大大节省了存储空间。

（二）设备组成

阅读复印机、缩微阅读放大器、胶片和金属存储柜。

（三）缩微病案的优、缺点

1. 优点

（1）节省存储空间。

（2）缩微影像可以保留病案原貌。这是现代数字产品无法替代的。用缩微摄影技术可将原件的形状、内容、格式、字体以及图形等的原貌忠实地记录在缩微胶片上，形成与原件完全相同的缩小影像。

（3）易于还原拷贝和多功能使用。缩微胶片上的影像可方便地进行拷贝、放大阅读和复印。利用高效能的拷贝机，拷贝一盘胶片只需十几分钟，利用阅读复印机放大复印一张纸印件，也只需几秒钟，并且可以进行多份连续放大复印；也可将胶片经扫描加工成光盘，与现代技术相结合，形成一个兼容并存，介质互换，具有存取、保存、联网、阅读、检索、利用和传输的功能，满足读者及用户的多方面需要。

（4）缩微技术是病案资料长期保存的理想方法之一。胶片通过拷贝可以永久保存病案资料。历史已经证明缩微胶片可保存近百年。现在涤纶片的预期寿命可在 500 年以上。即使在使用中损伤胶片如划痕、断裂等，也只是损失有限的画幅，大部分信息不受影响。

（5）法律凭证作用。缩微影像保真度高，进行更改很困难，因此病案缩微件具有法律效力。1994年颁布的《中华人民共和国档案法》中指出：缩微制品可替代原件并具有与原件相同的法律效力，可替代原件进行保存。

（6）缩微技术有完整的国际、国内标准。

（7）安全，便于管理。母版、子片双份备份，保证安全。便于医学交流、教学、讨论。

2. 缺点

（1）设备费用高，需不断维修。消耗品胶片因国内产品达不到要求需进口，价格高。

（2）缩微程序复杂，费时费力：要设平片、卷片，要掌握感光度，还要暗室冲洗、封套、打号。

（3）胶片携带外出时，无专用阅读器不能阅读。

（4）看片时容易产生视觉疲劳。

（5）不易普及。

（6）缩微胶片的储存要求合适的胶片柜和温度、湿度。

（四）准备工作

准备工作：①确定缩微病案的范围；②培训负责缩微的工作人员；③制定制度；④购置设备。

（五）加工

加工：①社会化服务；②自行加工。

四、数字化技术的应用

本节所指的数字化技术，即是扫描技术、拍照技术和光盘存储技术在病案管理中的应用。

扫描技术的体现是一般通过图像扫描仪来实现的，而现代化的扫描数字化往往整合了高速拍照技术：用图像扫描仪、翻拍仪将病案原件扫描变成图像信息后传入计算机，经过压缩后通过刻录机写入光盘。阅读或复印时，再将这些编码还原成原始影像，提供使用。由于光盘的影像可加工处理，因而影像的真实性目前尚未被法律认可，但它的制作过程比胶片缩微要简单得多。另外，电子影像信号也便于直接传输。使用扫描和光盘存储技术进行病案管理，能使病案的调阅速度加快，并能安全长期保存。光盘存储的病案简称为光盘病案。

（一）扫描技术的基本知识

1. 扫描仪工作原理　扫描仪获取图像的方式是将光线照射到待扫描的图片或文档上，光线反射后由感光元件——CCD（charge coupled device，电荷耦合元件）或 CIS（contact image sensor）接收，由于图像色彩深浅不一，致使反射光强度也各不相同，感光元件可以接收各种强度的光，并转换为二进制的数字信号，最后由控制扫描的软件将这些数据还原为显示器上可以看到的图像。

扫描仪是一种计算机外部设备，通过捕获图像并将之转换成计算机可以显示、编辑、存储和输出的数字化输入设备。扫描仪属计算机的输入系统，通过计算机软件和计算机，输出设备（激光打印机、激光绘图机）接口，组成计算机处理系统，适用于办公自动化。

2. 扫描仪的主要性能指标

（1）分辨率：是衡量扫描仪的关键指标之一。它表示扫描仪对图像细节上的表现能力，表明了系统能够达到的最大输入分辨率，决定了扫描仪所记录图像的细致度，以每英寸扫描像素点数（dots per inch，DPI）表示。目前大多数扫描的分辨率在 300～2 400 DPI 之间。DPI 数值越大，扫描的分辨率越高，扫描图像的品质越好，但这是有限度的。当分辨率大于某一特定值时，只会使图像文件增大而不易处理，并不能对图像质量产生显著的改善。

扫描分辨率一般有两种。

①光学分辨率：就是扫描仪的实际分辨率，它是决定图像的清晰度和锐利度的关键性能指标。光学分辨率又被称为"水平分辨率或真实分辨率"；光学分辨率是由扫描仪的传感器以及传感器中的单元数量决定的。光学分辨率越高，扫描仪解析图像细节的能力越强，扫描的图像越清晰。

②插值分辨率：又被称为"垂直分辨率或机械分辨率"。插值分辨率是通过软件运算的方式来提高分辨率的数值，即用插值的方法将采样点周围遗失的信息填充进去，因此也被称作软件增强的分辨率。例如扫描仪的光学分辨率为300 DPI，则可以通过软件插值运算法将图像提高到600 DPI，插值分辨率所获得的细部资料要少些。尽管插值分辨率不如真实分辨率，但它却能大大降低扫描仪的价格，且对一些特定的工作例如扫描黑白图像或放大较小的原稿时十分有用。

（2）色彩位数：是影响扫描仪表现的另一个重要因素，表示彩色扫描仪所能产生颜色的范围。通常用表示每个像素点颜色的数据位数即比特（bit）位表示。bit是计算机最小的存储单位，以0或1来表示比特位的值，越多的比特位数可以表现越复杂的图像资讯。色彩位数越多，所能得到的色彩动态范围越大，色彩位数越多扫描图像越鲜艳真实。也就是说，对颜色的区分能够更加细腻。例如一般的扫描仪至少有30位色彩位数，好一点的扫描仪拥有36位色彩位数。

（3）灰度级：指图像亮度层次范围。级数越多扫描仪图像的亮度范围越大、层次越丰富，目前扫描仪可达256级灰度。256级灰阶中真实呈现出比肉眼所能辨识出来的层次还多的灰阶层次。

（4）扫描速度：在指定的分辨率和图像尺寸下的扫描时间。扫描速度有多种表示方法，因为扫描速度与分辨率、内存容量、软盘存取速度、显示时间及图像大小有关，所以通常用指定的分辨率和图像尺寸下的扫描时间来表示。

（5）扫描幅面：扫描仪支持的幅面大小有A4、A3、A1和A0等。

（6）扫描图像的类型：一个图像文件就是成百上千乃至上百万个像素的简单表示，计算机用一个或多个bit的数据记录每一个像素的密度和色彩。图像数据的bit数越大，其存储的数据量也就越大。图像可分为三种类型：黑白、灰度和彩色。

①线条图像：是最简单的图像，每个像素只用一个bit来记录，单bit的图像又可分为两种，线条图和半色调。线条图包含简单的黑白信息，例如钢笔、铅笔的素描，也可以包括机械蓝图等单一颜色的彩色图。半色调图像具有灰度图像的模拟效果，不过这是人眼的主观感受，对于半色调图像黑的部分以较多的点来表示，而较亮的区域用较少的点来表示，报纸上的图片就是属于这种半色调图像。

②灰度图像：包含比单一的黑或白更多的信息，可以看到真实的灰度层次，灰度图像的每个像素用多于一个bit来表示，能记录和显示更多的层次。8个bit可以表示多达256级灰度，使黑白图片的层次更加丰富、准确。

③彩色图像：包含的信息更加复杂。为了获取彩色图像，扫描使用基于RGB（红red、绿green和蓝blue）三原色模型，因为所有的颜色可以用红绿蓝三原色以不同数量组合而成，根据扫描机型不同，可以记录24bits或36bits的RGB像素。

④文本扫描：除了可以扫描不同类型的图像，扫描仪还能扫描文字稿件并送入文字处理软件，而不需重新打字输入。这个过程是通过光学字符识别（optical character recognition，OCR）软件来完成的，经过软件的处理将扫描得到的图像转换成为计算机可以处理的文本，并可保留其行列和字符文本格式。

3. 扫描仪的分类　按扫描原理分类可将扫描仪分为以电荷耦合元件（charged coupled device，CCD）为核心的平板式扫描仪、手持式扫描仪和以光电倍增管（photomultiplier tube，PMT）为核心的滚筒式扫描仪：前者扫描的密度范围较小；后者密度范围较大而且能够分辨出图像更细微的层次变化；密度范围对扫描仪来说是非常重要的性能参数，密度范围又称像素深度，它代表扫描仪所能分辨的亮光和暗调的范围，通常滚筒扫描仪的密度范围大于 3.5，而平面扫描仪的密度范围一般在 2.4 ~ 3.5 范围之间。密度在国际单位制中的主单位是 kg/m^3。

按色彩方式分为灰度扫描仪和彩色扫描仪；按扫描图稿的介质可将扫描仪分为反射式（纸质材料）扫描仪、透射式（胶片）扫描仪以及既可扫描反射稿又可扫描透射稿的多用途扫描仪，

（二）光盘的概念和种类

光盘是一种致密的，高容量储存信息的载体。它具有国际标准、国家标准和行业标准。标准化的载体可在任何厂牌的驱动器上被读取。

光盘分为只读光盘、一次写多次读光盘和多次读写（可擦写）光盘。

1. 只读式光盘　CD - ROM（compact disc - read only memory，CD - ROM）光盘不仅可交叉存储大容量的文字、声音、图形和图像等多种媒体的数字化信息，而且便于快速检索。CD - ROM 一般直径为 120 mm，通过采用 780 纳米波长的光盘驱动器读取数据。因其制造成本低，携带方便，目前大量的文献资料、视听材料、教育节目、影视节目、游戏、图书、计算机软件等都通过 CD - ROM 来传播。CD - ROM 是只读式光盘，无法对数据进行备份和交换。

2. 一次写多次读光盘　CD - R 是英文 CD recordable 的简称。CD - R 的另一英文名称是 CD - WO（write once），顾名思义，就是只允许写一次，写完以后，记录在 CD - R 盘上的信息无法被改写，可在 CD - ROM 驱动器和 CD - R 驱动器上被反复地读取多次。DVD - R 和蓝光光盘也是一次写多次读的光存储介质。

（1）CD - R 光盘：现在有各种颜色的 CD - R 光盘。事实上，不同颜色的 CD - R 光盘是由不同的材料制作的。因此其性质亦有所不同，无论是耐用程度还是可读取的媒体也会有区别。

①金碟：采用的是酞菁染料和金色反射层（金或铜质），由于它的可读性比其他颜色的光盘高，在不同的光驱中都可以读取，所以价格也比其他颜色的光盘贵。通常，金碟的资料保存时间长达 100 年，相比其他颜色的光盘，用金碟来刻录资料是最安全，也是最不容易刻坏的。

②银碟：接触最多的是银碟。因为大部分音乐 CD 都使用这种银色反射层（银或铝质）的 CD - R 光盘。事实上，银碟也确实比较适合刻录 CD 之用。

③蓝碟：采用的材料是一种称为 "Azo" 的染料。由于它使用银色反光层，所以加上蓝色染料就呈现为蓝底色。蓝碟的耐用程度基本与金碟相同，可读性也好，价格也便宜。

④绿碟：这是最便宜的一种 CD - R 光盘，使用的材料是蓝色的 cyanine 染料，但加上金色的反射层就形成绿底色。由于 cyanine 的反射能力不太强，常常导致旧型号的光驱不能读取该类光盘上的数据资料。绿碟的质量稍差，易刻坏，保存时间也短，只有 10 年。

⑤彩碟：它有很多种颜色可供选择。包括黑色、红色、蓝色、黄色，甚至是荧光色等。其中，黑碟的反光涂层能够提供极佳的反光率，所以也算是金碟以下一种不错的选择。

（2）DVD 光盘（digital versatile disk，数字多功能光盘或 digital video disk，数字影像光盘）是代替 CD 的下一代存储媒体。DVD - R（DVD - recordable）是一种只能一次写入多次读取的 DVD 光盘。不同

于 CD 光盘 650MB 的存储容量，DVD－R 光盘的最大存储容量已达到了 18GB。单面单层 DVD 的容量为 4.7GB（约为 CD 容量的 7 倍），扩展到单面双层就可达 9GB，而容量最高的当属双面双层 DVD，其容量高达 18GB（约为 CD 容量的 26 倍）。

（3）蓝光光盘（blue－ray disc，BD）是 DVD 光盘之后的更新一代光盘格式之一，用以存储高品质的影音以及高容量的数据存储。由于其采用波长 405 纳米的蓝色激光光束来进行读写操作而得名。

通常来说波长越短的激光，能够在单位面积上记录或读取的信息越多。相对采用 650 纳米波长红光读写器的 DVD 而言，蓝光光盘极大地提高了光存储介质的存储容量。一个单层的蓝光光碟的容量为 23.3GB、25GB 或是 27GB，而 4 层、8 层和 16 层的容量可高达到 100GB、200GB 和 400GB。蓝光光盘驱动器一般可以向下兼容读取对应光盘，包括 DVD－ROM、CD－RW 以及 CD－R。

3. 可擦写光盘 MO（magnet optical）和可擦写光盘 CD－RW，DVD－RW，DVD＋RW　是指利用激光与磁性共同作用的结果记录信息的光磁盘。MO 盘用来存储信息的媒体与软磁盘相似，但其信息记录密度和容量却比软磁盘高得多。这是由于记录时在盘的上面施加磁场，而在盘下面用激光照射。磁场作用于盘面上的区域比较大，而激光通过光学系统聚焦于盘面的光点直径只有 $1\sim2\mu m$。在受光区域，激光的光能转化为热能，并使磁性层受热而变得不稳定，即变得易受磁场影响。这样，在直径只有 $1\sim2\mu m$ 的极小区域内就可记录下一个单位的信息。MO 盘片比硬盘和软盘便宜和耐用。MO 的致命缺点是不能用普通 CD－ROM 驱动器读出，因而不能满足信息社会对计算机数据进行交换和数据分发的要求。

可擦写光盘 CD－RW：为了使可擦写相变光盘与 CD－ROM 和 CD－R 兼容，在 1995 年 4 月，与 CD－ROM 和 CD－R 兼容的相变型可擦写光盘驱动器 CD－E（CD erasable）生产出来。CD－E 作为新的可擦写 CD 标准得到了多数光存储设备制造及应用商支持后，于 1996 年 10 月被更名为 CD－RW（CD rewritable）。CD－RW 光盘可以利用 CD－RW 光驱反复写入并擦除数据，如果原先的资料不要，可以像磁盘一样，进行格式化之后，再刻录新的资料，可以在一般光驱上读取。

DVD－RW 的全称为 DVD－rewritable（可重写式 DVD），不过业界为了将其与 DVD＋RW 区分，定义为 re－recordable DVD（可重记录型 DVD）。其刻录原理和普通 CD－RW 刻录类似，也采用相位变化的读写技术，和同样的固定线性速度 CLV 刻录方式。如果把 DVD－R 的记录层换成相变材料，并加入两个保护层，那么就基本变成了 DVD－RW。

DVD＋RW，在盘片的构成上与 DVD－R/RW 基本一样，印有"DVD＋rewritable"Logo，以示采用的是与 DVD－RW 不同的 DVD 刻录的标准。DVD＋RW 有防刻死技术，可以快速格式化和实现纠错管理。而最大的优势在于跟现有的 DVD 播放器、DVD 驱动器全部兼容，不仅可用于 PC 的数据存储，还可直接以 DVD 视频的格式刻录视频信息。现在，各医院做病案扫描多使用一次写多次读光盘 CD－R 或 DVD－R。

（三）病案扫描翻拍存储数字化管理系统的组成及设备

1. 硬件部分

（1）必备设备：扫描仪、客户机、刻录机、服务器、打印机和光盘。

（2）选择设备：数字化翻拍仪、光盘柜、磁盘阵列和中心交换机。

2. 软件部分

（1）扫描软件：文件扫描、建立索引、影像质检、文件存储——扫描输入。

（2）查询软件：快速查询。

（3）刻盘软件：刻录光盘（光盘存储病案信息）。

（4）调阅软件和打印软件：负责调阅和打印输出。

3. 相应的数据库。

4. 操作系统。

（四）特点及作用

病案扫描管理系统的特点及作用：图文并存、存储可靠性高、容量大，便于检索。方便、灵活，易于普及推广。覆盖了纸质病案的全部功能，还提供了纸质病案难以实现的功能。它具备静态、动态图像和声音存储的功能，可以利用计算机网络进行传输。

（五）优点及不足

1. 优点

（1）容量大，一张 CD 盘能容纳 300 份病案，一张 DVD 盘能容纳 2 000～3 000 份病案。

（2）易普及。

（3）传输便捷、资源共享。

（4）实现病案无损保存。

（5）节省存储空间。

（6）病案丢失时可调用复制件。

（7）查询阅读操作方便。查阅画面可上下翻页、放大、缩小、旋转、局部放大和返回，并能打印、复制。

（8）计算机阅览资源共享。

2. 缺点 当前还不具法律效力。

（六）光盘病案的加工

1. 社会化服务 既往病案可以考虑此种服务，但需注意病案的安全、保密性问题。

2. 自行加工 即时出院的病案采取此种加工方式。一般流程见图 11-1。

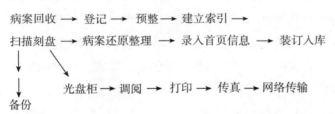

图 11-1 自行加工光盘病案的一般流程

3. 自行加工扫描病案操作中的要求 为了得到最佳的扫描效果，需要注意以下事项。

（1）选择最佳的扫描分辨率：在设定选择扫描分辨率时，需要综合考虑扫描的图像类型和输出打印的方式。如果以高的分辨率扫描图像需更长的时间，更多内存和磁盘空间，同时分辨率越高，扫描得到的图像就越大，因此在保持良好图像质量的前提下应尽量选择最低的分辨率，使文件不至于太大。

插值分辨率的使用：扫描黑白图像或放大较小的原稿时，插值分辨率十分有用。

当扫描黑白图像时，将分辨率设为和输出的分辨率相等。如黑白图像用 1 200 DPI 的输出设备打印线条图像，用 1 200 DPI 的插值分辨率可得到良好的图像，产生平滑的线条，消除部分锯齿影响。

（2）缩放比例：可在扫描过程中产生较大或较小的图像。这样当扫描得到的图像送到编辑图像程式中时，无须改变图像的大小。在扫描过程中，缩放比例与分辨率成反比，分辨率越低，图像缩放的比例越大，使用最大分辨率时，缩放比例只能小于 1 。

（3）图像增强：在扫描过程中，提供一系列工具用来调整图像的色彩和提高图像的质量。这些工具包括亮度、对比度和曝光工具，暗调与高光工具、曲线工具、滤波器工具、色差工具、自动工具以及色彩校正工具。

①亮度、对比度和曝光工具：可改变整个图像的亮度和对比度，对比度小的图像，在黑与白之间的灰度层次较多，可分辨的细节也多，显得平滑顺畅一些；反之，对比度大的图像，在黑与白之间的灰度层次较少，可分辨的细节也少，显得反差明显。对比度获得明暗层次的数目，亮度则确定这些层次的光亮程度，同时，曝光工具可以增减图像中光线的强度，使得图像在处理中显现更多的细节。

②暗调和高光工具：可调整图像的暗调和高光区，可以选择新的暗调点作为最暗的数据值；也可以选择新的高光点作为最亮的数据值，其效果是显示出图像的更多细节，很适用于图像数据局限于很小的灰度及彩色范围。

③曲线工具：可以修改 Gamma 曲线，修改图像的灰度中间调范围的对比度，修改时不影响暗调和高光特性，配合使用曲线和高光工具，可有效地控制图像的色调值。

④滤波器工具：滤波器工具可以产生特殊的图像效果，滤波器工具包括模糊、更模糊，锐化、更锐化，边缘增强和图像的立体效果等。

⑤自动对比度控制：通过调整 Gamma 曲线以及暗调和高光值，改善扫描图像的对比度。

⑥着色工具及色彩校正工具：着色工具调整图像的色调和饱和度，所谓图像的色调就是不同颜色之间的区别，而饱和度是指彩色的密度。色彩校正工具为图像提供一般特性文件，使图像形成准确而栩栩如生的色彩。

（4）文件格式：通常扫描图像以图形文件的方式储存。要考虑它们与图像编辑软件和输出打印设备的兼容性。

（5）选择打印方式：扫描图像可以使用不同的设备打印输出，如激光喷墨和点阵式黑白打印机、彩色喷墨打印机、彩色热升华打印机等。

（6）硬件设备：扫描作业选用必要的硬件设施，如 36bit 扫描仪比 24bit 扫描仪能够得到更为丰富的色彩和灰度细节。计算机必须拥有足够的内存（Random Access Memory，RAM）和储存空间，即计算机有储存不同大小和分辨率的黑白、灰度及彩色图像的资源需求。同时检测显示卡和图像显示器是否可以显示高分辨率、高质量的图像。

（7）保持扫描仪的清洁：扫描仪镜面如果有灰尘、斑点，要用干净的抹布蘸无水乙醇擦拭干净，以免影响扫描效果。

（8）合理使用扫描仪的错误侦测和自我诊断功能以达到最大的操作方便性。

（9）刻录机：质量要好并使用自己熟悉的刻录软件。由于刻录机在工作的过程中会产生相当的热量，要把刻录机放在一个通风良好的地方，来保证它具有良好的散热性，以便保证刻盘的成功率。

（10）光盘：选择适当的质量好的空盘片。

扫描病案的文件格式、使用的分辨率、缩放比例、灰度等都基本相同。一次调试成功后，之后可顺利使用。扫描彩色或特殊的检验报告单时，再进行必要的调试。

五、其他现代化技术在病案服务中的发展趋势

"科学技术是第一生产力"，进入 21 世纪以来，高新科技跳跃式爆炸式的发展已成"新常态"，基

于大数据、云计算、物联网、移动互联网、区块链、人工智能、虚拟现实和增强现实、社交网络等技术的产品和解决方案成规模地涌现，有力地推动着社会生产关系的进步，影响着在包括生物医学在内各个领域的现代化进程。

各种现代化技术的应用是相互依存和交叉融合的，移动互联网、物联网主要表现为互联网接入和工作终端的扩展，社交网络、大数据和人工智能是基于"互联网＋"各行业的新应用和新方案，云计算则是平台和基础。作为与医学科学紧密相关的病案，其管理及服务水平必须与现代化技术的发展相适应。

除了前面几节提到的现代化技术和设备，还有医疗大数据，医疗语音识别录入、医学自然语言处理等也开始对病案的现代化管理产生影响。

（一）医疗大数据和云计算

1. 基本概念　　大数据指无法在一定时间范围内用常规软件工具进行捕捉、管理和处理的数据集合，是需要新处理模式才能具有更强的决策力、洞察发现力和流程优化能力的海量、高增长率和多样化的信息资产。医疗大数据，则是指所有与医疗和生命健康相关的大数据。

云计算是基于互联网的相关服务的增加、使用和交付模式，通常涉及通过互联网按需要来提供动态易扩展且经常是虚拟化的资源。

从技术上看，大数据与云计算的关系就像一枚硬币的正反面一样密不可分。大数据必然无法用单台的计算机进行处理，必须采用分布式架构。它的特色在于对海量数据进行分布式数据挖掘。但它必须依托云计算的分布式处理、分布式数据库和云存储、虚拟化技术。

2. 组成及特点　　医疗大数据可以大致分为临床大数据、生物大数据和健康大数据。同样具备"4V"属性，即规模性（volume，更大容量）、多样性（variety，包括结构化、半结构化和非结构化技术）、高速性（velocity，从数据产生到决策生产的速度快）、价值性（value）。其战略意义不在于拥有庞大的数据信息，而在于是否掌握了比传统的医疗数据处理模式更为有效的新技术。

因为云计算的技术支持，以病案信息为核心的医疗大数据还有以下特点。

（1）经济性：大规模的存储性设施通常由第三方提供，不需要用户购置或是扩容购置相应的设备和资源。云平台的部署可以有效地节约硬件设备成本，降低耗电量，使数据中心更加低碳、绿色。

（2）安全性：主要体现在数据安全和计算安全两个方面，数据安全是因为数据不是保存在个人电脑或本地服务器中，而是保存在"云"中，由专业的数据中心来帮助用户管理和保存数据，可以避免个人电脑或服务器损坏、被盗、病毒而造成的数据丢失和泄漏。云计算安全是指本地设备出现故障时，不会影响用户对软件的使用。用户只需换台电脑就可以继续工作和使用云计算资源。

（3）共享性：为众多用户分享资源，避免单一用户承担较多的费用或是有限的资源无法被充分利用。

（4）灵活性：云计算支持用户在任意位置、使用各种终端设备获取应用服务，不用担心应用运行的具体位置。

3. 在病案服务中的应用　　病案是一种重要的临床大数据，作为一种大数据的载体，病案包括门（急）诊记录、住院记录、影像记录、实验室记录、用药记录、手术记录、随访记录和医疗保险数据等是产生于医疗卫生机构临床诊治、科研和管理过程各种类型结构的数据。

（1）病案云存储和自助复制：国内外不少的医院已经将数字化的病案存放在"云"里面，供患者、医生、保险业务员、科研管理人员等通过手机、互联网等多途径全天候地调阅和复制。这种自助式的服务可以快速完成身份识别、预约、查询、调取、下载、打印、缴费等事项，减轻医院病案管理部门的现场工作压力，节约整个社会的时间成本。而下载的电子病历替代纸质复印件，实现了低碳环保。

越来越多的患者也愿意将自己的医疗记录、体检报告和日常生理指标上传到商业公司的服务器，享受专业的健康管理服务。在相同疾病组成的社交网络（social network service，SNS），或更具针对性的"共享病历"云平台，患者分享自己个体特征的病案信息甚至更为迫切主动。

（2）以病案信息为核心的临床大数据科研开发平台：医疗大数据的重要目标在于传承医学经验和知识，避免临床实践和医学科研脱节。以病案信息为核心的临床大数据科研开发平台应运而生。

通过对临床第一线的数据采集、大数据存储和云计算、数据挖掘、机器学习，为医生、医院、科研机构和监管部门提供基于自然语言的病历搜索、辅助诊疗、循证医学科研等大数据技术服务。在通过相关病案及患者其他信息的数据分析可以确定哪些人是某类疾病的易感人群，使他们尽早接受预防性保健方案。这些方法也可以帮医生和患者从已经存在的病案中找到最合适的治疗方案。

4. 尚待研讨的问题

（1）大数据不是万能的，很难保证高的数据转化率：尽管自 2014 年开始，大数据技术连续几年都写入国家政府工作报告，大数据产业得到了蓬勃发展。但大数据本来就有单位价值低的属性，且受到数据真实性、混杂干扰等多因素限制，医疗大数据的不少方法还处在不成熟的发展阶段，所以数据转化率有时可能比常规统计方法要低。

（2）医疗大数据得出的结论要契合临床实际情况：大数据能够非常好地检测相关性，告诉我们是什么，但不能告诉我们为什么。例如，大数据根据 1998—2007 年被诊断出的自闭症患者与有机食物的销售额都呈急速上升趋势的情况，分析出两者的强相关性，但是这种相关性本身不会告诉我们饮食和自闭症的有无因果联系。医疗大数据事关生命安全，对病案等数据处理后得出的相对合理的解释，在应用于临床个体治疗时仍需慎重。

（3）医疗大数据需要合理评估可能的法律风险：《网络安全法》已经于 2016 年 11 月 7 日颁布，尽管进一步完善了个人信息保护规则，建立了关键信息基础设施安全保护制度，明确了网络产品、服务提供者和网络运营者的安全义务，但涉及医疗领域个人隐私保护、数据权属、机构数据公开等问题，尚无明确的规定。因此，应用医疗大数据要顺应医学伦理学要求，遵循法理来应对可能的法律纠纷。

（二）医学语音识别技术和人工智能

1. 基本概念　语音识别技术也称为自动语音识别（automatic speech recognition，ASR），是指机器通过识别和理解过程把语音信号转变为相应文本或命令的技术，属于多维模式识别和智能计算机接口技术，其目标是将人类的语音中的词汇内容转换为计算机可识别的数据。语音识别技术诞生于 20 世纪 20 年代；到了 20 世纪 60 年代，伴随计算机技术的发展，语音识别技术也得以进步，动态规划和线性预测分析技术解决了语音识别中最为重要的问题——语音信号产生的模型问题；20 世纪 70 年代，语音识别技术有了重大突破，动态时间规整技术基本成熟，使语音变得可以等长，另外，矢量量化和隐马尔科夫模型理论（hidden Markov model，HMM）也不断完善，为之后语音识别技术的发展做了铺垫；20 世纪 80 年代对语音识别的研究更为彻底，各种语音识别算法被提出，其中的突出成就包括 HMM 模型人工神经网络；进入 20 世纪 90 年代后，语音识别技术开始应用于全球市场，许多著名科技互联网公司都为语音识别技术的发展和研究投入巨资；到了 21 世纪，语音识别技术的研究重点转变为即兴口语和自然对话，以及多种语种的同声翻译。国内关于语音识别技术的研究与探索从 20 世纪 80 年代开始，取得了许多成果且发展迅速。所涉及的领域包括人工智能、信号处理、模式识别、概率论和信息论、发声机理和听觉机理等。

医学语音识别技术基于隐马尔科夫模型对语音资料库进行语音训练，是指语音识别技术在医学和医院的定制化应用，主要包括语音识别单元的选取、特征提取技术、模式匹配准则及模型训练技术四个方面。人类 90％ 的信息输出依靠语言，在人工智能的技术支持下，医学语音识别技术已取得突破性进展，目前国内诸如北京大学口腔医院、陆军军医大学第一附属医院、青岛大学附属医院等已经在探索语音识别技术并将其应用到临床工作中。

人工智能，一般公认的定义是一门利用计算机模拟人类智能行为科学的统称，它涵盖了训练计算机使其能够完成自主学习、判断、决策等人类行为的相关技术。2017—2019 年，连续三年的我国政府工作报告中均提及加快人工智能产业发展；2020 年，人工智能更是与 5G 基站、大数据中心、工业互联网等一起被列入新基建范围；2021 年 9 月，国家新一代人工智能治理专业委员会发布《新一代人工智能伦理规范》，旨在将伦理道德融入人工智能全生命周期，为从事人工智能相关工作的自然人、法人和其他相关机构等提供伦理指引，以确保人工智能处于人类控制之下。

人工智能的核心技术在于机器学习和深度学习。机器学习是实现人工智能的一种方法，深度学习是实现机器学习的一种技术。机器学习使计算机能够自动解析数据、从中学习，然后对真实世界中的事件做出决策和预测；深度学习是利用一系列"深层次"的神经网络模型来解决更复杂问题的技术，正是由于深度学习算法在大数据支持下的发展条件成熟，人工智能开始真正地解决问题，切实创造经济和社会效益。

2. 组成及特点　人工智能从其应用范围上可分专用人工智能与通用人工智能两种。

（1）专用人工智能：即在某一个特定领域应用的人工智能，比如在数据积累丰富的医疗领域，人工智能算法被应用到语音识别、新药研制、辅助诊疗、癌症检测等方面都有了长足的进步，但其发展仍然受制于需要人工标注的数据限制。

（2）通用人工智能：是指具备知识技能迁移能力，可以快速学习，充分利用已掌握的技能来解决新问题、达到甚至超过人类智慧的人工智能，也即是在众多科幻作品中颠覆人类社会的"机器人"形象，但在理论领域，通用人工智能算法还没有明确的真正的技术突破。

人工智能技术也可表现为感知、认知、执行三个层次。感知技术包括了应用语音识别、机器视觉等来获取外部信息，认知技术包括了机器学习技术，执行技术包括了人工智能与机器人结合的硬件技术以及以智能芯片与新型计算设施为基础的计算实施技术。

3. 在病案服务中的应用　医疗语音识别技术在欧美发达国家医疗领域的应用已逾 10 年，多用于病案信息采集上。医疗语音识别技术能将医生口述的语音转成准确度高、完全格式化的初步文件，帮助医生快速核对、编辑，节约手工录入时间，提高病历书写效率，降低工作难度，让医生把更多时间和精力用在与患者及家属沟通交流、为更多患者诊断等事情上，从总体上提高医院收容处理患者能力，同时缩短患者无效等待时间，提升患者满意度。

我国的语音识别研究工作虽然较欧美发达国家起步晚，但进展相对顺利，在人工智能的技术驱动下紧跟国际水平，在国际权威的暴风雪竞赛语音识别与合成中，我国的多项技术夺得全球第一名。目前已在我国一些医院应用的医学语音识别技术，不仅具有了越来越高的识别准确率，而且辅助医生问诊，从医生患者的对话中自动找到关键内容，预判患者可能患了哪几种病，然后比对这几种病的症状与患者的症状，通过人工智能的推理和耦合学习训练，不断对比修订，最终推出文本结论，存储在结构化电子病历系统里以供调阅。

4. 尚待研讨的问题　通过医疗语音识别技术来录入电子文本，取代键盘和手写是时代发展的趋势，因为毕竟能够解放医务人员的双手，提高工作效率。

但语音识别受环境因素影响颇大，尤其在门诊部开放性诊室、查房时住院病房等多噪声源场合，同时还涉及识别设备的院内感染控制问题。另外我国医生和患者的口音等问题较国外更加突出，医疗文本的特殊单位、特殊符号较多，医生传统病历书写惯性以及患者出于隐私保护对录音接收程度等，也都是医疗语音识别技术普及应该面对的挑战。

（三）医学自然语言处理

1. 基本概念　自然语言处理（natural language processing，NLP）是指研究计算机处理人类语言的一门技术。自然语言技术诞生于20世纪60年代，尽管当时的计算机所具有的能力还很弱，但计算语言学家已经瞄准了利用计算机来进行文本处理和理解的方向，该技术随人工智能、文本处理、信息抽取、问答系统、对话理解、文档分类和机器翻译等应用的发展而成长起来。

医学自然语言处理，则是指在医学特定领域的自然语言处理技术。作为通用自然语言处理的分支，伴随电子病历和医学术语知识库的发展，医学自然语言处理同样被人工智能推动成为一个研究和应用热点。

2. 组成及特点　医学自然语言处理被认为是自然语言处理最合适的领域。因为医学语言是一种科学语言，它比日常交流用语更为规范；医学语言具有一定的通用性，可以涵盖一半的自然语言。

由于临床信息的复杂性和灵活性，病历和其他的医学文献资料大多以一种自然语言叙述性的方式来记录，这样的非结构化或半结构化的记录方式已经长期存在并将继续存在，并且相应的录入、管理、调阅等工作耗时费力。医学实践中叙述性文本信息的自动转化为结构化数据，迫切需要基于人工智能的医学自然语言处理技术，特别是其在中文环境下的研究和应用，对于我国医疗信息化具有重要意义。

将非结构化临床数据转化为结构化数据需要一系列医学自然语言处理技术。

医学自然语言处理技术流程一般是由概念提取、信息理解、知识发现三个环节组成。概念提取，是从叙述性医学文档中提取部分信息并映射到标准术语编码，这些编码信息可以方便信息的获取和利用，包括医学名实体识别、名实体自动编码、名实体修饰词识别和时间信息抽取等。信息理解，指对从文本中抽取的概念及概念间关系进行自动分类和机器学习，从而减少原来人工查阅、分类以及获取的工作量。知识发现，即广义的数据挖掘，从医学数据集中识别出有效的、新颖的、潜在有用的，以及最终可理解的模式，在机器理解的基础上将信息变为知识的过程。

3. 在病案服务中的应用

（1）人工智能中的病历"阅读"：临床病历和医学文献是以自然语言的形式存在的两个最主要的数据源。随着人工智能中深度学习算法的日渐完善，医学自然语言处理已经实现自动抓取病历中的临床变量，系统挖掘变量间的相关性，将积压的病历自动批量转化为结构化数据库，并关联转化为医学知识库，从而辅助医生进行诊断治疗，提供针对临床科研的统计分析支持。

医学自然语言处理最成熟的案例当属 Watson 机器人医生，它可以在17秒内阅读106 000份临床病历报告、3 469本医学专著、248 000篇论文、69种治疗方案、61 540次试验数据，还通过了美国职业医师资格考试，并已部署在美国、中国等多个国家多家医院用以提供辅助诊疗服务。

（2）机器自动编码，弥补病案编码人员的不足：医学自然语言处理通过机器学习技术，分析大量的历史病案数据，按照疾病和有关健康国际统计分类规则（ICD）进行智能编码。即先对医学领域术语的提取（切词），进而提取国际疾病分类编码特征并构建知识库，最后疾病与编码的对应（检索、推理）实现闭环。近年来，美国因病案编码员呈供不应求的趋势，其通过发展医学自然语言处理技术来给病案编码人员减负，缓解人手不足的压力，从而促进了机器智能编码市场的发展。

（3）机器病案质控，对事不对人：医学自然语言处理技术通过深度挖掘和分析医疗文本的信息，可以快速批量抓取病历中的信息生成一个结构化病案质控数据库，遵循病历书写质量和内涵质量的规则，消解危急值的歧义，建立覆盖整个流程的自动质控点。从我国开展机器病案质控若干医院的应用效果来看，不仅可以自动提醒经管医生修正病历缺陷，减轻质控医生工作强度，而且只认质量标准，回避了"人情"和"跨专业"评分的可能，将病案书写的错误率降到最低，为病案质量打下了牢固基础。

4. 尚待研讨的问题

（1）编码人员可能被机器逼迫"下岗"：美国医疗信息管理协会对"智能编码"的定义为，在医院或医生提供的临床记录的基础上，利用计算机软件自动产生一系列的医学编码，以供编码人员审查与确认。当前基于人工智能的医学自然语言处理技术的快速发展，特别是基于互联网技术对信息收集、整合、共享的要求而共同搭建起来的 ICD－11 的到来，给编码人员带来的冲击是必然的。因此扬长避短地培训编码人员与智能编码机器人共同工作的技能，为将来的职业转化升级做好铺垫。

（2）对于罕见病而言，机器阅读量大不等于判别结果就一定准确。人的个体差异性和致病因素的复杂性，不是靠机器学习就能穷尽的。尤其是病案极少的罕见病，不同的病案描述或许还有自相矛盾之处，依靠大数据的概率推理也不能保证诊断完全正确，将诊疗效果对应上个体的实际情况才是"金标准"。

（王晓静）

参考文献

［1］刘效仿. 医院 6S 管理实战攻略［M］. 北京：中国中医药出版社，2017.

［2］何晓俐，赵淑珍. 现代综合医院门诊管理手册［M］. 北京：人民卫生出版社，2016.

［3］韦铁民. 现代医院内部管理制度［M］. 杭州：浙江大学出版社，2020.

［4］钱庆文，邹新春. 医疗质量与患者安全［M］. 北京：光明日报出版社，2019.

［5］糜琛蓉，倪语星，朱仁义. 医院感染防控与管理实训［M］. 北京：科学出版社，2020.

［6］李为民. 现代医院管理——理论、方法与实践［M］. 北京：人民卫生出版社，2019.

［7］韦铁民. 医院精细化管理实践［M］.2 版. 北京：中国医药科技出版社，2017.

［8］薛晓林，陈建平. 中国医院协会医院管理指南（2016 年版）［M］. 北京：人民卫生出版社，2016.

［9］胡建平. 新一代医院数据中心建设指导［M］. 北京：人民卫生出版社，2020.

［10］周俊峰，孙凯. 医院管理手册［M］. 北京：人民卫生出版社，2016.

［11］刘爱民. 病案信息学［M］.2 版. 北京：人民卫生出版社，2014.

［12］克瑞莎·泰勒. 医疗革命：大数据与分析如何改变医疗模式［M］. 刘雁，译. 北京：机械工业出版社，2016.

［13］易利华. 医院管理精粹［M］. 北京：人民卫生出版社，2016.

［14］张锦. 医疗器械管理手册［M］.2 版. 北京：人民卫生出版社，2020.

［15］许崇伟. 超越竞争：医院经营管理案例启示［M］. 广州：广东人民出版社，2016.

［16］张英. 医院人力资源管理［M］.2 版. 北京：清华大学出版社，2020.

［17］许玉华. 医院医疗质量标准化管理手册［M］. 北京：人民卫生出版社，2017.

［18］魏晋才. 医院绩效管理［M］.2 版. 北京：人民卫生出版社，2017.

［19］李晓松. 卫生统计学［M］.8 版. 北京：人民卫生出版社，2017.

［20］王韬. 医院信息化建设［M］. 北京：电子工业出版社，2017.